Esselstyn

Essen gegen Herzinfarkt

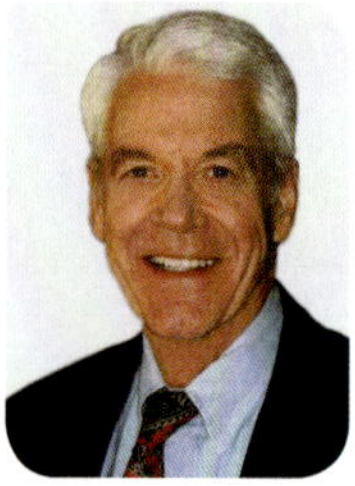

Caldwell B. Esselstyn ist ein US-amerikanischer Arzt, Autor und Goldmedaillengewinner der Olympischen Sommerspiele 1956. Er widmet sich seit langen Jahren leidenschaftlich der Frage, inwiefern unsere Ernährung Gefäßkrankheiten begünstigt, und leitet gegenwärtig das Programm zur Vorbeugung und Umkehrung von Herz-Kreislauf-Erkrankungen an der renommierten Cleveland Clinic in Ohio. Mit seinem revolutionären Ernährungskonzept half er bereits vielen Menschen – darunter nicht zuletzt Bill Clinton – zu neuer Gesundheit und mehr Wohlbefinden.

Ich widme dieses Buch meiner Frau Ann Crile Esselstyn,
die allem einen Sinn gibt.
Und meinen ersten Studienpatienten,
die mir ihr Vertrauen schenkten.

Dr. Caldwell B. Esselstyn

Essen gegen Herzinfarkt

Das revolutionäre Ernährungskonzept

Aus dem Amerikanischen übersetzt von Ulla Schuler

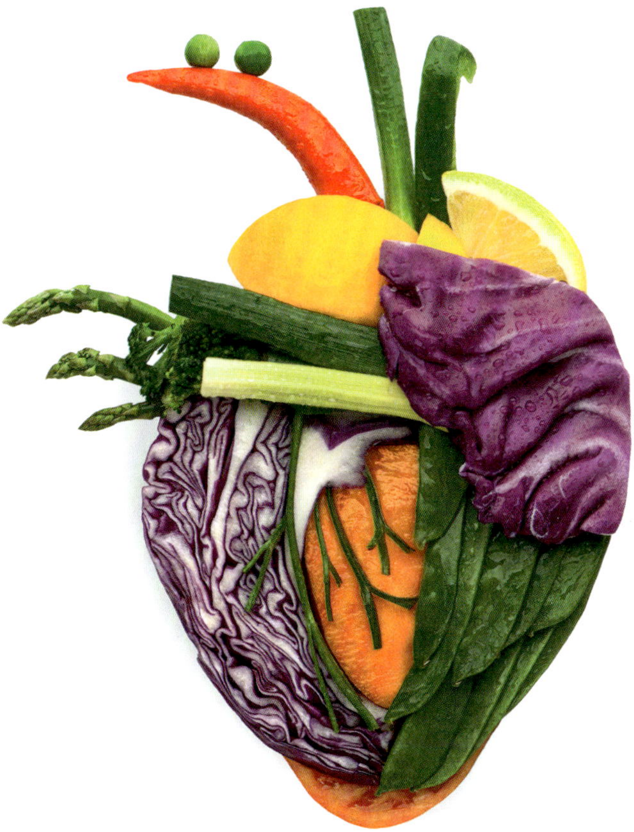

TRIAS

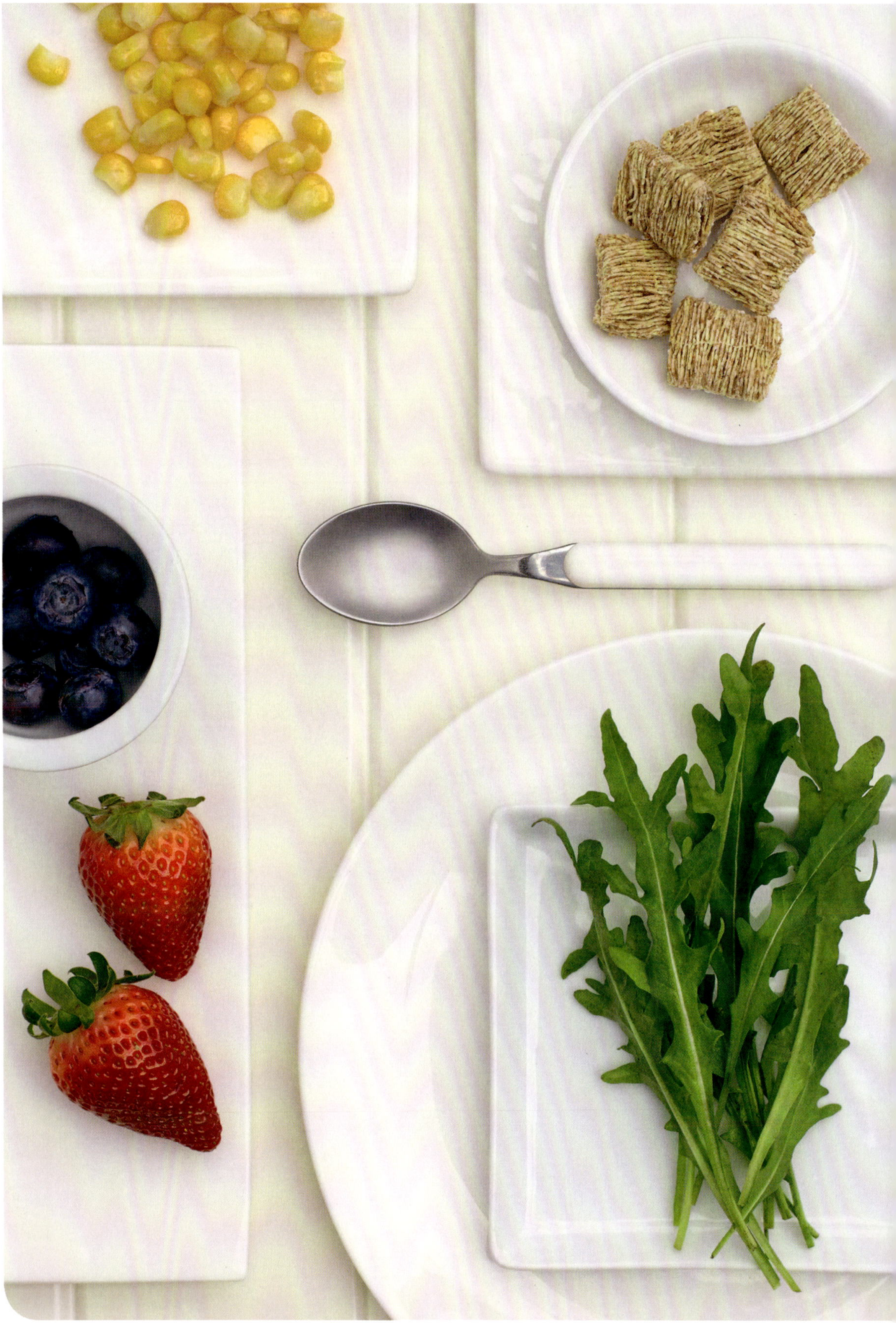

Vorwort von T. Colin Campbell

Eines Morgens im Sommer 1991 rief mich ein Chirurg der renommierten Cleveland Klinik im Bundesstaat Ohio an. Er hatte gerade in der New York Times einen Bericht über unsere Studie zu Ernährung, Lebensstil und Gesundheit in China gelesen und interessierte sich für die vorläufigen Ergebnisse. Er lud mich ein, im Herbst bei einer Tagung in Tucson, Arizona, darüber zu referieren. Die Veranstaltung trug den ehrgeizigen Titel »Die erste nationale Konferenz über die Eliminierung der koronaren Herzkrankheit«.

Ich fand das Thema so interessant, dass ich zusagte. Mich beeindruckte aber auch, dass dieser Dr. Esselstyn, der Anrufer, es geschafft hatte, namhafte Herzspezialisten zur Teilnahme zu bewegen, unter ihnen der Leiter der Framingham-Herzstudie, William Castelli, und Dr. Dean Ornish, der neuerdings mit seiner Arbeit über die Heilungsmöglichkeiten bei Herzkrankheiten durch Umstellung der Ernährung und des Lebensstils bekannt geworden war. Die Tagung würde eine Provokation sein, so viel war sicher. In meinem akademischen Umfeld war es damals riskant, auch nur einen schwachen Zusammenhang zwischen Ernährung und Herzkrankheit anzudeuten. Aber Eliminierung der koronaren Herzkrankheit? Das bedeutete einen Paradigmenwechsel.

Die Tagung war höchst erfolgreich – und provozierte natürlich. Ein ebensolches Echo hatte eine weitere Tagung, die Dr. Esselstyn mit Michael Eisner, dem Präsidenten der Walt Disney Company in Orlando, Florida, organisierte.

Seit damals haben meine Frau Karen und ich Dr. Esselstyn – »Essy«, wie ihn seine Freunde nennen – und seine energische Frau und Kollegin Ann gut kennengelernt. Oft hielten wir Vorträge bei denselben Veranstaltungen. Und ich wurde mit seiner beachtlichen Forschung samt den Ergebnissen und den wesentlichen Schlussfolgerungen daraus sehr vertraut.

Dr. Esselstyns Arbeit zählt zu den sorgfältigsten und bedeutendsten medizinischen Untersuchungen des vergangenen Jahrhunderts. Sein Ziel – die Ausrottung der koronaren Herzkrankheit – mag zu unseren Lebzeiten noch nicht erreicht werden, aber er hat dargelegt, dass und wie es gelingen kann. Seine Entschlossenheit, weiter zu forschen und uns Übrigen seine Erkenntnisse zu vermitteln, und zwar gegen den heftigen Widerstand der etablierten Medizin, ist ein Zeugnis seines persönlichen und beruflichen Mutes und seiner Integrität.

Dieses Buch sollte für gesundheitsbewusste Leser ebenso wie für die Hochschullehrer in Klinik und Forschung Pflichtlektüre sein. Wer diese Botschaft ignoriert, tut es auf eigene Gefahr. Weder jetzt noch in Zukunft wird es pharmazeutische Wunder noch medizinische Tricks geben, die Esselstyns Erkenntnisse überbieten könnten.

T. Colin Campbell

Emeritierter Ordinarius für Biochemie der Ernährung an der Cornell University und Mitautor der China Study (2005)

Einleitung

Dieses Buch entstand aus den dramatischen Erfahrungen von 23 Männern und einer Frau, die mich vor über 20 Jahren verzweifelt und hoffnungslos konsultierten. Damals arbeitete ich als Chirurg an der renommierten Cleveland Klinik. Seit vielen Jahren hat sie den Ruf, die beste Herzklinik der Welt zu sein. Und in der Tat können die beachtlichen Innovationen und hervorragenden chirurgischen Techniken, die meine Kollegen in ihrem Fach eingeführt haben, gar nicht genug gerühmt werden.

Allerdings verfügt ein Chirurg nur begrenzt über Möglichkeiten, bei einer tödlichen Erkrankung therapeutisch einzugreifen, und den Patienten, denen ich dieses Buch widme, mussten die Ärzte an unserer Klinik verkünden, dass sie ihnen leider nicht mehr helfen konnten. Für den Patienten und den Arzt ist das immer die schlimmste Situation – wenn letzten Endes ein Todesurteil verkündet werden muss. Und in dieser Situation befanden sich damals im Jahr 1985 die meisten dieser Patienten. Es waren schlicht Menschen in körperlich und seelisch elender Verfassung, die damals in mein Sprechzimmer kamen.

Besonders bedrückend für die Patienten, die zuvor erfolgreich in der chirurgischen Abteilung unserer Klinik behandelt worden waren, war die Erkenntnis, dass all die Eingriffe, die man zu ihrer Rettung vorgenommen hatte – mehrfache Operationen am offenen Herzen, zahlreiche Gefäßplastiken, Stents und jede Menge Medikamente –, offenbar nichts mehr brachten. Von den Männern waren fast alle impotent geworden. Die meisten hatten furchtbare Schmerzen in der Brust, Angina pectoris. Diese war bei einigen Patienten so massiv, dass sie sich nicht hinlegen konnten und im Sitzen schlafen mussten. Nur wenige der Patienten waren zu längeren Spaziergängen imstande, manche konnten nicht einmal ohne Schmerzen durch ein Zimmer gehen. Einige von ihnen waren also dem Tod näher als dem Leben.

Auf die harten Bedingungen, die ich für die Teilnahme an meinem Therapieversuch – von dessen Wirkung ich überzeugt war – stellte, ließen sie sich zweifellos nur ein, weil sie keine Wahl mehr hatten.

Was sie für die Therapie aufgeben müssten, so erklärte ich ihnen, würde jedem Amerikaner schwerfallen, der sich überwiegend von Fast Food, dicken Steaks und fettreichen Milchprodukten ernähre. Wenn sie jedoch bereit wären, eine Ernährungsweise zu befolgen, wie sie für zwei Drittel der Weltbevölkerung üblich ist, dann würden sie mit hoher Wahrscheinlichkeit dem Todesurteil, das ihre Ärzte ihnen verkündet hatten, entgehen. Im weiteren Verlauf konnten wir beweisen, dass die häufigste Todesursache der Amerikaner – Herzkrankheiten – ein Papiertiger war, der besiegt werden konnte, und zwar ohne das Skalpell des Chirurgen.

Praktisch jeder weiß heutzutage, dass die Ernährungsweise eine Rolle dabei spielt, ob wir irgendwann herzkrank werden oder nicht. Als ich zu studieren begann, war das keineswegs allgemein anerkannt. Doch auch aus einem Gefühl persönlicher Bedrohung – in meiner Familie starben alle früh – hatte ich angefangen, über Alternativen zu diesem Schicksal nachzudenken, und kam auf die Idee mit der fettarmen, pflanzenbasierten (vegetabilen) Ernährung. Zufällig schlug mein Freund Dr. Dean Ornish an der Westküste damals den gleichen Weg ein. Zu der Zeit hatten wir, an den entgegengesetzten Orten des Kontinents angesiedelt, noch nie voneinander gehört.

Nahezu alle Patienten, die zu mir kamen und denen man damals – vor 20 Jahren – wenig Hoffnung gemacht hatte, sind noch am Leben und ihre arteriellen Erkrankungen haben sich zurückgebildet. Sie sind der lebende Beweis für Ihre Chancen und die eines jeden, der sich dafür entscheidet, das Nötige zu tun, um keinen Herzinfarkt zu bekommen. Und sie machten mir ein kostbares Geschenk: ihr Vertrauen, während ich Hunderte weiterer Patienten zu behandeln begann.

Diesen allerersten Patienten widme ich mein Buch im Gedenken an unser gemeinsames Abenteuer – die neuartige Behandlung der koronaren Herzkrankheit – und daran, wie sie erneut ihr Leben in die Hand nahmen, ihre Ernährung und ihre Lebensweise umstellten und neue Lebensfreude gewannen.

Es geht um einen einfachen, von Grund auf hoffnungsvollen Weg, auf dem Sie zu einem langen und lohnenden Leben finden werden.

Ich werde Ihnen jetzt die Geschichte meiner Patienten und unserer Forschungsarbeit erzählen und was wir daraus gelernt haben.

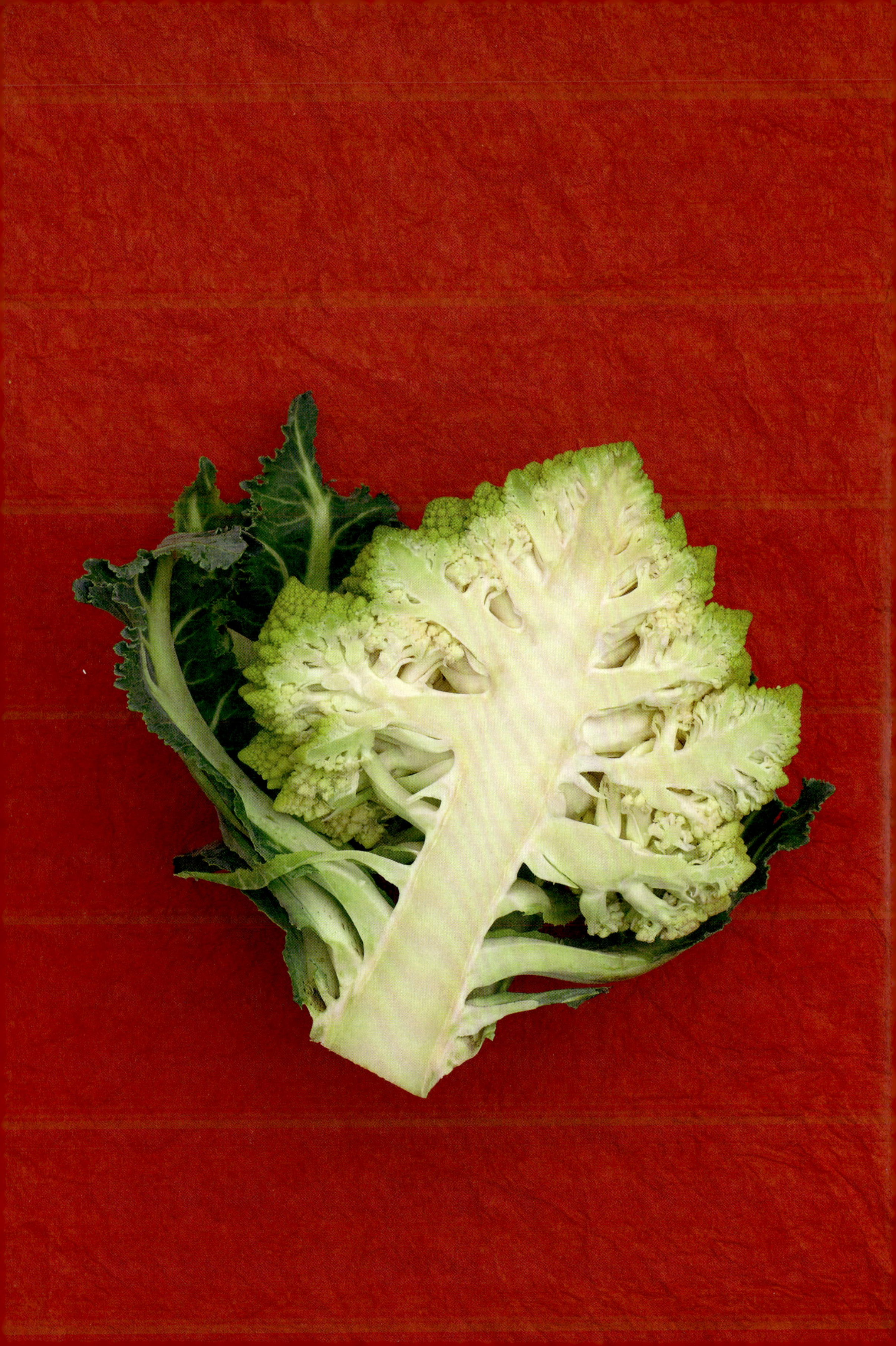

Was mir am Herzen liegt

Wie ich zum »Pionier der veganen Ernährung« wurde und wie unsere Ernährungsweise mit Herzinfarkten und anderen Zivilisationskrankheiten zusammenhängt.

Essen, um zu leben

Es ist der westliche fett- und fleischreiche Ernährungsstil, der die Blutgefäße verstopft und zu der hohen Zahl von Herzinfarkten in den Industrieländern führt – davon bin ich überzeugt!

»Es passierte an einen Freitag im November 1996. Ich hatte den ganzen Tag operiert. Ich beendete meine Arbeit, verabschiedete mich von meiner letzten Patientin. Und dann bekam ich blitzartig fürchterliche Kopfschmerzen. Ich musste mich hinsetzen. Eine oder zwei Minuten später bekam ich Schmerzen im Brustkorb. Sie strahlten in den linken Arm, die Schulter und in den Kiefer aus.«

Dies sind Worte meines Kollegen Joe Crowe, meines Nachfolgers als Leiter der Arbeitsgruppe Brustkrebs an der Cleveland Klinik. Er erlitt einen Herzinfarkt. Er war erst 44 Jahre alt. Weder gab es Herzkrankheiten in seiner Familie, noch war er übergewichtig oder zuckerkrank; er hatte keinen Bluthochdruck und keinen erhöhten Cholesterinspiegel. Er war also keineswegs der übliche Kandidat für einen Herzinfarkt. Dennoch hatte es ihn erwischt – und zwar heftig.

Ich erzähle hier die Krankengeschichte von Joe Crowe und die vieler anderer Patienten, die ich in den vergangenen 20 Jahren behandelt habe. Mein Thema ist die koronare Herzkrankheit, ihre Ursache und die revolutionäre Behandlung, die jeder sich leisten kann, die das Leiden heilen kann und die Joe Crowe sowie vielen anderen das Leben gerettet hat. Meine Botschaft ist unmissverständlich und grundsätzlich: Die koronare Herzkrankheit muss nicht sein, und wenn sie auftritt, lässt sich ihr Fortschreiten verhindern. Mein Traum ist, dass wir Herzkrankheiten, diese Geißel der wohlhabenden, modernen westlichen Welt, und eine beachtliche Zahl weiterer chronischer Krankheiten eines Tages besiegt haben werden.

Der Herzinfarkt: Todesursache Nr. 1

Hier die Fakten: Die koronare Herzkrankheit steht bei Männern und Frauen der westlichen Zivilisation an der Spitze der Todesursachen. Allein in den Vereinigten Staaten

Die Zahlen aus Deutschland sind genauso alarmierend

Auch in Deutschland sind Herzerkrankungen die häufigsten Erkrankungen und Todesursachen:

- Rund 1,5 Millionen Menschen haben eine koronare Herzkrankheit (KHK), und 300 000 Menschen erleiden jedes Jahr einen Herzinfarkt (Quelle: Deutsche Herzstiftung).
- Im Jahr 2012 sind in Deutschland rund 55 000 Menschen an einem Herzinfarkt gestorben (Quelle: Statistisches Bundesamt).
- Herz-Kreislauf-Leiden verursachen die höchsten Kosten im Gesundheitssystem. Im Jahr 2008 waren es 37 Milliarden Euro (Quelle: Statistisches Bundesamt).

sterben alljährlich mehr als eine halbe Million Menschen daran. Drei Mal so viele erleiden einen Herzinfarkt, sagt die Statistik. Und etwa weitere 3 Millionen haben einen »stummen Herzinfarkt« mit minimaler Symptomatik und erfahren erst später davon, dass sie in Lebensgefahr schweben. Im Laufe ihres Lebens wird einer von 2 Amerikanern und eine von 3 Amerikanerinnen herzkrank.

Die Kosten für Herzkrankheiten sind enorm – deutlich höher als für jede andere Krankheit. Sie kosten die Vereinigten Staaten jährlich mehr als 250 Milliarden Dollar. Das ist ungefähr so viel, wie die ersten zweieinhalb Jahre des Militäreinsatzes im Irak den Staat kosteten, und gut doppelt so viel, wie die US-Bundesregierung alljährlich insgesamt für Forschung und Entwicklung ausgibt – und zwar einschließlich der Gelder für Forschung und Entwicklung der Verteidigung und nationalen Sicherheit.[1]

Die schockierendste Tatsache ist jedoch, dass fast das gesamte Geld aufgewendet wird, um Symptome zu behandeln. Das sind also Ausgaben für Herzmedikamente; für Präparate, die Blutgerinnsel auflösen; für teure Medizintechnik wie Bypässe oder Aufdehnung mit Ballons bei verstopften Arterien; für rotierende Mikroskalpelle; für Laser und für Stents. Die Anwendung all dieser therapeutischen Technik ist mit einem hohen Risiko schwerer Komplikationen bis hin zum Tod verbunden. Und selbst wenn Eingriffe erfolgreich sind, bringen sie nur vorübergehend Symptomfreiheit. Sie tragen nichts dazu bei, die Grundkrankheit zu heilen oder deren Entstehung bei anderen potenziellen Opfern zu verhüten.

Viele Ärzte behandeln lieber, als vorzubeugen

Ich glaube, dass wir Ärzte auf dem falschen Weg sind. Es kommt mir vor, als würden wir einfach dastehen und zusehen, wie Millionen Menschen auf eine Klippe zusteuern und wir in einer letzten Anstrengung verzweifelt versuchen, sie zu retten, wenn sie bereits in den Abgrund gestürzt sind. Stattdessen sollten wir sie lehren, dem Abgrund überhaupt fernzubleiben und sich in gebührendem Abstand von ihm zu bewegen, sodass sie gar nicht abstürzen können.

Ich glaube, dass die koronare Herzkrankheit verhindert werden kann, dass sogar die beginnende Erkrankung sich aufhalten lässt und ihre heimtückischen Folgen sich zurückbilden können. Ich glaube, und meine Arbeit in den vergangenen 20 Jahren hat es bewiesen, dass dies ohne großen technischen Aufwand und mit minimalem Einsatz von Medikamenten geleistet werden kann. Der Schlüssel dazu ist die Ernährung – speziell die Absage an den ungesunden amerikanischen Ess-Stil und das Einhalten von deutlich niedrigeren Cholesterinwerten, als sie traditionell von Gesundheitsexperten empfohlen werden.

Bei dem Ernährungsprogramm, das ich empfehle, ist entscheidend, dass es kein einziges Lebensmittel zulässt, von dem bekanntermaßen die Entstehung von Gefäßkrankheiten verursacht oder gefördert wird. Oft fordere ich Patienten auf, ihre koronare Herzkrankheit mit einem Hausbrand zu vergleichen. Dieses Haus gerät in Brand, weil die Ernährung mit den falschen Lebensmitteln das Herz krank gemacht hat. Das Feuer wird genährt, indem die Patienten weiterhin genau die Lebensmittel essen, die hauptsächlich die Krankheit verursacht haben. Meine Patienten dürfen nicht einen Tropfen Benzin ins Feuer gießen. Wird die Benzinzufuhr abgebrochen, dann erlischt das Feuer. Die neue Art der Ernährung bedeutet das Ende der Herzkrankheit.

Essen Sie rein pflanzlich!

Die Regeln meines Ernährungskonzepts:

- Essen Sie keine Tiere (also kein Fleisch, kein Geflügel, keinen Fisch) und
- keine tierischen Produkte wie Ei, Milch, Butter, Käse und andere Milchprodukte.
- Kein Öl – nicht einen Tropfen! (Ja, auch kein Olivenöl, wie ich im Kapitel »Was ist mit ›herzgesundem Öl‹?« (Seite 80), erklären werde.)
- keine Nüsse oder Avocados.

Dafür dürfen Sie aber eine Fülle köstlicher, nährstoffreicher Lebensmittel essen:

- Alle Gemüse außer Avocado. Grünes Blattgemüse, Wurzelgemüse sowie Gemüse in den Farben Rot, Grün, Lila, Orange, Gelb und allen Zwischentönen;
- sämtliche Hülsenfrüchte – alle Sorten Bohnen, Erbsen und Linsen;
- alles Vollkorngetreide und Vollkornprodukte wie Vollkornbrot und -nudeln, solange sie keinen Zusatz von Fett (und Ei) enthalten;
- jegliches Obst.

Es funktioniert. In der ersten Langzeituntersuchung (12 Jahre) über die Wirkungen der Ernährung bei hochgradig Gefäßkranken kam es bei den Patienten, die mein Programm befolgten, zum völligen Stillstand der klinischen Progredienz und zu einer deutlichen selektiven Rückbildung der koronaren Herzkrankheit. Bei Patienten, die dem Programm sehr streng folgten, verschwand die Angina innerhalb weniger Wochen, und die krankhaften Werte im Belastungstest normalisierten sich.

Joe Crowe

»Sie haben mir das Leben gerettet!«

» *Kommen wir auf den erkrankten Joe Crowe zurück. Nach seinem Herzinfarkt 1996 ergaben die Untersuchungen, dass das gesamte untere Drittel der Arteria coronaria sinistra – das Herzkranzgefäß, das an der Vorderseite des Herzens abwärts verläuft und ganz treffend als »Witwenmacher« bezeichnet wird – schwer angeschlagen war. Die Anatomie des Koronargefäßes erlaubte weder eine Bypass-Operation noch eine Gefäßplastik oder Stents, und angesichts seines jugendlichen Alters mit einer Frau und drei kleinen Kindern ist verständlich, dass Dr. Crowe verzweifelt war. Da er bereits sportlich aktiv war, nicht rauchte und einen niedrigen Cholesterinwert von 156 mg/dl hatte, schien es nichts mehr zu geben, was er hätte ändern können, um die Krankheit zum Stillstand zu bringen.*

Seine Cholesterinwerte sanken enorm ab

Joe kannte mein Interesse für die koronare Herzkrankheit. Etwa zwei Wochen nach dem Infarkt kam er mit seiner Frau Mary Lind zu uns zum Abendessen, und ich hatte die Gelegenheit, ihm meine Forschungen ausführlich zu schildern. Joe und Mary Lind begriffen sogleich, was eine rein pflanzliche Ernährung für Joe bedeuten könnte. Statt Ausweglosigkeit war da auf einmal ein Lichtblick. Wie Mary Lind es ausdrückte: »Wir saßen wirklich mitten im Schlamassel, und plötzlich sahen wir eine winzige Chance, etwas zu unternehmen.« Joe schrieb sich sofort in mein Ernährungsprogramm ein, dabei lehnte er es ab, Lipidsenker (Medikamente, die Cholesterin und andere Fette senken) zu nehmen, und gab dem Begriff Engagement einen tieferen Sinn. Er hielt sich knallhart an den Plan, sodass sein Gesamt-Cholesterin schließlich knappe 89 mg/dl betrug und das LDL, das »schlechte Cholesterin«, von 98 mg/dl auf 38 mg/dl sank.

Nachdem Joe etwa zweieinhalb Jahre die streng pflanzenbasierte Diät befolgt hatte, kam eine Phase, in der er beruflich enorm gefordert wurde, unter erheblichen Stress geriet und eine Wiederkehr der früheren Brustbeschwerden bemerkte. Seine Kardiologen befürchteten, dass die Angina erneut auftreten könnte, und ordneten vorsorglich weitere Untersuchungen an, um zu klären, was los war. Am Tag seiner Kontroll-Angiografie ging ich nach der Arbeit zu Dr. Crowe in sein Büro. Nachdem wir uns begrüßt hatten, glaubte ich, Tränen in seinen Augen zu sehen. »Alles in Ordnung?«, erkundigte ich mich.

»Alles ist in Ordnung! Kein krankhafter Befund«

»Sie haben mir das Leben gerettet!«, rief er aus. »Alles ist in Ordnung! Kein krankhafter Befund. Ich bin dem Tod entronnen! Mein Kontroll-Angiogramm war normal.«

Etwa 10 Jahre später erinnerte sich Mary Lind, dass sie sich an jenem ersten Abend bei uns daheim gewundert hatten, »wie die Esselstyns das geschafft haben« – wie es uns gelungen war, unsere Ernährung vollständig umzustellen. »Inzwischen ist unsere Familie daran gewöhnt«, findet sie. »Wir essen jetzt schon lange so, und ich organisiere das ganz automatisch.«

Als ich Joe irgendwann fragte, was ihn veranlasst hatte, seine Ernährung umzustellen, antwortete er ganz einfach: »Wir glaubten Ihnen«, und ergänzte: »Da ich keine Alternative hatte, kam nur die Ernährung infrage. Wäre eine Bypass-Operation infrage gekommen, dann wäre die Diät nicht vorrangig gewesen. Die Diät führte uns in eine andere Richtung, sie gab uns die Kraft, etwas zu tun, was wir bestimmt schaffen konnten.«

Joe Crowes Angiogramme zeigen die vollständigste Wiederherstellung einer Koronararterie, die mir jemals vor Augen kam, und sind der sichtbare Beweis dafür, dass die rein pflanzliche Ernährung den Körper befähigt, sich selbst zu heilen.

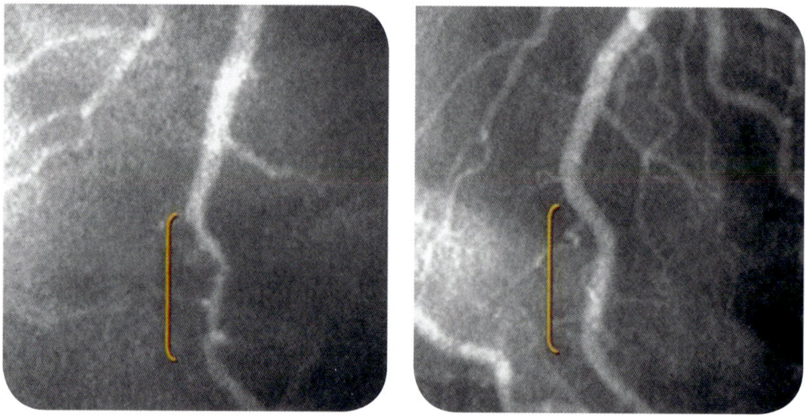

Angiogramm der Herzkranzgefäße von Joe Crowe kurz nach seinem Herzinfarkt (links) und zweieinhalb Jahre später (rechts): Die verengten Bereiche (siehe Klammer) haben sich dank der rein veganen Ernährung vollkommen regeneriert.

Immun gegen Herzinfarkt und andere Erkrankungen

Diese Ernährungsumstellung, die meinen Patienten während der vergangenen 20 Jahre geholfen hat, kann auch Ihnen helfen. Sie kann Sie tatsächlich gegen Herzinfarkt immun machen. Und es gibt klare Hinweise, dass der Nutzen weit über den bei koronarer Herzkrankheit hinausgeht. Wenn Sie so essen, dass Sie herzgesund bleiben, schützt Sie das auch gegen andere ernährungsbedingte Erkrankungen wie Schlaganfall, Bluthochdruck, Fettsucht, Osteoporose, Typ-II-Diabetes und womöglich sogar vor Demenz im Alter. Auch einer ganzen Reihe von Leiden, bei denen Ernährung eine Rolle spielt, beugen Sie vor, unteren anderen Impotenz und Brustkrebs sowie Prostata-, Kolon-, Rektum-, Uterus- und Ovarialkarzinomen. Und wenn Sie sich auf die vorgegebene gesunde Art ernähren, kommen Sie in den unerwarteten Genuss einer weiteren Wirkung: Sie müssen nie mehr Kalorien zählen oder auf Ihr Gewicht achten.

Immer mehr Ärzte erkennen, dass die Ernährung eine entscheidende Rolle bei der Gesundheit spielt und dass die Umstellung auf eine Kost, wie ich sie empfehle, dramatische Wirkungen auf das Entstehen und Fortschreiten von Erkrankungen haben kann. Doch aus einer Vielzahl von Gründen wird in der medizinischen Praxis derzeit wenig Wert auf primäre und sekundäre Prävention gelegt. Bei den meisten Ärzten genießt die Ernährungstherapie kein hohes Ansehen. Sie ist auch kein bedeutender Pfeiler des Medizinstudiums. Jede neue Generation von Medizinstudenten lernt eine Menge über die verschiedensten Medikamente und über diagnostische und therapeutische Verfahren, wird aber praktisch nicht in der Prävention von Krankheiten ausgebildet. Und in der ärztlichen Praxis wird die Aufklärung von Patienten über den Nutzen einer gesunden Lebensweise nicht honoriert.

Kathedralen der Krankheit

In den USA hat sich während der vergangenen hundert Jahre die technisierte Behandlung von Krankheiten immer mehr in der Ärzteschaft verbreitet. Die Chirurgie war der Vorreiter und ihre dramatische Entwicklung – Lichtjahre entfernt von Purgativa, Aderlass und Amputationen, die in vergangenen Jahrhunderten die Medizin dominierten – ist atemberaubend. Doch chirurgische Eingriffe sind mit schweren Nachteilen verbunden. Sie sind teuer, schmerzhaft und können einem Angst einflößen, führen nicht selten zu Behinderung und Entstellung und bedeuten oft bloß einen zeitlichen Aufschub der Erkrankung, die geheilt werden soll. Sie sind Versuche, biologische Probleme technisch zu lösen.

Kein Bereich der Medizin verdeutlicht die technischen Problemlösungsversuche wohl besser als die Kardiologie und die Herzchirurgie. Überlegen Sie mal: In den Vereinigten Staaten leben nur 5 der Weltbevölkerung, aber alljährlich führen Ärzte in amerikanischen Krankenhäusern mehr als 50 % aller Angioplastien und Bypass-Operationen weltweit durch. Zu einem Teil liegt das daran, dass die technische Medizin die Fantasie beschäftigt und dramatisch ist und natürlich große Medienbeachtung genießt. Denken Sie an das Drama um die Implantation von Kunstherzen vor einigen Jahren. Die meisten Empfänger starben wenige Wochen nach der Operation, und alle wurden in der letzten Phase ihres Daseins maschinell am Leben gehalten, was ihre Lebensqualität keineswegs steigerte, sondern drastisch verringerte. Doch die dramatischen Eingriffe beschäftigten monatelang die Fantasie der Amerikaner.

Alles in allem gab es wenig Anreize für Ärzte, andere therapeutische Wege zu beschreiten, und darum dominieren in diesem Beruf nach wie vor mechanische und technische Therapieverfahren, obwohl das wenig dazu beiträgt, die ahnungslosen Millionen davor zu schützen, die nächsten Opfer der Krankheit zu werden. Moderne Krankenhäuser bieten praktisch nichts, was die Volksgesundheit fördern würde. Sie sind die Kathedralen der Krankheiten.

Sogar Kardiologen zweifeln am eigenen Vorgehen

Ein paar Anzeichen für einen Wandel gibt es wohl. Immer mehr Ärzte und Forscher stimmen zunehmend darin überein, dass Änderungen der Lebensweise – Blutdruck normalisieren, auf das Rauchen verzichten, Cholesterinspiegel senken, Sport treiben, Ernährung umstellen – die Voraussetzung für gute Gesundheit sind. Es ist nicht zu leugnen: Mit jedem Jahr häufen sich die Hinweise, dass Menschen, die sich ein Leben lang typisch amerikanisch ernährt haben, große gesundheitliche Probleme bekommen. Dr. Lewis Kuller von der Universität Pittsburgh berichtete kürzlich über die 10-Jahres-Bilanz der Studie zur Herzgesundheit, ein Projekt des Heart, Lung, and Blood Institutes. Sein Fazit ist erschreckend: »Sämtliche Männer über 65, die den üblichen westlichen Lebensstil pflegen, leiden an behandlungsbedürftigen Herz-Kreislauf-Krankheiten.«[2]

Sogar interventionelle Kardiologen beginnen, sich nach dem Sinn ihrer Eingriffe zu fragen. Der Kardiologe David Waters von der Universität von Kalifornien verglich in einer Studie die Ergebnisse der Angioplastie – bei der ein Ballon in eine Koronararterie eingeführt wird, um diese zu weiten und ihre Durchblutung zu verbessern – mit denen von Medikamenten, die das Serumcholesterin senken. Das Ergebnis war eindeutig. Die Patienten, deren Cholesterinwerte medikamentös gesenkt worden waren, mussten seltener wegen Brustschmerzen ins Krankenhaus und erlitten seltener einen Herzinfarkt als jene, bei denen eine Angioplastie mit der üblichen postoperativen Nachsorge durchgeführt wurde.[3]

Die eigentliche Lehre aus dieser Studie ist, dass die systemische Behandlung der Krankheit durch gezielte Senkung des Cholesterinspiegels dem selektiven Eingriff an einer verstopften oder verengten Arterie klar überlegen ist. Und das verursachte beträchtlichen Aufruhr unter den Kardiologen. »Davon wollen die Kardiologen aber traditionell nichts wissen«, urteilt Dr. Waters.

Herz-OPs sind sehr lukrativ

Warum ist das so? Das liebe Geld ist schuld! Jahrelang habe ich das bestritten, aber die Beweislast ist erdrückend. Herzchirurgen verdienen Hundertausende Dollar im Jahr, und besonders tüchtige scheffeln Millionen. Außerdem bringen kardiologische Eingriffe riesige Summen in die Kasse der Kliniken. Und die Versicherungsindustrie fördert die technischen/operativen Therapieverfahren bei Gefäßkrankheiten. Für die Kostenerstattung sind solche Maßnahmen wesentlich leichter zu dokumentieren und zu quantifizieren als Umstellungen der Lebensweise, die derartige Eingriffe zudem noch entbehrlich machen würde.

Als Arzt ist mir das Desinteresse meiner Berufskollegen an einer gesünderen Lebensweise ein Gräuel. Unser Umgang mit chronischen Krankheiten ist dringend korrekturbedürftig.

Pflanzenkost ist nicht radikal, sondern normal!

Das Vorgehen, das ich in den folgenden Kapiteln beschreiben werde, zeigt, dass eine nachhaltige Ernährungsumstellung, wenn nötig unterstützt durch niedrig dosierte Lipidsenker (cholesterinsenkende Medikamente), in höchstem Maße vor Gefäßkrankheiten zu schützen vermag. Wer immer das Programm konsequent umsetzt, wird nahezu sicher erleben, dass seine Erkrankung nicht fortschreitet, sondern sehr wahrscheinlich, dass sie sich selektiv bessert. Und durch umfassende Populationsstudien ganz eindeutig gestützt, können wir daraus ableiten, dass gefäßgesunde Menschen, die sich zu dieser Ernährungsumstellung entschließen, niemals herzkrank werden.

Kardiologen, die meine wissenschaftlich begutachteten Ergebnisse kennen, räumen oft ein, dass sich die koronare Herzkrankheit durch Umstellung der Ernährung und der Lebensweise anhalten und zurückfahren lässt, aber dann fügen sie hinzu, sie glaubten nicht, dass ihre Patienten eine so »radikale Ernährungsumstellung« mitmachen würden.

Die Wahrheit ist jedoch, dass mein Ernährungsplan keineswegs radikal ist. Er ist denkbar alltäglich. Von den 5,5 Milliarden Menschen, die unsere Erde bevölkern, ernähren sich 4 Milliarden traditionell so, wie es mein Programm vorsieht, und bei diesen Menschen sind Erkrankungen des Herzens und viele andere chronische Krankheiten nahezu unbekannt. Das Wort radikal passt eher auf die typische amerikanische Ernährung, die garantiert, dass Millionen an einem verkümmerten Gefäßsystem zugrunde gehen werden.

Nach meiner Erfahrung sind Patienten, wenn sie eine klare Wahl haben (zwischen invasiver Chirurgie, die ihre Grundkrankheit nicht heilen wird, und einer Ernährungsumstellung, die ihre Krankheit rückgängig machen und ihre Lebensqualität steigern wird), sehr wohl bereit, sich für eine Umstellung der Ernährung zu entscheiden.

Einer meiner Patienten, Jerry Murphy, war 67 Jahre alt, als er mich aufsuchte, nachdem sein Kardiologe ihm zu einer Operation am offenen Herzen geraten hatte, was er unbedingt vermeiden wollte. »Von uns Murphys ist keiner der Männer älter als 67 geworden«, erklärte er. »Was kann man schon dagegen machen?« Ich antwortete ihm, die eigentliche Frage sei, was er dagegen tun wolle, wenn auch mit meiner Hilfe. Inzwischen ist mein Patient Mitte achtzig – hat also die geringe Lebenserwartung der männlichen Murphys weit übertroffen – und er ist überzeugt, dass mein Ernährungsprogramm eine natürlichere Art des Essens darstellt, eine Rückkehr zur gesünderen kargen Kost unserer Vorfahren. »Es leuchtet mir ein«, sagt er und zitiert seine irischen Vorfahren, die vielleicht einmal im Jahr ein fettes Kalb schlachteten, aber sich überwiegend von fettarmer Pflanzenkost ernährten.

Mit reiner Pflanzenkost bleibt Ihr Herz fit

Jeder von uns hat Freunde, Verwandte und Bekannte, die an koronarer Herzkrankheit leiden. Oft sind es kräftige Menschen in der Blüte ihres Lebens, die ein Herzinfarkt niederwirft. Falls sie überleben, sind sie selten dieselben wie zuvor, vielmehr fürchten sie sich vor einem weiteren Infarkt oder irgendwelchen Komplikationen. Die Menschen, die ihnen nahestehen, hegen ähnliche Befürchtungen. Die Wahrheit ist jedoch, dass diese Krankheit gar nicht hätte auftreten müssen. Die überwiegende Mehrzahl der Erdbewohner – die gut 4 Milliarden, die nicht am westlichen Lebensstil teilhaben – kennen sie überhaupt nicht.

Ich habe ein ehrgeiziges Ziel: Herzkrankheiten auszurotten – und zwar ein für alle Mal. Wenn Sie 90 Jahre alt sind, sollten Ihre Arterien so gut funktionieren, als wären Sie 9. Mein Ernährungsprogramm ist streng und erlaubt keine Ausrutscher. Ich bin kompromisslos und autoritär. Doch ich sage meinen Patienten immer, dass ich ständig für sie da bin. Ich will den Erfolg meiner Patienten erleben, und das klappt, wenn sie meine Vision teilen.

Wenn Sie sich nach meinen Vorgaben verhalten, können Sie Ihre Krankheit vergessen. Statt Umwege zu machen, statt Blutgefäße mit einem Ballon zu dehnen oder sie mittels Drahtgeflecht zu weiten – beides vermag die Angina pectoris nur vorübergehend zu lindern –, kann mein Programm die Krankheit als solche verhindern oder zum Stillstand bringen. Bei sämtlichen therapeutischen Eingriffen besteht ein erhebliches Risiko von Folgeerkrankungen, wie erneute Herzinfarkte, Schlaganfall, Infektionen und mitunter gar eine Hirnschädigung. Bei meiner Therapie riskieren Sie nichts. Dagegen lassen die Wirkungen der invasiven Maßnahmen mit der Zeit nach, und Sie brauchen schließlich eine weitere Angioplastie, einen neuen Bypass, einen neuen Stent. Die Vorzüge meines Programms nehmen dagegen mit der Zeit zu. Je länger Sie danach leben, desto gesünder werden Sie sein.

Vor ein paar Jahren sollte ich auf einem Kreuzfahrtschiff mein Ernährungsprogramm und seine dramatischen Ergebnisse bei Patienten mit schwerer koronarer Herzkrankheit vorstellen. Gegen Ende meines Vortrags trat ein Mann mit Strohhut auf mich zu. Er war den Tränen nahe und sagte mit hörbarem Ärger in der Stimme: »Ich habe alles getan, was mein Doktor mir geraten hat, und jetzt brauche ich einen zweiten Bypass. Ich fasse es nicht, dass keiner mich darauf hingewiesen hat, dass es eine andere Möglichkeit gibt.«

Das aber ist das Anliegen meines Buchs: Die Menschen aufzuklären über das, was ich herausgefunden habe.

Wir müssen dazulernen!

Die Ärzte hatten kein Interesse, Krebs und Herzkrankheiten vorzubeugen. Sie operierten lieber, wenn das Unheil zugeschlagen hatte. Das brachte mich zur Verzweiflung.

Als ich 1968 von meinem Wehrdienst als Sanitätsoffizier aus Vietnam zurückkehrte, bot man mir eine Stelle in der Abteilung für allgemeine Chirurgie an der Cleveland Klinik in Cleveland, Ohio an. Meine Hauptaufgaben waren Operationen der Schilddrüse, der Nebenschilddrüsen, Magen-Darm- und Brustoperationen, aber mich interessierte immer auch die Gefäßchirurgie, in der ich eine Zusatzausbildung absolvierte.

Die Medizin liegt bei uns in der Familie. Mein Vater, Caldwell B. Esselstyn, war ein ausgezeichneter Arzt und großer Erneuerer in einer Gemeinschaftspraxis im ländlichen Teil des Staates New York. Er hatte die Idee, ein ländliches Gebiet medizinisch optimal zu versorgen – von der Zahnheilkunde und Psychiatrie über Frauenheilkunde und Geburtshilfe sowie Kinderheilkunde –, und zwar durch ein rotierendes System von Fachärzten. Mein Schwiegervater, der verstorbene Dr. George Crile Jr., war ein Pionier der Brustkrebsbehandlung an der Cleveland Klinik, die sein Vater gegründet hatte. Als Dr. Crile Jr. sein Studium beendet hatte, waren radikale Mastektomien noch an der Tagesordnung. Er war überzeugt, dass derart umfassende Operationen nicht immer erforderlich seien, und investierte einen großen Teil seines Berufslebens in die Entwicklung schonenderer Operationstechniken.

Außer der Medizin lag noch etwas in der Familie. Sowohl mein Vater als auch mein Schwiegervater waren lebende Beispiele für die Folgen der ungesunden amerikanischen Ernährung. Sie erkrankten an Diabetes, Schlaganfall, Prostata-, Darm- und Lungenkrebs, außerdem an koronarer Herzkrankheit. Etwa 3 Jahre, bevor mein Vater 1975 seinem Herzleiden erlag, sagte er etwas, das ich nie vergessen werde: »Eines Tages müssen wir lernen, den Menschen beizubringen, wie sie gesünder leben können.«

Ich wollte nicht operieren, sondern gesund erhalten

In meiner Berufserfahrung unterstrich alles die Wichtigkeit dieser Äußerung. Trotz der Pionierarbeit meines Schwiegervaters wurden zu der Zeit, als ich in der Cleveland Klinik anfing, vielen Frauen wegen Brustkrebs die Brüste amputiert oder sie wurden verstümmelt. Und obwohl ich gern als Chirurg arbeitete – gute Chirurgie, die ästhetisch gelungen ist und Leiden lindert, macht mich stolz –, raubte mir das, was ich *nicht* tat, zunehmend meine Illusionen: Denn *nie* heilte ich die zugrunde liegende Krankheit und *nie* tat ich etwas, um sie dem nächsten potenziellen Opfer möglichst zu ersparen. Das allgemeine Desinteresse der Ärzte, Krebs und Herzkrankheiten vorzubeugen, statt mechanisch einzugreifen, wenn das Unheil erst einmal zugeschlagen hatte, brachte mich zur Verzweiflung.

Speisefette führen zu Krebs

Für Frauen in den Vereinigten Staaten etwa war es 20-mal wahrscheinlicher, an Brustkrebs zu erkranken, als für Frauen in Kenia.[4] Und in den frühen 1950er Jahren war Brustkrebs in Japan praktisch unbekannt. (Später stiegen die Zahlen allmählich an, als die Japanerinnen die Lebensweise – und die Ernährungsgewohnheiten – wohlhabender Menschen aus westlichen Ländern mehr und mehr übernahmen.) Schaut man sich die Kulturen mit den seltenen Brustkrebserkrankungen genauer an, dann fällt ein gemeinsamer Nenner auf: ein geringer Verbrauch an Speisefetten und dementsprechend niedrige Cholesterinspiegel. Dies galt auch für Darmkrebs, Prostatakrebs, Eierstockkrebs sowie für Diabetes und Fettleibigkeit.[5]

Ich begann, jede Menge Fachliteratur zu lesen, vor allem Epidemiologie. Es war ganz offensichtlich: Auf den Weltkarten häuften sich fast alle chronischen Krankheiten, wie etwa die koronare Herzkrankheit, in den westlichen Ländern. Dagegen fanden sich diese Krankheiten fast nie in all den anderen Gebieten, vor allem nicht in Asien und in Afrika.

Je mehr ich las, desto mehr wuchs meine Überzeugung, dass es einen Zusammenhang zwischen Ernährung und Erkrankungen geben musste. Am auffälligsten schien der Zusammenhang bei der koronaren Herzkrankheit, der Todesursache Nummer eins bei Männern und Frauen in den Vereinigten Staaten, zu sein. In den letzten 10 Jahren zeichnete sich das noch viel deutlicher ab, aber auch vor 20 Jahren war der Zusammenhang zwischen Cholesterin und Herzleiden durchaus bereits klar. Der epidemiologische Beweis schien unwiderlegbar. In den Ländern, in denen die koronare Herzkrankheit selten auftritt, ist die Ernährung fettarm und das Serumcholesterin regelmäßig unter 150 mg/dl. In den USA, wo Gefäßkrankheiten die häufigste Todesursache sind, isst der Normalbürger alljährlich etwa 30 Kilogramm Fett – wenn er sechzig wird, hat er sich bis dahin an die 2 Tonnen tierisches Fett einverleibt – und der Cholesterinspiegel bewegt sich um 200 mg/dl.[6]
Die Autopsien von Soldaten, die Opfer der Kriege in Korea und Vietnam wurden, zeigten die Folgen der gefäßverstopfenden amerikanischen Ernährung bereits bei sehr jungen Menschen. Die Arterien asiatischer

Soldaten waren überwiegend glatt und frei von Fettablagerungen. Dagegen wiesen fast 80 % der amerikanischen Gefallenen deutliche Zeichen der koronaren Herzkrankheit auf – Gefäßverstopfung und Schäden der Gefäßwand, die sich, hätten die Soldaten überlebt, im Lauf der Jahre verschlimmert hätten.[7] Übrigens haben Forscher in den letzten Jahren herausgefunden, dass bei Bewohnern von Regionen, in denen Herz- und Gefäßkrankheiten selten sind, die Häufigkeit von Erkrankungen – speziell von solchen der Herzkranzgefäße – drastisch zunimmt, sobald sie sich die westliche Lebensweise und Ernährung angewöhnen.

Fett verstopft die Herzkranzgefäße

Es kann noch Jahre dauern, bis wir jede Phase und jede Nuance der Vorgänge verstehen, wie Nahrungsfette und Cholesterin die Herzkranzgefäße zerstören. Den allgemeinen Ablauf kennen wir jedoch. Und zwar funktioniert er vergleichsweise so: Wie Sie Steine brauchen, um eine Mauer zu errichten, so brauchen Sie eine bestimmte Menge Fett und Cholesterin im Blutstrom, um Ihre Arterien arteriosklerotisch zu verengen und zu verstopfen.

Wenn das Cholesterin im Blut riskante Werte erreicht, lagern sich Fett und Cholesterin an der Auskleidung der Blutgefäße ab. Eine solche Ablagerung nennen wir Plaque. Ältere Plaques können Narbengewebe und Kalzium enthalten, langsam größer werden, den Durchmesser der Arterien stark verringern und mitunter die Gefäße unpassierbar machen. Eine stark verengte Arterie kann den Herzmuskel nicht hinreichend mit Blut versorgen. Die mangelhafte Blutzufuhr zum Herzen verursacht Brustschmerzen, die sogenannte Angina pectoris.

Was passiert bei einem Herzinfarkt?

Die meisten Menschen glauben, dass schließlich der Gefäßverschluss, bei dem eine große alte Plaque vollständig blockiert, einen Herzinfarkt oder Myokardinfarkt auslöst. Falsch. Nur etwa 12 % der Herzinfarkte sind durch einen kompletten Gefäßver-

Abb. a–c zeigen die allmähliche Verengung der Koronararterien, die für 12,5 % der Herzinfarkte verantwortlich ist.

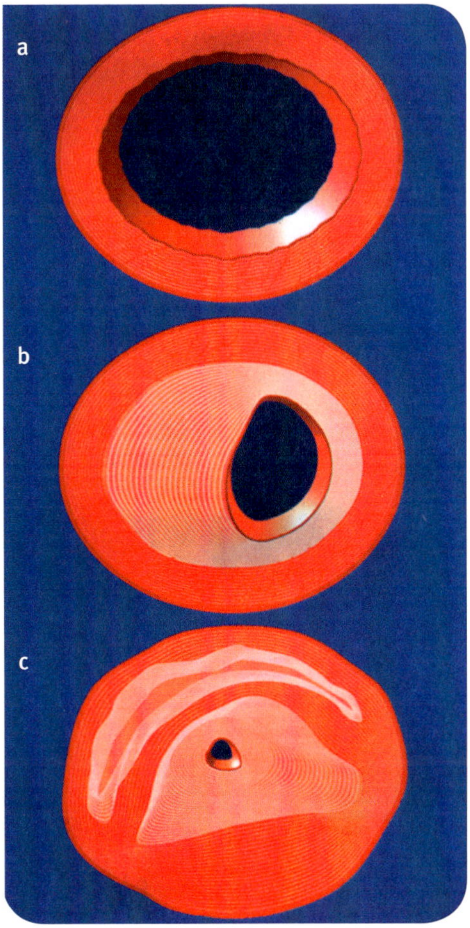

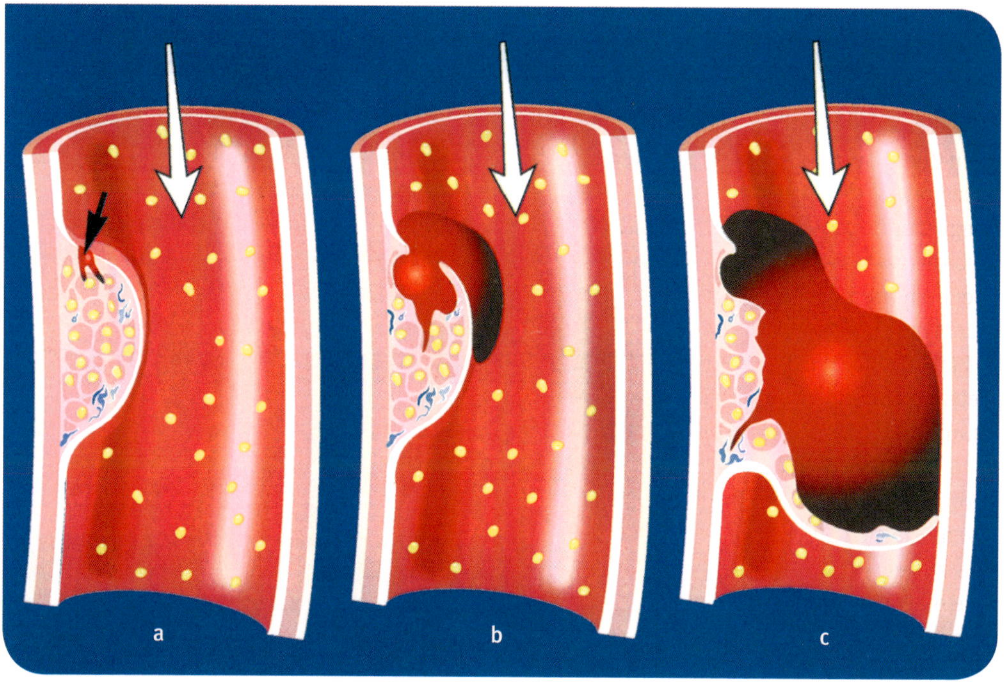

Der Großteil der Herzinfarkte, nämlich 87,5 %, wird durch einen plötzlichen Plaque-Einriss (a) mit Gerinnselbildung (b) und vollständigem Gefäßverschluss (c) verursacht.

schluss verursacht. Die neuesten Forschungen ergaben, dass die meisten Infarkte durch jüngere Plaques ausgelöst werden – diese Plaques sind zu klein, um die offenkundigen Symptome zu verursachen, die gewöhnlich zu mechanischen Eingriffen wie Angioplastie führen.

Tatsächlich geschieht Folgendes: Die Schicht über solchen Plaques reißt und die Fettansammlung darunter sickert in den Blutstrom. Der Körper reagiert nun, indem er seine Gerinnungsfaktoren aktiviert, um die Verletzung zu reparieren. Wenn der Gerinnungsprozess fortschreitet, kann die gesamte Arterienstrecke verstopft und verschlossen werden, sodass ein Teil des Herzmuskels komplett von der Blutzufuhr abgeschnitten ist und abstirbt.

Wenn ein Mensch einen solchen Infarkt überlebt, dann vernarbt der abgestorbene Teil des Herzmuskels. Mehrfache Infarkte und ausgedehnte Narben schwächen das Herz, sie können zu Herzversagen führen, einer sogenannten dekompensierten Herzinsuffizienz. Falls der Infarkt ausgedehnt ist, falls die rhythmische (Pump-)Tätigkeit abbricht oder wenn die dekompensierte Herzinsuffizienz länger anhält, kann das Opfer sterben.

Langsam begriffen wir die Zusammenhänge

Meine Forschung zeigt, dass dieser ganze Prozess verhindert werden kann und dass durch Ernährung (plus niedrige Dosen von

Lipidsenkern bei manchen Patienten) das Risiko eines Herzinfarkts und Herzversagens beseitigt werden kann. Langsam begreifen Wissenschaftler und praktizierende Ärzte den Zusammenhang zwischen der Ernährung und der koronaren Herzkrankheit. Das liegt zum Teil daran, dass diese Krankheit nicht etwa wie ein Bienenstich funktioniert, bei dem der Zusammenhang zwischen Ursache und Wirkung klar ist. Vielmehr kann es Jahrzehnte der Selbstbeschädigung durch fettreiche Ernährung dauern, bis die ersten klinischen Symptome erkennbar werden.

Wahr ist aber auch, dass Wissenschaftlern, wenn sie sich zu sehr in die winzigsten Details eines Problems vertiefen, manchmal die offenkundigste Lösung entgeht. Mitunter weisen Intuition und Logik geradezu auf eine Lösung hin, die durch wissenschaftliche Methoden noch nicht bewiesen wurde. Hierfür stehen einige klassische Beispiele in der Geschichte der Medizin. Mitte des 19. Jahrhunderts etwa entfernte der englische Medicus John Snow den Pumpenschwengel von der Pumpe in der Broad Street in London, weil er überzeugt war, dass das Wasser aus dem Gemeinschaftsbrunnen eine verheerende Cholera-Epidemie verursachte. Er hatte Recht. Erst Jahrzehnte später wurde der durch Trinkwasser übertragene Erreger der Cholera (Vibrio cholerae) wissenschaftlich nachgewiesen, aber Dr. Snow hatte den Zusammenhang schon damals intuitiv erkannt und die Stadt gerettet.

Ganz ähnlich haben wir bis heute noch nicht genau durchschaut, wie Insulin den Zucker aus dem Blut in die Zellen unseres Körpers eskortiert, wo er in Energie umgewandelt wird. Dennoch verschreiben Ärzte seit mehr als achtzig Jahren Insulin, um das Leben von Diabetikern zu retten. Der Zusammenhang ist entscheidend, auch wenn wir ihn noch nicht ganz durchschauen.

Hohe Blutfette begünstigen Herzkrankheiten

In den späten 1970er Jahren war ich überzeugt, dass es einen engen Zusammenhang zwischen Ernährung und vielen Krankheiten gibt. Am augenfälligsten schien mir der Zusammenhang bei Erkrankungen des Herzens zu sein. Zunächst war unbestreitbar, dass bei Bevölkerungsgruppen, deren Cholesterinspiegel unter 150 mg/dl lag, die koronare Herzkrankheit selten auftrat, während bei Bevölkerungsgruppen mit höheren Blutfetten auch die Herzkrankheit häufiger vorkam. Überdies zeigten die frühesten wissenschaftlichen Untersuchungen – die übrigens von den meisten neueren Arbeiten bestätigt wurden –, dass eine fett- und cholesterinreiche Kost bei Menschen und Tieren zu Erkrankungen der Herzkranzgefäße führen kann.

Meine Logik und Intuition sagten mir, dass auch der Umkehrschluss zulässig sei. Wenn man die Nahrungsfette herunterfährt, müsste das auch das Fortschreiten der Koronarerkrankungen aufhalten – und sie sogar teilweise rückgängig machen. Tatsächlich wurde dies bei Affen nachgewiesen. Sie waren nach gezielter Fütterung mit reichlich Fett erkrankt und ihre Werte hatten sich wieder normalisiert, als die fettreiche Nahrung entzogen wurde.[8] Ich war überzeugt, dass weitere Untersuchungen des Zusammenhangs zwischen Ernährung und Krankheit die Mühe wert seien.

Die Ernährungsberater vor Ort bezweifelten meine Theorie, und mehrere Kardiologen an der Cleveland Klinik glaubten nicht an einen Zusammenhang zwischen Ernährung und koronarer Herzkrankheit. Dennoch führte ich meine Untersuchungen fort.

Ich wurde mein eigenes Versuchskaninchen

Im April 1984 machte ich dann eine persönliche Erfahrung, durch die ich mein eigenes Versuchskaninchen wurde. Meine Frau Ann und ich besuchten eine Konferenz der Eastern Surgical Society in New Haven, Connecticut. Es regnete in Strömen. Ich war nass und fühlte mich miserabel – der ganze Tag war furchtbar. Und dann servierte mir eine Kellnerin einen Teller mit einer großen blutigen Scheibe Roastbeef. Plötzlich ekelte ich mich unsäglich vor diesem Fleisch. Und im selben Augenblick distanzierte ich mich und beschloss, nie wieder Fleisch zu essen.

Ann aß damals in New Haven ihren Teller leer. Doch es dauerte nicht lange, bis auch sie auf die Pflanzenkost umstieg. Ihre Mutter war mit 52 Jahren an Brustkrebs gestorben. Und eines Tages, als wir am 85. Geburtstag einer Tante in deren Haus mit dem Essen beginnen wollten, rief Anns Schwester an. Auch bei ihr, im Alter von damals 48 Jahren, war Brustkrebs festgestellt worden. Ann setzte sich und aß nicht einen Bissen von dem Festmahl. Und sie schloss sich meinem Ernährungsexperiment an.

Zwischen April und Juni 1984 sank mein Cholesterinspiegel von 185 mg/dl auf 155 mg/dl. Das war noch nicht genug. Als Nächstes verbannte ich jede mögliche Quelle von Öl und Milchfett (Butter, Eiscreme, Käse). Sehr bald hatte ich einen Cholesterinwert von 119 mg/dl – ohne ein einziges cholesterinsenkendes Präparat genommen zu haben. Das war besonders tröstlich, denn mein verstorbener Vater, der seinen ersten Herzinfarkt mit 43 Jahren bekam, hatte einen Gesamtcholesterinwert von 300 mg/dl.

Ich war überzeugt, dass ich anderen helfen könnte, ähnliche Ergebnisse wie ich zu erzielen, und dass die Wirkung auf ihre Gesundheit beachtlich sein würde.

Der Weg zur Heilung

Meine Forschung begann mit einer kleinen, aber persönlich betreuten Gruppe von schwer herzkranken Menschen, die ich Ihnen hier gern vorstellen möchte.

1985 gestattete mir William Sheldon, der Direktor der kardiologischen Abteilung an der Cleveland Klinik, eine Abteilungsbesprechung einzuberufen, bei der ich die anwesenden Kardiologen bat, mir Patienten mit fortgeschrittener koronarer Herzkrankheit für die Teilnahme an einer Studie zu überweisen. Mein Ziel: Durch Ernährung mit pflanzlicher Kost den Cholesterinspiegel der Patienten auf Werte unter 150 mg/dl zu senken – der übliche Wert in Kulturen, in denen diese Krankheit praktisch nicht vorkommt – und zu untersuchen, wie sich das auf die Gesundheit der Probanden auswirkte.

Ursprünglich hatte ich an zwei Gruppen gedacht: Die eine sollte eine sehr fettarme Diät essen und die andere die übliche Diät für Herz-Kreislauf-Kranke bekommen, und nach 3 Jahren würde ich vergleichen, wie es den Patienten beider Gruppen ging. Aus Kostengründen ließ sich das aber nicht realisieren. Ich war jedoch zuversichtlich, dass auch eine Studie ohne Kontrollgruppe wichtige Ergebnisse liefern würde. Und da ich weder neue Medikamente noch neue technische Verfahren aufwendig testen wollte, gab die interne Prüfstelle der Klinik ihre Zustimmung zu meinem Versuch. Die übliche Herzdiät kam für meine Probanden nicht infrage. Sie sollten eine wirklich fettarme Diät auf rein pflanzlicher Basis essen.

Erste Studie mit 24 Patienten

Im Oktober 1985 wurde der erste Patient in das Programm aufgenommen, und bis 1988 hatten mir die Kardiologen der Cleveland Klinik insgesamt 24 Patienten überwiesen. Sie litten sämtlich an einer fortgeschrittenen koronaren Herzkrankheit, und die meisten waren durch Angina pectoris und weitere Symptome eingeschränkt. Die meisten der Patienten hatten eine oder zwei missglückte Bypass-Operationen oder eine Angioplastie hinter sich und hatten entweder weitere übliche Behandlungen abgelehnt oder kamen nicht mehr dafür infrage. Keiner der Patienten rauchte, keiner litt an Bluthochdruck.

Die Gruppe umfasste 23 Männer und eine Frau. Sie erklärten sich mit der pflanzenbasierten Diät einverstanden. (Es stellte sich heraus, dass 9–12 % der zugeführten Kalorien aus Fett stammten.) Ich forderte die Patienten auf, fast alle Milchprodukte von ihrem Speiseplan zu verbannen (anfangs erlaubte ich Magermilch und fettfreien Joghurt, habe jedoch mittlerweile wegen des möglichen tumorverursachenden Potenzials von Kasein[9] und wegen der Förderung der Arteriosklerose durch tierisches Eiweiß sämtliche Milchprodukte gestrichen) und jegliches Speiseöl sowie Fisch, Geflügel und Fleisch. Stattdessen sollten sie Getreide, Hülsenfrüchte, Linsen sowie Gemüse und Obst essen. Außerdem sollten sie in einem Tagebuch täglich alles aufschreiben, was sie jeweils aßen, und ich empfahl ihnen die tägliche Einnahme eines Multivitamin-Präparates und riet ihnen, ihren Konsum von Alkohol, Kaffee und schwarzem Tee einzuschränken. Sämtliche Teilnehmer bekamen ein Rezept für ein cholesterinsenkendes Medikament. Anfangs verordnete ich meist Colestyramin (sogenannter Ionenaustauscher). Als 1987 das erste Statin, Mevinacor®, auf den Markt kam, wurde diese Substanz das Mittel der Wahl.[10]

Ich unterstützte und betreute jeden Einzelnen

Der häufigste Einwand gegen meine Vorstellung von Ernährung – und diesem Einwand begegne ich bis heute – war, dass die Patienten sich niemals auf so grundlegende Umstellungen ihrer Ernährung einlassen würden. Ich war daher entschlossen, sie mit all meinen Kräften zu unterstützen. Vor Jahren hatte sich mir ein Satz von J. Engelbert Dunphy, einem Pionier der ärztlichen Kunst, eingeprägt: dass sich nämlich Krebskranke nicht davor fürchten, zu leiden oder zu sterben, sondern davor, dass man sie aufgibt. Das wurde mein Mantra in Hinsicht auf meine Studiengruppe: Ich würde niemals zulassen, dass sich meine Probanden verlassen fühlten.

Intensive Aufklärung zu Beginn

Von Anfang an sorgte ich dafür, dass ich vollständig in die Behandlung eines jeden Patienten einbezogen war. Mit jedem Patienten hatte ich zunächst ein ausführliches Gespräch, das 45 Minuten bis eine Stunde dauerte und an dem die Ehefrau bzw. der Ehemann teilnahm. Dabei gingen wir die Krankengeschichte durch, sprachen über kulturelle Unterschiede bei Herzkrankheiten, Erkenntnisse der Forschung in Studien an Mensch und Tier und über die verschiedenen Therapiemöglichkeiten. Ich wollte, dass alle Beteiligten genau begriffen, was ich empfahl – und warum.

Regelmäßige Kontrollen

Sodann empfing ich jeden Patienten alle zwei Wochen in meinem Sprechzimmer und ging mit ihm jeden Bissen durch, den er in den vergangenen 14 Tagen gegessen hatte. Ich prüfte Blutdruck und Gewicht; außerdem wurde eine Blutprobe zur Bestimmung der Blutfette entnommen. Im ersten Jahr der Studie rief ich am Abend der Untersuchung jeden Patienten an, teilte ihm seine Werte mit und nahm eventuell nötige Anpassungen der Ernährung oder der Arzneigaben vor.

Es ist keineswegs üblich, dass ein Arzt während mehr als 5 Jahren einen Patienten alle 2 Wochen in seinem Sprechzimmer empfängt, doch hielt ich es für unabdingbar, meinen Patienten jede mir mögliche

Unterstützung und Zuwendung zu geben. Sie mussten erkennen, dass sie, auch wenn eine Angioplastie oder eine Bypass-Operation erfolglos geblieben war, ihre Erkrankung in den Griff bekommen konnten, indem sie die Nahrungsfette, denen sie ihre Krankheit vorrangig verdankten, vollständig aus ihrer Ernährung verbannten.

Sport oder Meditation waren keine Bedingungen

Ich verlangte keinerlei weitere Aktivitäten von den Probanden, etwa körperliches Training oder Meditation. Für diese Entscheidung gibt es gute Gründe. Zum einen war mir klar geworden, dass in Kulturen, die keine koronare Herzkrankheit kennen, die Ernährung und die niedrigen Blutfette entscheidend sind und nicht körperliche Belastbarkeit oder innere Ruhe. Zum anderen denke ich, dass jeder Mensch ein begrenztes Repertoire für Verhaltensänderung besitzt – das heißt, er wird zurückschrecken, wenn man ihn überfordert –, und ich mutete meinen Patienten ja eine ganze Menge zu! Es war also unbedingt erforderlich, dass sie all ihre Kräfte auf die Verhaltensänderung und die Ernährungsumstellung sowie die Senkung der Blutfette konzentrierten, um ihre Erkrankung zu bessern und zum Stillstand zu bringen. Entspannung, Meditation und regelmäßiges körperliches Training sind zwar nachweislich gesund, waren aber im Rahmen der Studie den einzelnen Teilnehmern überlassen.

Fast alle blieben dabei!

Von Anfang an zeichnete sich ab, dass 6 Patienten nicht kapierten, was wir zu erreichen versuchten, und dass sie es an der nötigen Bereitschaft fehlen lassen würden. Im gegenseitigen Einvernehmen überwies ich sie daher für die üblichen Therapiemaßnahmen an ihre Kardiologen zurück, mit der Übereinkunft, mich regelmäßig nach ihrem Befinden zu erkundigen. Die übrigen Patienten blieben in dem Programm. Sie waren zwischen 43 und 67 Jahre alt und bildeten einen gesellschaftlichen Querschnitt durch unsere Gemeinde. Unter ihnen waren Fabrikarbeiter, Lehrer, Büroangestellte und leitende Firmenmitarbeiter.

Alle gingen das Programm auf ihre eigene Weise an. Jerry Murphy, der mich herausgefordert hatte (»Kein Murphy ist älter als 67 geworden!«), behauptete, die Ernährungsumstellung falle ihm relativ leicht, während seine Tochter Rita fand, dass die neue Art seiner Ernährung das Familienleben total umkrempelte, weil nun alle völlig anders kochen lernen und essen mussten.

Don Felton

Er war schon seit seinem 27. Lebensjahr herzkrank

» *Einige fanden, sie hätten einfach keine andere Wahl mehr als das zu tun, was ich empfahl. Don Felton etwa war 54 Jahre alt, als er mich aufsuchte. Seit seinem 27. Lebensjahr war er herzkrank, da hatte er erstmals schwere Angina-pectoris-Schmerzen. »Der Arzt nahm dies aber nicht ernst«, erzählt Felton, und einer behauptete sogar, er bilde sich das alles nur ein – was ihn wütend machte.*

Drei Jahre später litt er nach wie vor unter chronischen Schmerzen, unterzog sich im örtlichen Krankenhaus zwei Tage lang gründlichen Untersuchungen, einschließlich Herzkatheter. Die Ergebnisse waren alles andere als erfreulich. »Menschen, die so schwer herzkrank sind, überleben im Schnitt etwa ein Jahr«, erklärte der Kardiologe. Da die Ärzte vor einer Operation zurückschreckten, verschrieben sie Medikamente gegen die Schmerzen; und der Ernährungsberater in der Klinik empfahl ihm tatsächlich, täglich einen Würfel Maisölmargarine zu essen – die Empfehlung beruhte auf einer Studie, der zufolge Maisöl gut für Herz und Gefäße sei (heute wissen wir es besser!). Don ekelte sich davor, ein Stück Margarine herunterzuwürgen, und brav goss er mehrere Jahre lang jeden Abend Maisöl in ein Glas und trank es vor dem Schlafengehen.

Mit 44 Jahren war Don ein schwerkranker Mann. Mehrmals brach er bei Jagdausflügen zusammen. Seine Frau Mackie erinnert sich, dass ihr Sohn, der ganz in der Nähe an einer Tankstelle arbeitete, immer wenn ein Notarztwagen vorbeiraste, anrief und wissen wollte, ob sein Vater darin transportiert worden war.

Don musste schließlich seine Tätigkeit als Manager einer Firma in Ohio aufgeben, die hydraulische Stromversorgungsaggregate für Flugzeugsimulatoren herstellte. Er wurde arbeitsunfähig. Mit 48 Jahren hatte er schließlich eine Bypass-Operation. Doch wenige Jahre später waren die Venen, die man für den Bypass verwendet hatte, auch wieder verstopft. Nach einem furchtbaren Angina-pectoris-Anfall während eines Jagdausflugs – Don war mittlerweile 54 Jahre alt – eröffnete ihm sein Arzt, dass er nichts mehr für ihn tun könne. »Aber irgendwie wollte er mir helfen«, erzählt Don, und so erzählte er ihm von einem Arzt namens Esselstyn, der irgendein Programm anbot. »In dieser Situation«, sagt Don, »war ich zu allem bereit. Was hatte ich noch zu verlieren?« «

Emil Huffgard

Er hatte schon mehrere Schlaganfälle

» *Ganz ähnlich hatte Emil Huffgard praktisch alle Therapiechancen erschöpft, als er in meine Sprechstunde kam. Mit 39 Jahren erlitt er einen Schlaganfall. Wenige Jahre danach hatte er eine Bypass-Operation – und dann in schneller Folge drei weitere Schlaganfälle. Er war in schrecklichem Zustand und auf Nitroglycerin angewiesen, um seinen schwer eingeschränkten Alltag überhaupt zu bewältigen. »Jeder Gang löste einen Angina-pectoris-Anfall aus«, erzählt Emil. »Ich konnte noch duschen, mich rasieren, die Zeitung lesen. Und ich konnte ziemlich gut herumsitzen.« Eine Operation kam nicht infrage, er hätte sie wahrscheinlich nicht überlebt, erklärte ihm der Kardiologe. Nach Jahren unerträglicher Leiden erfuhr Emil durch den Kardiologen von Dr. Esselstyn, an den er sich wenden solle.*

Emil stand mit dem Rücken zur Wand. Ein chirurgischer Eingriff war ausgeschlossen. Gegen die Angina-pectoris-Anfälle nahm er täglich Nitroglycerin. Er konnte nicht im Liegen schlafen. Seine Frau Margie rieb ihm täglich den Oberkörper und den Bauch mit Nitroglycerin-Salbe ein, sodass er die wichtigste Grundpflege selbst bewältigen konnte, ohne unerträgliche Qualen zu leiden. Um die Wäsche zu schonen, deckte sie die Haut mit Plastikfolie ab. Margie hatte ihrer Tochter geraten, ihren Hochzeitstermin vorzuverlegen, wenn der Vater sie zum Traualtar führen solle. Als Emil in mein Programm aufgenommen wurde, hatte er einen Cholesterinwert von 307 mg/dl und war verzweifelt. «

Anthony Yen

Er entwickelte sich in den USA zum »Vielfraß«

» *Auch Anthony Yen ging es elend. Er war in China als Sprössling einer sehr wohlhabenden Familie aufgewachsen, bis die kommunistische Herrschaft begann. Er war an relativ gesunde Kost mit sehr wenig Fleisch und Öl gewöhnt. Als er in die USA kam, um am Massachusetts Institute of Technology zu studieren, änderte sich das gründlich. Bald war er süchtig nach der arterienverstopfenden amerikanischen Ernährung »mit jeder Menge Hamburger und Cheeseburger, massenhaft Spaghetti und Fleischbällchen«. Zum Frühstück aß er regelmäßig Rührei mit Schinkenspeck. Und er liebte alles Frittierte – ganz besonders Pommes frites.*

Er schloss sein Studium am MIT ab, und nachdem er noch eine Ausbildung in Unternehmensführung gemacht hatte, gründete er ein eigenes internationales Unternehmen mit Hauptsitz in Cleveland. Durch die vielen Verbindungen seiner Familie in Korea, Japan, Taiwan und Hongkong gründete er Niederlassungen in Südostasien, um die metallverarbeitende Industrie zu fördern. Er musste viel reisen und blieb dabei, wie er selbst gestand, »ein Vielfraß«, ob daheim oder unterwegs. »Ich nahm zu«, sagt er, »aber da ich meine Anzüge in Hongkong maßschneidern ließ, bekam ich dort bei jedem Aufenthalt einen neuen Anzug und dabei entging mir irgendwie, dass der vorige nicht mehr passte.«

Silvester 1987, Anthony war gerade einmal 58 Jahre alt, buchten er und seine Frau Joseanne einen zweitägigen Kurzurlaub in einem Hotel, Dinner und Tanz inklusive. Obwohl er diese Art Amüsement eigentlich sehr mochte, fühlte er sich elend – müde, fiebrig und schwach. Und er spürte einen Druck auf der Brust. Am nächsten Morgen, berichtet er, empfand er so etwas wie ein »Dröhnen« in der Brust, und seine Frau bestand darauf, dass er sich in der Cleveland Klinik gründlich untersuchen ließ.

»Ich schämte mich für das, was ich mir angetan hatte«

Nach einem Belastungstest – der wegen Anomalien rasch abgebrochen wurde – und einem Angiogramm unterzog sich Anthony einer fünffachen Bypass-Operation. Er kam nach Hause, um sich zu erholen, war aber äußerst verängstigt, fürchtete sich vor jeder auch nur geringen Bewegung und war zutiefst deprimiert. Die Familie machte einen Termin bei einem Psychologen. »Ich schämte mich für das, was ich mir angetan hatte«, erinnert sich Anthony. »Ich wollte wissen, was meine Krankheit verursacht hatte und wie ich sie aufhalten könnte.« Der Psychologe hörte sich die Geschichte an, und dann sagte er Anthony, es gäbe da einen Arzt im Gebäude, der heiße Esselstyn und habe ein Programm entwickelt, das für Anthony interessant sein könne.

Als Anthony seinem Kardiologen mitteilte, er werde mich konsultieren, wandte dieser ein: »Esselstyn ist kein Kardiologe«, und fügte hinzu: »Wenn Sie zu dem gehen, brauchen Sie zu mir nicht mehr zu kommen.« Anthony war wütend. »Ich wollte der Sache auf den Grund gehen, und dieser Arzt war so negativ. Deswegen trennte ich mich von ihm und entschied mich für Dr. Esselstyn.« Und Joseanne ergänzt: »Er hatte keine Hoffnung mehr. Er wollte irgendetwas tun.«

Evelyn Oswick

»Ich wollte nicht verzichten«

Nicht jeder ließ sich von meinem Therapieprogramm überzeugen. Beispielsweise die einzige Frau in der Gruppe – Evelyn Oswick. Die ersten Anzeichen eines Herzleidens traten bei ihr auf, als sie 53 Jahre alt war. Sie und ihr Mann Hank hatten ihre Tochter zum College gebracht, und als sie einen leichten Stuhl in den zweiten Stock des Studentenheims hinauftrugen, blieb Evelyn plötzlich die Luft weg. »Es war mir unheimlich, weil meine Mutter herzkrank gewesen war und mein Bruder mit Anfang fünfzig an einem Herzinfarkt gestorben war«, sagt sie. Darum ließ sie sich in der Cleveland Klinik untersuchen. Während sie auf dem Fahrradergometer den Belastungstest machte, spürte sie keine Schmerzen. Doch plötzlich rief der Arzt: »Sie haben einen Herzinfarkt! Sie haben einen Herzinfarkt!« Am Tag danach bekam sie einen dreifachen Bypass.

In den folgenden 5 Jahren aß Evelyn, die an der John Carroll University Sprache und Kommunikation lehrte, wie gewohnt ihre Lieblingsspeisen. Irgendwann, erinnert sie sich, fühlte sie sich dann nicht recht wohl. »Ich hatte keine Schmerzen, die mich beunruhigten, aber irgendwie tat mir mein linker Arm weh.« Wegen der anhaltenden Beschwerden begab sich Evelyn wieder in die Klinik. Da Hank geschäftlich unterwegs war, bat sie ihre Tochter, mitzukommen. Während sie auf dem

Untersuchungstisch lag, schrie der Arzt plötzlich: »Sie hat einen Herzinfarkt!« (»Wieder dieser Satz!«, ereifert sich Evelyn.) Man brachte sie zur Angiografie, wo sie plötzlich keine Luft mehr bekam.

Die Ärzte erklärten Evelyn, nichts mehr für sie tun zu können. Eine Operation komme nicht infrage. Ihr behandelnder Arzt erwähnte aber, an der Klinik mache ein Arzt derzeit eine Studie, und dieser Kollege bat mich, mir die Patientin anzusehen. Ich erklärte ihr mein Ernährungsprogramm.

»Ich liebte Pralinen, Kuchen, Törtchen und Bananensplits über alles«

Evelyn weiß noch gut, wie sie reagierte: »Auf keinen Fall! Ich war sehr widerspenstig. Ich liebte Pralinen, Kuchen, Törtchen und Bananensplits über alles. Alles, was ungesund war. Auf all diese geliebten Leckereien, sagte er, müsse ich verzichten. Und dazu war ich auf keinen Fall bereit.«

Nach ein paar Tagen in der Klinik sagte der Arzt zu Evelyn: »Gehen Sie nach Hause. Kaufen Sie sich einen Schaukelstuhl.« Evelyn weiß noch ihre Antwort: »Ich soll mich in einen Schaukelstuhl setzen und warten, bis ich sterbe?« Der Arzt bestätigte freundlich: »Ja, das meinte ich.« Evelyn begriff: Sie war entlassen und sollte daheim warten, bis sie starb.

Zuhause beratschlagten sie und Hank mehrere Tage, was sie tun sollten. Im Verlauf ihrer Gespräche begann Evelyn, ihre Haltung zu überdenken. »Ich war 58 Jahre alt«, sagt sie rückblickend, »Hank und ich waren auf dem Höhepunkt unseres Lebens. Anfangs besaßen wir nichts. Und jetzt hatten wir alles, was wir uns je gewünscht hatten. Es kam auf keinen Fall infrage, dass ich sterben und Hank eine andere Frau heiraten würde. Wollte ich sterben und einer anderen Frau dieses Geld überlassen? Auf keinen Fall. Dann lachte Hank, und ich lachte und sagte: »Ich glaube, wir gehen zu Dr. Esselstyn.«

Als Evelyn in mein Sprechzimmer kam, sagte ich ihr die Wahrheit: Nach unserem Gespräch in der Klinik hätte ich nie gedacht, sie wieder zu sehen. Ich fand es klasse, dass ich mich geirrt hatte. «

Jim Trusso

Die vermeintliche Bronchitis war ein Herzinfarkt

» *Auch Jim Trusso, der Jüngste in der Gruppe, war eine Überraschung. Zunächst war ich ziemlich sicher, dass er sich nicht auf mein Programm einlassen würde. Im Alter von 34 Jahren hatte er seinen ersten Herzinfarkt. Eines Sonntags, er war gerade dabei, sein Auto zu waschen, hatte er ein Gefühl, als bekomme er keine Luft und seine Atemwege seien verstopft. Er tippte auf eine akute Bronchitis. Am nächsten Tag hatte er eine Sitzung in der Grundschule, deren Leiter er war, und spürte einen Druck in der Brust. Er beschloss, in die Klinik zu fahren, um sich Medikamente gegen seine »Bronchitis« geben zu lassen.*

Bevor ihn irgendjemand aufklärte, vermutete er schon, dass er wirklich krank war. »Beim Elektrokardiogramm spuckte das Gerät meterweise Papier aus«, erinnert sich Jim. »Eine niedliche kleine Krankenschwester verließ eilig die Notaufnahme, ohne das Papier abzureißen, das hinter ihr herschleifte.« Die EKG-Untersuchung ergab, dass bei Jim eine Herzkatheterisierung notwendig war.

Während dieser Untersuchung stellte sich heraus, dass Jim einen schweren Herzinfarkt erlitten hatte und der ausgedehnte Herzmuskelschaden keinen chirurgischen Eingriff erlaubte. Niemand klärte Jim damals über den wahren Sachverhalt auf, nur einer der Ärzte informierte Jims Frau Sue, dass ihr Mann nicht mehr lange leben werde und sie ihre Tätigkeit als Lehrerin wohl wieder aufnehmen müsse, um ihre zwei kleinen Kinder zu ernähren.

Vier Wochen später fühlte sich Jim deutlich besser. Bei einer erneuten Herzkatheterisierung meinte der Arzt, der Herzmuskelschaden sei nicht so ausgedehnt, wie sie ursprünglich befürchtet hatten, und empfahl ihm eine Bypass-Operation. Nach dieser Operation ging es Jim sehr gut, bis eines Tages, 8 Jahre später, seine Brustschmerzen plötzlich wieder auftraten. Die Untersuchung überzeugte die Ärzte, dass erneut operiert werden müsse. Ein weiterer Bypass.

Sein Arzt wettete mit ihm um ein Steakessen, dass er seinen Cholesterinwert nicht senken kann

Sue erinnert sich, dass sie damals überlegte, was sie wohl falsch machten. Dann erfuhr Jim von mir durch einen meiner früheren Patienten, der ihm seine Eigentumswohnung renovierte. Als er seinem Kardiologen erzählte, er wolle Dr. Esselstyn aufsuchen, wettete der Arzt mit ihm um ein Abendessen mit Steaks, dass er es nicht schaffen würde, seinen Cholesterinspiegel – damals erschreckende 305 mg/dl – zu senken.

Zuerst hielt ich Jim für eine Art Klugschwätzer, der unser Vorhaben nicht ganz ernst nahm. Wir schienen ständig auf Kriegsfuß zu stehen. Er provozierte mich andauernd. Wie sollte er sich in Restaurants verhalten? Auf Reisen? Konnte er dieses Essen überhaupt runterkriegen? Obst und Gemüse hatte er immer verabscheut. »Big Macs, Pommes frites, Milchshakes mochte ich am liebsten«, gibt er offen zu. »Am allerliebsten aß ich Schokolade.«

Anfangs tat Jim als sei das, was ich von ihm verlangte, absurd und eine dauernde Zumutung. Er liebte einfach dieses Essen, das ihn krank gemacht hatte. Allerdings war er intelligent, und letzten Endes überzeugte ihn die Logik des Programms. Wir versuchten, die Ernährungsweise von Ländern zu befolgen, in denen diese Krankheit nicht vorkam. Für einen Pädagogen, der wirklich logisch denken konnte, machte das Sinn. «

Jack Robinson

Er wollte eine Bypass-OP vermeiden

» *Sinn machte es auch für Jack Robinson. Sein Vater war mit Mitte vierzig an einem Herzleiden gestorben, und Jacks drei Brüder erlagen in ihren Fünfzigern einer Herzkrankheit. Diesem Alter näherte sich Jack, als er sich 1988 in der Cleveland Klinik einer Angiografie unterzog. Dabei wurden mehrere Engstellen seiner Herzkranzgefäße festgestellt. »Ein ganzes Rudel von Ärzten marschierte durch mein Zimmer, und sie wollten mir unbedingt eine Bypass-Operation einreden«, sagt Jack. Er jedoch weigerte sich hartnäckig, weil er an die schweren Komplikationen dachte, die bei einem seiner Brüder während einer Bypass-Operation aufgetreten waren. Jack ließ sich nicht zum Nachgeben bewegen, »und da schlugen sie vor, ich sollte Dr. Esselstyn konsultieren«.*

Während der Beratung passte Jack genau auf und begriff, was er zu tun hätte. Er würde das Programm aus der Ferne durchziehen müssen. Damals arbeitete er nämlich bei General Tire in Akron. Dem Kardiologen vor Ort, der die Schwere der Erkrankung anhand des Angiogramms der Cleveland Klinik erkannt hatte, erklärte Jack, wie er vorzugehen gedachte. Trotz schwerer Bedenken stimmte der Kardiologe dem Plan zu. «

Die Studie mit diesen sehr verschiedenen Herzkranken begann im Oktober 1985. Die Gruppe traf sich alle 3–4 Monate – meist bei Ann und mir zuhause –, um über Rezepte zu reden, zu vergleichen, wie es bei den Einzelnen voranging, um zu spüren, dass sie nicht alleingelassen waren, und um das Gefühl der Gemeinschaft und des gemeinsamen Ziels untereinander und nach außen zu stärken. In der Folge entstanden dauerhafte Freundschaften und familiäre Beziehungen. Ein starker Sinn für Gemeinschaft und das gemeinsame Ziel schweißte sie zusammen und förderte den Willen.

Ich werde Ihnen berichten, was aus diesen und weiteren Patienten geworden ist. Zuerst aber sollen Sie verstehen – so wie ich es meinen Patienten erkläre –, was unserem Programm wissenschaftlich zugrunde liegt.

Herzkrankheiten: die Basics

Ziel meiner Studie war es, durch Ernährung und Lipidsenker den Cholesterinspiegel meiner Patienten unter 150 mg/dl zu senken und zu schauen, wie sich das auf ihre Herzkrankheit auswirkte.

Diesen Schwellenwert wählte ich aus mehreren Gründen. Zum einen gab es die auffällige Tatsache, dass die Bevölkerung von Ländern, in denen Herz-Kreislauf-Erkrankungen praktisch nicht vorkommen, durchweg Cholesterinspiegel unter 150 mg/dl aufweist.[11] Colin Campbell, emeritierter Professor der Cornell University und ein ausgewiesener Experte der Biochemie und der Ernährungswissenschaften, leitete ein 20 Jahre dauerndes Projekt, an dem die Universitäten Cornell und Oxford sowie die chinesische Akademie für präventive Medizin zusammenarbeiteten, eine der umfassendsten Ernährungsstudien überhaupt.[12]

Unter anderem stellte sich heraus, dass die Cholesterinwerte bei der Bevölkerung im ländlichen China, wo die koronare Herzkrankheit selten auftritt, nur zwischen 90 und 150 mg/dl betragen. (Beim Vergleich dieser Werte mit denen in Großbritannien, wo die Werte sich denen in den USA deutlich annähern, konnte sich Sir Richard Peto, ein Epidemiologe von Oxford, der mit Dr. Campbell zusammenarbeitete, in Bezug auf Cholesterin nicht des Kommentars enthalten: »So etwas wie einen normalen Engländer gibt es nicht.«)

Die Framingham-Herzsstudie

Es gab aber auch zunehmend Veröffentlichungen von Ärzten und Wissenschaftlern in westlichen Ländern, welche die ausländischen Ergebnisse belegten. Die wichtigste Arbeit dürfte die Framingham-Herzstudie sein, ein mehr als 50 Jahre laufendes Projekt, das vom National Heart, Lung and Blood Institute, der Boston Universität, und anderen Instituten geleitet wurde. Die Studie hat über mehrere Generationen medizinische Daten der Einwohner von Framingham, Massachusetts, gesammelt und ausgewertet. Dr. William Catelli, der frühere Leiter der Studie, sagte ziemlich unverblümt: Keiner der Bewohner von Framingham mit einem Cholesterinspiegel unter 150 mg/dl erlitt in diesen Jahren einen Herzinfarkt.[13]

Warum ist der Cholesterinwert so wichtig?

Wir wollen uns einige der Gründe für die Wichtigkeit des Cholesterinwertes anschauen. Cholesterin ist eine weiße wachsartige Substanz, die nur in Tieren, nicht aber in Pflanzen vorkommt. Es ist wesentlicher Bestandteil der Zellmembranen, die alle unsere Zellen umgeben, und Hauptbestandteil von Sexualhormonen. Unser Körper benötigt Cholesterin und kann es selbst herstellen. Wir müssen es nicht mit der Nahrung zuführen. Das tun wir aber, wenn wir Fleisch, Geflügel, Fisch und andere tierische Lebensmittel essen, zum Beispiel Milchprodukte und Eier. Und dabei gelangt ein Übermaß an Cholesterin in unseren Körper. Mehr noch, fettes Essen bewirkt, dass der Körper selbst Unmengen an Cholesterin bildet, was erklärt, warum Vegetarier, die Öl, Butter, Käse, Milch, Speiseeis, Donuts und Gebäck essen, herzkrank werden, obwohl sie auf Fleisch verzichten.

Die Koronararterien oder Herzkranzgefäße haben die Aufgabe, den Herzmuskel mit Sauerstoff und mit Nährstoffen zu versorgen. Der lateinische Name »corona« bedeutet »Kranz«, und tatsächlich legen sich die Koronargefäße kranzförmig um das Organ. Sie sind relativ dünn, aber ungemein wichtig: Ohne die Nahrung, die sie zu der Hochleistungspumpe transportieren, wird das Herz geschädigt, wird nach und nach funktionsuntüchtig bis hin zum endgültigen Versagen. Die innerste Schicht sämtlicher Blut- und Lymphgefäße sowie des Herzens heißt Endothel. Dieses Endothel ist nicht bloß eine einfache Membran, sondern funktioniert vielmehr als riesiges endokrines Organ. Würde man sämtliche Endothelzellen unseres Körpers flächenhaft ausbreiten, dann würden sie 2 Tennisplätze bedecken.

Fette verkleben die Blutgefäße

Gesunde Arterien sind fest und elastisch, ihr Endothel ist glatt, der Innendurchmesser nicht verengt, sodass das Blut ungehindert fließen kann. Wenn sich allerdings der

»Gutes« und »schlechtes« Cholesterin

Medizinisch unterscheidet man beim Cholesterin zwei Arten. Das Lipoprotein hoher Dichte, abgekürzt HDL nach der englischen Bezeichnung High Density Lipoprotein, wird manchmal als »gutes Cholesterin« bezeichnet. Die medizinischen Experten wissen nicht genau, wie das funktioniert, aber HDL scheint einen gewissen Schutz vor einem Herzinfarkt zu bieten, indem es überflüssiges Cholesterin aus den Arterien zur Leber transportiert, die es abbaut und es entsorgt. Wenn das Gesamtcholesterin zunimmt, brauchen Sie immer mehr HDL-Cholesterin, um sich gegen Herzkrankheiten zu schützen. Das Lipoprotein geringer Dichte oder LDL (abgekürzt von Low Density Lipoprotein) ist »schlechtes Cholesterin«. Wenn das Blut zu viel LDL enthält, dann bleibt dieses leicht an den Arterienwänden kleben und trägt zur Bildung von Plaques bei, die die Blutgefäße verengen und schließlich verstopfen.

Blutfettgehalt erhöht, ändert sich alles allmählich. Das Endothel, die weißen Blutkörperchen (Leukozyten) und die Blutplättchen (Thrombozyten), die für die Gerinnung zuständig sind, werden klebrig. Schließlich heftet sich ein Leukozyt an die Gefäßwand und dringt durch das Endothel ein, wo er versucht, sich die steigende Anzahl von LDL-Molekülen einzuverleiben, die aus dem fetten Essen zerlegt wurden. Dieser Leukozyt ruft weitere weiße Blutkörperchen zu Hilfe. Immer mehr von ihnen versammeln sich an der Stelle, schlucken das schlechte Cholesterin und bilden schließlich eine Blase fettigen Eiters, das Atherom oder die »Plaque« – Hauptmerkmal der Arteriosklerose.

Wie Plaques entstehen

Alte Plaques enthalten Narbengewebe und Kalzium. Mit zunehmender Größe verengen sie die Arterien und blockieren sie mitunter. Über eine stark verengte Arterie kann das Herz nicht normal mit Blut versorgt werden, und der Mangel leidende Herzmuskel verursacht Brustschmerzen, die sogenannte Angina pectoris. Gelegentlich bilden die Koronargefäße von sich aus durch Verzweigungen ihren eigenen Bypass – »Kollateralen« genannt – die die verengten Gefäße umgehen.

Die größte Gefahr, einen Herzinfarkt zu erleiden, geht indessen nicht von alten, größeren Plaques aus. Neuerdings zeigen wissenschaftliche Befunde, dass die meisten Herzinfarkte auftreten, wenn die Haut oder Haube über jüngeren und kleineren fetthaltigen Plaques zum Gefäßinneren hin reißt und den Inhalt in die Koronararterie entlässt. Während die Plaque entsteht, bildet sich über ihr eine zarte Haube, die von einer einzelligen Endothelschicht bedeckt ist. So geschützt können Plaques eine Zeit lang schlummern, ohne dass man etwas merkt. Doch der heimtückische Prozess läuft dennoch weiter ab. Die weißen Blutkörperchen, die voll beladen mit LDL-Cholesterin zur Rettung herbeiströmen – »Schaumzellen« genannt –, bilden nun chemische Substanzen, um die Kappe über der Plaque zu zersetzen. Diese wird nach und nach dünn wie ein Spinnennetz und kann schließlich unter den Scherkräften des Blutstroms reißen.

Warum sind Plaques so gefährlich?

Das eben geschilderte Szenario ist eine echte Katastrophe. Der Inhalt der Plaque (Eiter) sickert nun in das strömende Blut und löst eine Thrombose aus: Um die Verletzung zu heilen, werden Blutplättchen aktiviert. Diese versuchen, das Austreten der Abfallstoffe aus der Plaque zu verhindern, indem sie den Riss zustopfen. Dabei entsteht eine tödliche Kaskade. Das Gerinnsel breitet sich aus, und innerhalb weniger Minuten kann die betroffene Arterie vollständig blockiert sein. Sobald kein Blut mehr durch die verstopfte Arterie strömt, stirbt der über sie versorgte Abschnitt des Herzmuskelgewebes ab. Dieses Ereignis bezeichnen wir als Myokardinfarkt oder Herzinfarkt. Wenn der Betroffene den Infarkt überlebt, vernarbt der abgestorbene Bereich. Mehrfache Herzinfarkte und ausgedehntes Narbengewebe schwächen das Herz und können zu Herzversagen führen. Dieser Zustand wird als dekompensierte Herzinsuffizienz bezeichnet. Ist der Infarkt ausgedehnt, führt er zu abnormem Herzrhythmus oder hält die Herzinsuffizienz länger an, kann der Patient daran sterben.

Eine Plaquebildung in Arterien außerhalb des Herzens kann genauso gefährlich sein.

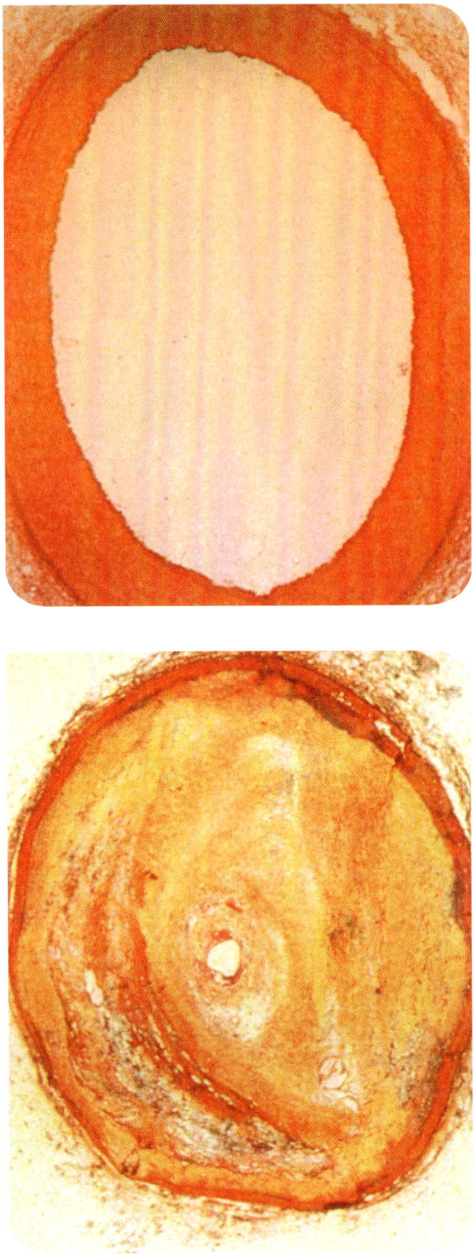

Querschnitt durch eine gesunde Arterie (oben) und eine hochgradig geschädigte Arterie (unten), deren Gefäßlumen mit Bindegewebstrümmern, Kalzium, Cholesterin und Fett gefüllt ist.

Das betroffene Versorgungsgebiet – das können Beinmuskeln oder sogar Gehirnareale sein – erhält nicht die notwendige Blutmenge. Schlimmer noch: Ein Teil einer Plaque oder ein Blutgerinnsel kann sich lösen, wird mit dem Blutstrom transportiert und kann schließlich weit entfernt vom Ursprung eine Arterie verschließen.

Bypässe und Stents helfen oft nur vorübergehend

Die klassische Kardiologie begegnet der Erkrankung vor allem mit mechanischen Interventionen. Bei der Ballonangioplastie beispielsweise schiebt der Arzt über eine Bein- oder Armarterie einen flexiblen Schlauch unter Röntgenkontrolle zu der verengten Herzkranzarterie vor. Darin wird ein dünnerer Katheter transportiert, an dessen Spitze sich ein zusammengefalteter Ballon befindet. Dieser wird am Zielort aufgeblasen – mitunter mehrmals –, um die Plaque gegen die Gefäßwand zu pressen. Dabei wird die Plaque zertrümmert, die Arterienwand abgetragen, das Gefäß geweitet und die feine Endothelschicht entfernt.

In den letzten Jahren werden immer häufiger Stents gesetzt. Ein Stent ist ein röhrenförmiges Metallgitter, das im Rahmen einer Angioplastie eingesetzt wird. Während der Ballon aufgeblasen wird, dehnt sich der Stent und wird in die Arterie implantiert, die er offenhält, nachdem der Ballon und der Katheter herausgezogen wurden.

Die Bypass-Chirurgie ist genau das, was der Name ausdrückt. Der Gefäßchirurg verwendet einen kurzen Abschnitt eines Blutgefäßes von einer anderen Stelle des Körpers und schafft somit einen Umweg, über den das Blut verstopfte Herzkranzgefäße umgeht. Das Ganze funktioniert ähnlich wie eine Umleitung bei einem Stau durch Unfall oder eine Baustelle im Straßenverkehr.

Ich habe bereits darauf hingewiesen, dass diese Eingriffe die Symptome der koronaren Herzkrankheit lindern sollen, aber die eigentliche Krankheit nicht heilen. Und die Ergebnisse dieser Behandlung schwächen sich mit der Zeit ab. Die Patienten bekommen dann den zweiten oder dritten Bypass. Die Arterien, die angioplastisch geweitet wurden, neigen zu erneuter Verstopfung. Und Stents müssen mitunter wiedereröffnet werden, weil die Arterie durch Narbengewebe erneut verengt wurde. Auch die moderneren medikamentenbeschichteten Stents (sie sind mit Medikamenten beschichtet, um die Selbstheilungskräfte zu mindern, die der Körper gegen die Einpflanzung des Fremdkörpers Stent mobilisiert) können nach ein paar Jahren plötzlich versagen, weil sich an der operierten Stelle des Endothels ein Gerinnsel bildet. Das Medikament im Stent, das Entzündungen hemmt, mindert zugleich die Selbstheilungskräfte des Endothels.

Das Leiden an der Wurzel packen

Wir haben bessere Möglichkeiten. Wir können das Leiden an der Wurzel packen. Wir können den Nachschub an Fetten verhindern, die in unseren Arterien derart verherende Folgen verursachen. Wir können direkt an den Ursachen ansetzen. Und das geht so: Wenn Sie ein pflanzenbasiertes Ernährungsprogramm befolgen, um Ihr Gesamtcholesterin auf unter 150 mg/dl und das LDL auf unter 80 mg/dl zu senken, kann sich kein Fett und kein Cholesterin mehr in Ihren Herzkranzgefäßen ablagern. Punkt.

Und obwohl manche Patienten Cholesterinsenker benötigen mögen, um diese sicheren, niedrigen Cholesterinwerte leichter zu erreichen, sind Medikamente allein nicht die Lösung. Ernährung ist der eigentliche Schlüssel, um auf die Dauer Ihr Leben zu retten. Die richtige Ernährung trägt nicht nur dazu bei, Ihre Cholesterinwerte zu senken, sondern sie kann auch weitere Wunder bewirken, die Sie nie für möglich gehalten hätten.

Maßhalten allein kann tödlich sein

Eine einzige fettreiche Mahlzeit reicht aus, um die Innenauskleidung der Blutgefäße – das Endothel – für mehrere Stunden zu schädigen. Selbst ein Löffel Pflanzenöl ist ungesund!

Als ich vor Jahren mein Forschungsprojekt zur koronaren Herzkrankheit begann, erklärte ein angesehener niedergelassener Arzt, der gar nichts davon hielt, er rate seinen Herzpatienten zum »Maßhalten beim Essen«. Im Klartext bedeutet das: Ich finde es nicht schlimm, wenn meine Herzpatienten ein bisschen Fett essen. Diese Meinung teilen viele meiner ärztlichen Kollegen. Doch wie sehen die Fakten aus?

Es reicht nicht, etwas weniger Fett zu essen

Eine wissenschaftliche Auswertung vieler Studien zum gleichen Thema bezeichnet man als Meta-Analyse. Eine solche Meta-Analyse zum Thema koronare Herzkrankheit erarbeiteten 1988 Wissenschaftler in Wisconsin anhand von 10 klinischen Untersuchungen mit insgesamt 4347 Patienten.[14] Bei der Hälfte der Patienten hatten Maßnahmen zur Rehabilitation des Herzens stattgefunden; im Allgemeinen ging es dabei um Gewichtsabnahme, körperliche Ertüchtigung, Senkung eines erhöhten Blutdrucks, medikamentöse Einstellung eines Diabetes, Raucherentwöhnung und Senkung der Fettzufuhr beim Essen. Die andere Hälfte der Patienten erhielt keine gezielten Reha-Maßnahmen. Die Ergebnisse: In der »Reha-Gruppe« traten etwas weniger tödliche Herzinfarkte auf als bei den Patienten, denen keine solchen Maßnahmen angeraten worden waren. Bei der Zahl der nicht tödlichen Herzinfarkte fanden die Wissenschaftler jedoch »keinen signifikanten Unterschied« zwischen den beiden Gruppen. Bei der Reha-Gruppe war die Zahl der nicht tödlichen Infarkte etwas größer als bei den Patienten, die ihre Lebensweise nicht geändert hatten. Der Grund ist ziemlich klar. Die Patienten, die ihre Fettzufuhr mäßig verringerten, konnten dadurch das Fortschreiten ihrer Erkrankung verlangsamen, diese aber nicht gänzlich zum Stillstand bringen. Und während die Erkrankung sich zwar langsamer, aber doch verschlimmerte, forderte sie weiterhin ihre Opfer.

Unsere Ernährungsrichtlinien sind falsch!

Ein Bericht, der Anfang 2006 im renommierten Journal of the American Medical Association (JAMA) erschien, machte landesweit Schlagzeilen, in denen kolportiert wurde, dass fettarme Ernährung Erkrankungsrisiken nicht verringert. Dieser Bericht bezog sich auf eine Studie im Rahmen der Women's Health Initiative des U.S. Gesundheitsministeriums, in der fast 49 000 Frauen 8 Jahre lang beobachtet wurden und sich herausstellte, dass die Frauen, denen eine »fettarme Diät« verordnet wurde, genauso oft Herzinfarkte, Schlaganfälle und Brust- sowie Darmkrebs bekamen wie die Probandinnen, die aßen, was sie mochten.[15]

Was in der Berichterstattung über diese letzte, größte und teuerste Studie praktisch unterging, war folgende unglaublich wichtige Tatsache: Die Frauen, die sich angeblich fettarm ernährten, aßen in Wirklichkeit 29 % ihrer täglichen Kalorienmenge in Form von Fett. Für die Pioniere der Ernährungswissenschaften kann da von »fettarm« keine Rede sein. Es ist vielmehr das Dreifache der Fettmenge innerhalb der täglichen Kalorienzufuhr, die Forscher wie ich bei pflanzenbasierter Ernährung empfehlen – etwa 10 %.

Die Women's Health Initiative und die daraus gezogenen Schlüsse legen eine Analogie nahe. Angenommen, die Forscher würden folgende Frage untersuchen: Kann die Geschwindigkeitsbegrenzung Leben retten? Die Antwort wäre: Wenn ein Auto mit 150 km/h gegen eine Mauer fährt, kostet das alle Insassen das Leben. Das Gleiche passiert auch bei einer Aufprallgeschwindigkeit von 130 km/h oder 112 km/h. Folgerung: Drosselung der Geschwindigkeit kann kein Leben retten. (Derweil ignoriert jeder eine kleine Studie, die zeigt, dass bei einem Auffahrunfall mit 16 km/h alle Insassen überleben.)

Was wird in Deutschland empfohlen?

Die Deutsche Gesellschaft für Kardiologie (DGK) stellt fest, dass eine gesunde Ernährung ein wichtiger Baustein für die Prävention von Herz-Kreislauf-Erkrankungen ist, trifft aber keine Aussage, wie viel Fett die Ernährung enthalten darf. Es wird lediglich empfohlen, dass gesättigte Fettsäuren weniger als 10 % der gesamten Energieaufnahme ausmachen und Transfettsäuren grundsätzlich vermieden werden sollten. Die deutsche Gesellschaft für Ernährung (DGE) empfiehlt, den Fettverzehr auf 15–30 g Butter oder Margarine pro Tag und 10–15 g Öl pro Tag zu begrenzen.

Die Untersucher der Women's Health Initiative sollen gesagt haben, ihre Ergebnisse »rechtfertigten nicht, der Bevölkerung fettarme Ernährung zu empfehlen, um ihr Risiko zu mindern, dass sie eines Tages an einem Herzleiden oder an Krebs erkranken«. Natürlich ist es nicht gerechtfertigt, eine Ernährung zu propagieren, die 29 % Fett enthält, was die Menge ist, die derzeit in den amerikanischen Ernährungsrichtlinien festgelegt ist. Doch diejenigen von uns, die mit dem Thema vertraut sind, wussten das schon. Die Women's Health Initiative bestätigt nur, dass die Richtlinien falsch sind. Wir müssten eine Ernährung empfehlen, die weitaus weniger Fett enthält, als in diesen Untersuchungen angegeben ist.

Kein Cholesterin, keine Fette

Im Lauf der Jahre ergaben die Meta-Analysen bei fettreduzierter Kost, wie z. B. die von den Forschern in Wisconsin durchgeführte, ganz klar, dass es Koronarkranken, die ihren Fettverbrauch reduzieren, besser geht als denen, die essen wie bisher. Fast immer besteht aber das beste Ergebnis allenfalls in einer Verlangsamung des Krankheitsverlaufs bei den Patienten, die eine Behandlung erfahren. Die Erkrankung wird jedoch nicht zum Stillstand gebracht. Doch diese Ergebnisse reichen nicht. Wir müssen das Therapieziel viel höher ansetzen, nämlich die koronare Herzkrankheit zu stoppen, ja sogar ihren Verlauf umzukehren. Und wie meine Untersuchungen belegen, gelingt das nicht, indem man bloß die Menge an Fett und Cholesterin in der Ernährung verringert, sondern nur, indem man Cholesterin und jegliches Fett – ausgenommen die natürlichen, gesunden Fette in pflanzlicher Nahrung – vom Speisezettel streicht. Der Schlüssel ist also eine pflanzenbasierte Ernährung.

Der Cholesterinwert muss immer unter 150 mg/dl bleiben

Lassen Sie uns dazu die wissenschaftlichen Fakten betrachten, die wir kennen. Eine Herzkrankheit entsteht bei entsprechend disponierten Personen, wenn der Cholesterinspiegel über 150 mg/dl ansteigt.[16] Das Gegenteil trifft ebenfalls zu. Wenn jemand ein Leben lang einen Cholesterinspiegel unter 150 mg/dl hat, wird er oder sie ein Leben lang von Koronarerkrankungen verschont bleiben – selbst wenn er/sie raucht, wenn in der Familie Koronarerkrankungen vorkommen, er/sie an Bluthochdruck leidet und übergewichtig ist! Dazu ein Beispiel: die Bewohner im Hochland von Papua Neuguinea. Diese Menschen sind traditionell starke Raucher. Selbst die Nichtraucher unter ihnen inhalieren tödliche Dosen Passivrauch in den Gemeinschaftshütten. Daher würde es nicht wundern, wenn die Hochlandbewohner infolge des Rauchens vielfach an Lungenkrankheiten leiden. Indessen ergaben Untersuchungen von sechzigjährigen und noch älteren Bewohnern, dass diese trotz des gut dokumentierten Risikos von Herzleiden durch Rauchen nicht von koronarer Herzkrankheit betroffen waren.[17] Sie sind durch ihre Ernährung geschützt, die überwiegend aus den 19 verschiedenen Varietäten von Süßkartoffeln besteht.

Die Ernährung beeinflusst die Herz-Kreislauf-Gesundheit auf mehrere entscheidende Weisen. Der augenfälligste Punkt ist natürlich, dass eine fett- und cholesterinreiche Ernährung einen Anstieg der Blutfette bewirkt und dadurch die Plaquebildung einleitet. Doch sollte nicht »Maßhalten beim Essen« genügen, um diesen Prozess aufzuhalten? Wenn Sie die Fett- und Cholesterinzufuhr deutlich zurückfahren, müsste das doch reichen, wie meine Kollegen das behaupteten? Nur ein bisschen Fett macht doch nichts. – Falsch! Und daran müssen Sie sich jedes Mal erinnern, wenn so ein verführerischer Leckerbissen mit Cheddar überbacken und krossen Speckwürfelchen vor Ihnen steht. Mäßigung kann tödlich sein. Und um das zu begreifen, müssen Sie einiges über Stoffwechsel und Biochemie wissen.

Hohe Blutfettwerte schaden dem Endothel

Unser Körper besteht aus unzähligen Zellen, und jede dieser Zellen ist von einer schützenden äußeren Hülle umgeben. Diese

Zellmembran ist unvorstellbar fein – sie ist nur ein hunderttausendstel Millimeter dick. Und dabei ist sie absolut unentbehrlich für die Unversehrtheit und die gesunde Funktion der Zelle. Und sie ist sehr verletzungsanfällig. Jedes Schlückchen Öl, jeder Bissen tierischer Nahrung, eingeschlossen Milchprodukte, bedeutet einen Angriff auf diese schützenden Membranen und somit auf das Innere der Zelle. Und die genannten Lebensmittel erzeugen in unserem Körper eine Flut von freien Radikalen. Diese gefährlichen chemischen Substanzen verursachen Stoffwechselschäden, die nur teilweise repariert werden können. Im Lauf der Jahre häufen sich diese Schäden an. Schließlich ist der Schaden insgesamt so umfassend, dass er äußerlich in Erscheinung tritt – und Ärzte von einer Erkrankung sprechen. Dagegen lösen Pflanzen und Getreide keine todbringende Flut freier Radikale aus. Besser noch, sie enthalten Gegengifte. Im Gegensatz zu Ölen und tierischen Produkten enthalten sie Antioxidanzien, die freie Radikale neutralisieren können und darüber hinaus, wie neue Forschungsergebnisse nahelegen, einen beachtlichen Schutz gegen Krebserkrankungen bieten könnten.

Jedes Mal, wenn wir typisch amerikanisch – fett- und fleischreich – essen, wird das Endothel geschädigt, also die Innenschicht der Gefäße und der Hohlräume des Herzens. Und damit wird auch die wichtige Funktion, die es für eine gesunde Durchblutung hat, beeinträchtigt. Die Endothelzellen bilden Stickstoffmonoxid (kurz: Stickoxid), das für den Gefäßtonus und die Gesundheit der Blutgefäße unentbehrlich ist. Stickoxid wirkt vasodilatatorisch, das heißt gefäßerweiternd. Wenn das Blut genügend Stickoxid enthält, strömt es durch die Adern, als wären diese mit einer extrem glatten Teflonschicht überzogen. Ganz anders bei hohen Blutfettwerten, die zu einer Klebrigkeit der Blutgefäße und -zellen und damit zur Bildung von Plaques führen.

Immer deutlicher zeichnet sich ab, wie wichtig das Endothel ist. Deutsche Wissenschaftler haben unlängst mehr als 500 Patienten mit koronarer Herzkrankheit untersucht. Von sämtlichen Patienten fertigten sie Angiogramme an und entnahmen Blutproben, in denen sie die Zahl der endothelialen Vorläuferzellen bestimmten – also der Zellen, die das Endothel reparieren und erneuern. In den folgenden 12 Monaten stellten die Wissenschaftler fest, dass es den Patienten mit den wenigsten endothelialen Vorläuferzellen am schlechtesten ging und denen mit den meisten besonders gut.[18]

Eine fettreiche Mahlzeit schädigt die Gefäße über Stunden

Dr. Robert Vogel von der medizinischen Fakultät der Universität Maryland in Baltimore hat einige erstaunliche Untersuchungen vorgelegt, in denen er u. a. zeigen konnte, welche toxische Wirkung eine einzige Mahlzeit auf das Endothel hat.[19] Zu diesem Zweck hatte er bei einer Gruppe von Studenten mittels Ultraschall den Durchmesser der Armarterien gemessen. Dann pumpte er die Blutdruckmanschette am Arm der Studenten fest auf, sodass die Blutzufuhr zum Unterarm jeweils 5 Minuten unterbrochen wurde. Nachdem die Luft aus der Manschette abgelassen war, kontrollierte er mittels Ultraschall, wie schnell die Arterien wieder in ihre normale Form zurücksprangen. Danach ließ er eine Gruppe der Studenten ein Fastfood-Frühstück von 900 Kalorien verzehren, davon 50 g als Fett. Eine zweite Gruppe erhielt ebenfalls ein Frühstück mit 900 Kalorien, jedoch gänzlich fettfrei. Nachdem die Studenten gegessen hatten, wiederholte Dr. Vogel den Versuch mit der Unterbrechung der Blutzufuhr für 5 Minuten und der anschließenden Ultraschallkontrolle. Jetzt war das Ergebnis dramatisch. Bei den Probanden, die das fettfreie Frühstück gegessen hatten, normalisierte sich die Weite der Arterien so schnell wie im Vorversuch. Dagegen dauerte es deutlich länger, bis sich die Arterien der Probanden, die das fettreiche Frühstück verzehrt hatten, wieder normalisierten.

Warum? Die Erklärung ergibt sich aus der Wirkung des Fetts auf die Fähigkeit des Endothels, Stickoxid zu bilden. Dr. Vogel zeichnete die Endothelfunktion seiner Probanden auf und stellte 2 Stunden nach einer fettreichen Mahlzeit eine deutliche Funktionseinbuße fest. Es dauerte fast 6 Stunden, bis sich die Endothelfunktion normalisiert hatte. Wenn bereits eine einzige Mahlzeit sich so nachteilig auf die Gefäßgesundheit auswirkt, dann können Sie sich leicht den Schaden vorstellen, den 3 entsprechende Mahlzeiten täglich, an 7 Tagen der Woche und 365 Tagen im Jahr anrichten – und das über Jahrzehnte.

Warum Cholesterinsenker allein der falsche Weg sind

Aber genügt es nicht, einfach den Cholesterinspiegel zu senken? Warum sollen wir uns eine radikale Ernährungsumstellung antun, wenn es andere Möglichkeiten gibt, die richtigen Cholesterinwerte zu erreichen?

Unlängst berichtete das angesehene New England Journal of Medicine über eine Studie, in der hohe Dosen cholesterinsenkender Medikamente verwendet wurden, um das Gesamtcholesterin unter 150 mg/dl zu senken. Jeweils 3 von 4 herzkranken Patienten schienen sehr gut auf diese Behandlung anzusprechen. Der Erfolg war jedoch unvollkommen. Trotz der befriedigend gesenkten Cholesterinwerte erlitt je einer von 4 Patienten einen kardiovaskulären Zwischenfall oder starb innerhalb von zweieinhalb Jahren nach Behandlungsbeginn.[20]

Mich irritierte die Tatsache, dass hier so viele Probleme auftauchten, obwohl das Gesamtcholesterin und die LDL-Werte auf die von mir empfohlenen Werte und oft noch stärker gesenkt wurden. Ich rief daher den Autor der Studie an und entdeckte eine äußerst wichtige Variable: Sie hatten die Ernährung außer Acht gelassen. Auf meine Frage nach der Ernährung der Probanden hieß es: »Es handelte sich um eine Arzneimittelprüfung.« Die Patienten hatten das Gleiche gegessen wie vor Beginn der Studie. Damit ist klar, warum bei so vielen Patienten nicht der gewünschte Erfolg eintrat.

Denken Sie an das Bild, dass die Herzkrankheit einem brennenden Haus gleicht, in das der Patient bzw. Hausbesitzer Benzin schüttet. – Er kann den Brand nur löschen, wenn er aufhört, weiterhin Benzin in die Flammen zu kippen. Das war nämlich hier das Problem. Obwohl die Cholesterinwerte mit hochdosierten Medikamenten gesenkt wurden, waren die Entzündung (das Feuer) der arteriellen Plaque und das Fortschreiten der Erkrankung unvermeidlich, weil die Patienten weiterhin die giftige amerikanische Kost (das Benzin) aßen.

Auch der Entzündungsmarker hsCRP war erhöht

Bei den Patienten der Studie, die starben bzw. deren Krankheit sich verschlimmerte, wurde das hochsensitive C-reaktive Protein – hsCRP – untersucht. Dieser Test misst die Menge eines spezifischen Eiweißkörpers im Blut, der bei Entzündungen der Herzkranzgefäße zunimmt. Viele Kardiologen halten diesen Wert für aussagekräftiger als die übliche Cholesterinbestimmung, um das Herzinfarktrisiko eines Patienten zu beurteilen. Bei allen Therapieversagern unter den Patienten der Studie war der hs-CRP-Wert erhöht.

Hier haben wir einen entscheidenden Hinweis auf die enorme Bedeutung der Ernährung. Nach meiner Erfahrung erreichen Patienten mit optimaler Compliance normale hsCRP-Werte, nachdem sie 3–4 Wochen mein pflanzenbasiertes Ernährungsprogramm befolgt haben. Die Ergebnisse werden rasch, sicher und dauerhaft erzielt.

Stickoxid ist wichtig für die Blutgefäße

Als ich vor 20 Jahren mit meiner Untersuchung begann, war das Hauptziel, die Blutfette auf unter 150 mg/dl für Cholesterin und auf 80 mg/dl oder weniger für LDL zu senken. Doch inzwischen ist mir klar, dass wir durch vegane Ernährung nicht nur diese Ziele erreichten, sondern noch ein weiteres: Wir stellen die körpereigene Kraft wieder her, Gefäßkrankheiten zu verhüten oder rückgängig zu machen. Wie sich herausstellte, erhält pflanzenbasierte Ernährung das Gefäßendothel gesund und versetzt es damit in die Lage, Stickstoffmonoxid (kurz Stickoxid) zu produzieren. Und dieses ist unbedingt notwendig für gesunde Blutgefäße – eine Erkenntnis, für die 1998 der Nobelpreis für Medizin vergeben wurde.[21]

Wie Stickstoffmonoxid wirkt

Dieses Molekül hat 4 Aufgaben:

- Es entspannt die Blutgefäße und lenkt das Blut selektiv in die Organe, die es benötigen.
- Es verhindert, dass weiße Blutkörperchen und Blutplättchen verkleben und Plaques bilden.
- Es verhindert, dass glatte Muskelzellen der Arterien in Plaques hineinwachsen.
- Es könnte sogar hilfreich beim Abbau schon vorhandener Gefäßplaques sein.

Vegane Ernährung fördert die NO-Bildung

Wie fördert pflanzenbasierte Ernährung nun die Bildung von Stickoxid? Um das zu verstehen, brauchen wir etwas Biochemie: Der wesentliche Baustein für Stickoxid heißt L-Arginin, eine Aminosäure, die in einer Vielzahl pflanzlicher Lebensmittel enthalten ist, vor allem in Hülsenfrüchten wie Bohnen und Soja, ferner in Nüssen. Aus L-Arginin und Sauerstoff wird mithilfe des Enzyms Stickoxid-Synthetase Stickstoffmonoxid (NO) hergestellt.

Allerdings konkurriert eine Substanz, nämlich das asymmetrische Dimethyl-Arginin (ADMA), die beim normalen Eiweißstoffwechsel im Körper gebildet wird, mit dem L-Arginin. Falls zu viel ADMA entsteht, wird das L-Arginin von seinem Platz an der

Stickoxid-Synthetase verdrängt, sodass kein Stickoxid gebildet werden kann. Nun gibt es noch ein Enzym mit dem zungenbrecherischen Namen Dimethyl-Arginin-Dimethyl-Amino-Hydrolase (DDAH); dieses zerstört ADMA und fördert dadurch die Bildung von Stickoxid. Allerdings hemmen sämtliche kardiovaskulären Risikofaktoren (erhöhte Cholesterin-, Triglycerid- und Homocysteinwerte, Insulinresistenz, Bluthochdruck, Rauchen) die Fähigkeit dieses empfindlichen Enzyms, ADMA zu zerstören.

Dies ist vermutlich der Schlüsselmechanismus, dem meine Patienten mehr als 20 Jahre ohne Herzinfarkt verdanken. Ihre pflanzenbasierte Ernährung verringerte oder beseitigte vollends die oben genannten kardiovaskulären Risikofaktoren. Je besser die Compliance der Patienten, desto umfassender war die Abnahme der Risiken.

Im Rahmen dieser Therapie nahmen auch Symptome wie Angina pectoris ab – der Brustschmerz –, das wohl erschreckendste und am stärksten einschränkende Symptom eines Herzleidens. Normalerweise aktiviert körperliche Belastung oder heftige Emotion das Endothel zur Bildung von Stickoxid, das die Blutgefäße erweitert und dadurch den Blutstrom zum Herzmuskel verbessert. Diese Fähigkeit des Endothels ist bei Patienten mit koronarer Herzkrankheit deutlich eingeschränkt. Die verengten Herzkranzgefäße dehnen sich nicht, sodass der Herzmuskel minderdurchblutet wird. Die Folge sind Schmerzen von mäßiger bis unerträglicher Intensität. Viele Patienten werden zu regelrechten »Herzkrüppeln«, die sich vor jeder körperlichen Anstrengung, wie etwa sexuellen Aktivitäten oder vor heftigen Gefühlen, fürchten. Um diesen Patienten dauerhafte Linderung zu verschaffen, muss ihr Herzmuskel besser durchblutet werden – trotz der Tatsache, dass das Blut durch teilweise blockierte Koronargefäße fließen muss. Wie soll das gehen? Indem man die Fähigkeit des Endothels wiederherstellt, Stickoxid zu bilden.

Die Durchblutung läuft wieder!

Die Wirkungen einer radikalen Ernährungsumstellung sind atemberaubend – dramatisch und umgehend. Ein Paradebeispiel aus dem Jahr 1996: Ich wandte die pflanzenbasierte Ernährung offensiv bei einer Patientin an, die an einer partiellen Minderdurchblutung des Herzens litt. Dieser Befund wurde durch eine Positronenemissionstomografie (PET) des Herzens vor meiner Behandlung gesichert. Zehn Tage nach Beginn der pflanzenbasierten Ernährung und der Einnahme eines niedrig dosierten cholesterinsenkenden Medikaments hatte sich der Cholesterinspiegel der Patientin von 248 auf 137 mg/dl verringert. Nach gerade einmal drei Behandlungswochen zeigte eine erneute Tomografie, dass sich die Durchblutung des beschädigten Herzmuskelanteils annähernd normalisiert hatte. Es war nicht zu bezweifeln, was geschehen war: Eine gründliche Umstellung der Lebensweise, nämlich eine streng pflanzenbasierte Ernährung, hatte die Fähigkeit der Endothelzellen zur Bildung von Stickoxid erneuert und dadurch die Durchblutung wiederhergestellt.

Dieser Erfolg veranlasste eine ähnliche Pilotstudie mit Dr. Richard Brunken und Ray Go in der nuklearmedizinischen Abteilung der Cleveland Klinik und mit Dr. Kandice Marchant in der Pathologie. Die auf der nächsten Seite dargestellten Ergebnisse bestätigen,

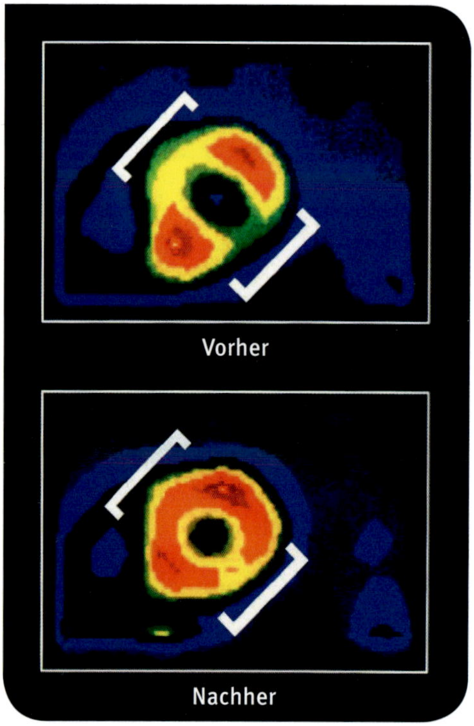

▲ Ein PET-Scan bei einer Patientin zeigte partielle Minderdurchblutung des Herzens (oben) und nach nur 3 Wochen pflanzenbasierter Ernährung und der Einnahme eines niedrig dosierten Cholesterinsenkers eine erneute Durchblutung (unten).

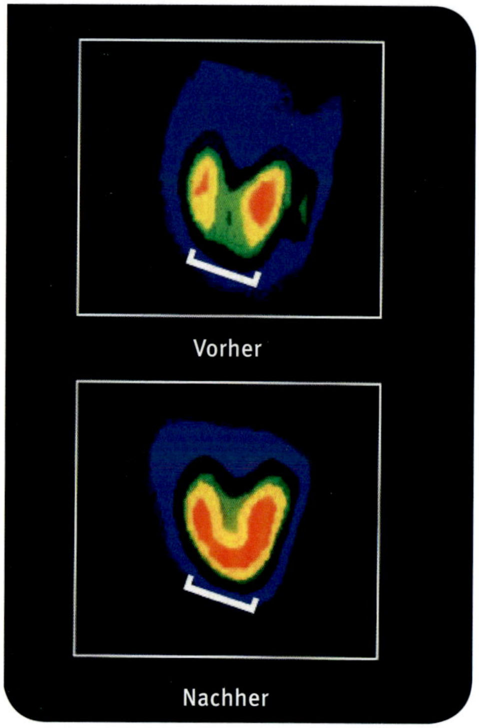

▲ Die umklammerte Fläche ist schlecht durchblutet (oben). Nach nur 3 Wochen intensiver Cholesterinsenkung mittels pflanzenbasierter Kost ist die Durchblutung komplett wiederhergestellt (unten).

dass die pflanzenbasierte Ernährung im Verbund mit cholesterinsenkenden Medikamenten die erneute Durchblutung eines zuvor von hinreichender Durchblutung abgeschnittenen Herzmuskelanteils bewirkte. Ich betone ausdrücklich, dass es sich hier nicht um Kollateralen handelte, also natürlich entstandene Bypassverbindungen, die sich über Monate oder Jahre bilden könnten. Diese Patienten waren chronisch herzkrank, und die Ausgangsuntersuchung hatte keinerlei erneute Durchblutung über Kollateralen ergeben. Die Wiederdurchblutung der Koronargefäße wurde 3–12 Wochen nach Beginn der Ernährungsumstellung nachgewiesen. Stellen Sie sich einen Feuerwehrschlauch vor, der einen Gartenschlauch ersetzt. Ähnlich bewirkt eine nur geringe Dehnung der Blutgefäße eine starke Zunahme der Durchblutung – die auf den Aufnahmen deutlich zu erkennen ist – und hat zur Folge, dass die Angina pectoris innerhalb weniger Wochen nach Therapiebeginn verschwindet. Das Endothel ist etwas Wunderbares. Wir können verhindern, dass es versagt, und wir können es sogar, wenn es durch leichtsinnige Lebensweise beschädigt wurde, wieder fit machen.

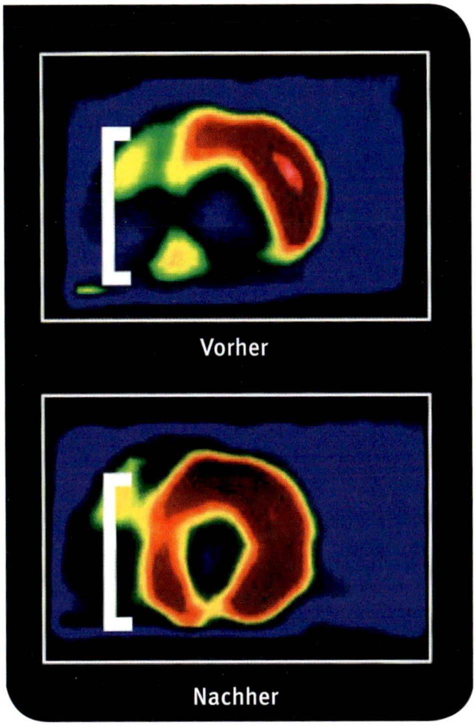

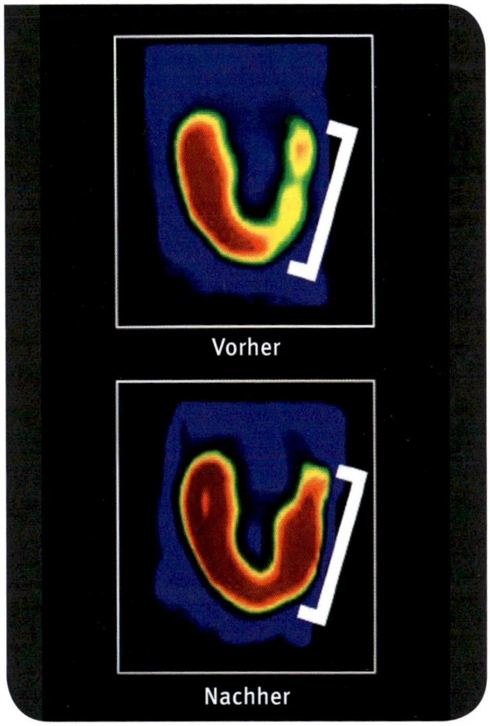

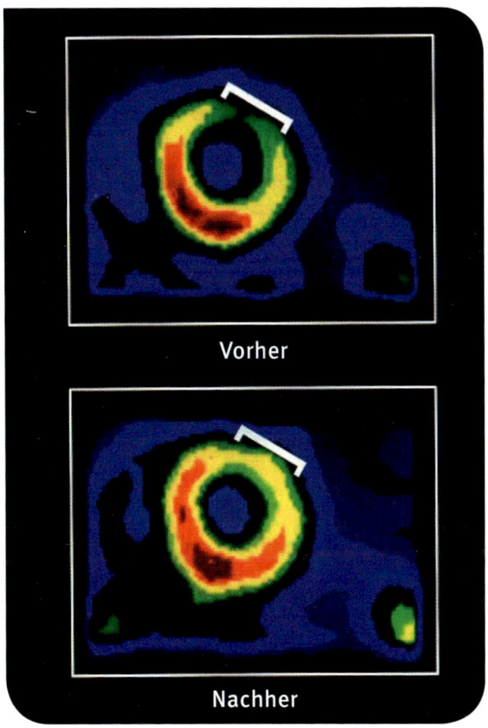

Die umklammerte Fläche zeigt deutliche Mangeldurchblutung (oben). Nach 6-wöchiger intensiver Cholesterinsenkung mittels pflanzenbasierter Ernährung ist die Durchblutung nahezu vollständig wiederhergestellt (unten).

Die umklammerte Fläche zeigt eine sehr deutliche Minderung der Durchblutung (rechts oben). Nach 12 Wochen intensiver pflanzenbasierter Ernährung sieht man eine deutliche Wiederherstellung der Durchblutung (unten).

Die umklammerte Fläche zeigt eine deutliche Minderung der Durchblutung (oben). Nach 12 Wochen intensiver pflanzenbasierter Ernährung hat die Durchblutung wieder deutlich zugenommen (unten).

Die lebenden Beweise

Nur für den Fall, dass Sie noch nicht überzeugt sind, wollen wir uns jetzt gemeinsam anschauen, wie es den Patienten meiner ursprünglichen Studie im weiteren Verlauf ergangen ist.

Don Felton

Sein Frühstück bestand aus Speck, Bratensoße und Toast

» *Don Feltons Frau Mackie pflegte allmorgendlich nach dem Aufstehen ihrem Mann das Frühstück zu bereiten. Sie briet durchwachsenen Speck, bereitete aus dem Bratensaft eine Soße und servierte das ihrem Mann mit Toast oder selbst gebackenem Brot. »Das schmeckte mir«, erinnert sich Don, »ich hab das jahrelang gegessen.« Und es blieb nicht bei diesem Frühstück. »Ich erinnere mich an Schweinebauch mit Bohnen. Schweinebauch war eine meist 5 cm dicke Scheibe schieres Fett. Es war gepökelt, wurde über Nacht eingeweicht, in Maismehl gewälzt und in einer Kasserolle im eigenen Saft gebraten.« Don Felton gibt es ehrlich zu: Er liebte Bratensoße. Außerdem liebte er viele andere fettreiche Speisen.*

Am 15. Januar 1986 kam er in meine Sprechstunde. Er war 54 Jahre alt und sein Kardiologe hatte ihm eröffnet – nach 27 Jahren chronischer Herzbeschwerden und Behandlung, unter anderem ein doppelter Bypass, der gerade erste Schwächen zeigte –, dass in seinem Fall die Mittel der konventionellen Medizin erschöpft seien. Als er über die Verbindungsbrücke vor meinem Sprechzimmer in der Cleveland Klinik auf mich zukam, musste er wegen akuter Schmerzen im rechten Unterschenkel drei- oder viermal stehen bleiben. Das Angiogramm ergab, dass die Hauptarterie in dem Bein vollständig blockiert war.

Das Gespräch mit Don und Mackie über das geplante Programm für Don dauerte 2 Stunden. Als sie mein Sprechzimmer verließen, hielten sie bei einem kleinen italienischen Restaurant in der Nähe und aßen einen Teller Suppe. »Ich schätze, das wird unsere letzte gute Suppe sein«, sagte Don zu seiner Frau. Doch wie er es einschätzte, war er am Ende der Fahnenstange angelangt. Auf eine weitere Operation wollte er sich nicht einlassen. Er wurde in mein Ernährungsprogramm aufgenommen und begann noch am selben Tag, es umzusetzen.

Nach 3 oder 4 Monaten ließen Don Feltons Brustschmerzen nach. Er musste nicht mehr an Kissen gelehnt schlafen, um keinen Angina-pectoris-Anfall zu riskieren. Und etwa 7 Monate, nachdem er mit dem Programm begonnen hatte, erwähnte er, so sehr auf sein Herz fixiert gewesen zu sein, dass er vergessen hatte, mir von seinem Bein zu erzählen: Jetzt aber konnte er ohne anzuhalten völlig schmerzfrei über die Verbindungsbrücke gehen. Ich schickte ihn sogleich ins Gefäßlabor zu einer weiteren Pulsmessung. Diese ergab, dass sich die Durchblutung der vormals blockierten Arterie normalisiert hatte.

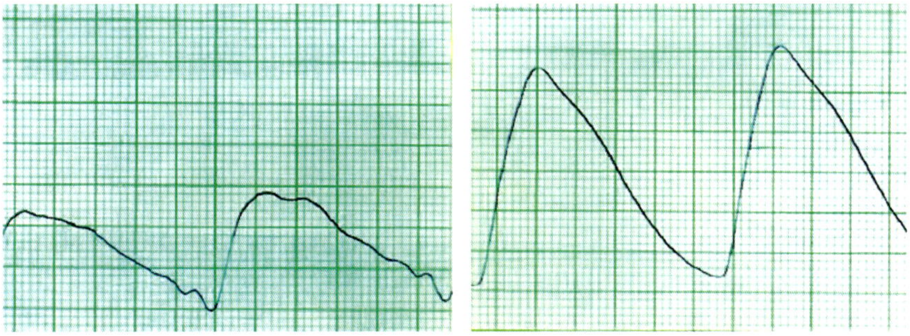

Vor der Ernährungsumstellung war die rechte Beinarterie von Don Felton blockiert. Die Pulswelle am Knöchel war stark verringert (links). Nach der Umstellung hat sich die Pulswelle normalisiert und die Symptome haben sich in weniger als 9 Monaten zurückgebildet.

Für mich ist Don ein Testfall für die Leistung der Endothelzellen und ihre Reaktion auf dramatisch gesunkene Cholesterinspiegel und Veränderungen der Lebensweise, die sämtliche Risikofaktoren ausschalten. Und wie sich herausstellte, galt dies auch für die übrigen Teilnehmer an meiner Studie. Doch ungeprüfte Berichte über gebesserte Gesundheit genügen nicht, um die Ergebnisse einer solchen Untersuchung auszuwerten. Ich brauchte seriöse wissenschaftliche Daten über das, was mit den Teilnehmern an der Studie geschah, während sie über Monate und Jahre nach meinem Programm lebten.

Um die Ergebnisse bei dieser Art von Untersuchung auszuwerten, sind 3 unterschiedliche Messungen erforderlich:

- Auswertung der Cholesterinspiegel im Verlauf der Studie.
- Auswertung der vor, während und nach der Behandlung geschriebenen Angiogramme.
- Auswertung der klinischen Befunde.

Merken Sie sich den Hintergrund der 18 Patienten, die in das Programm aufgenommen wurden. Alle litten an schwerer, unaufhaltsam fortschreitender koronarer Herzkrankheit. In den 8 Jahren vor Beginn meiner Studie waren alle Patienten nach den Regeln der Kunst in der Cleveland Klinik kardiologisch behandelt worden.

Insgesamt wurden folgende 49 kardiovaskuläre Befunde/Ereignisse registriert:

- 15-mal zunehmende Angina pectoris
- 13-mal messbar fortschreitender Krankheitsverlauf
- 7-mal Bypass-Chirurgie (2 weitere Patienten dieser Gruppe hatten mehr als 8 Jahre vor Beginn der Studie eine Bypass-Operation)
- 4 Herzinfarkte
- 3 Schlaganfälle
- 2 Angioplastien
- 2 verschlechterte Belastungstests

Und nun erfahren Sie, wie es den Probanden im Verlauf der Studie erging.

Der Cholesterinwert sank um mehr als 100 mg/dl

Während der ersten 5 Jahre der Studie wurde der Cholesterinspiegel der Patienten 2-mal im Monat oder öfter bestimmt. In den darauffolgenden 5 Jahren erfolgte die Messung monatlich und danach alle 3 Monate. Bei Beginn der Studie betrug der durchschnittliche Cholesterinwert 246 mg/dl, was die Fachleute einhellig für zu hoch halten. Im Rahmen des Ernährungsprogramms plus der Einnahme von Lipidsenkern konnte dieser durchschnittliche Cholesterinwert auf 137 mg/dl gesenkt, also fast halbiert werden. Eine stärkere Abnahme der Cholesterinwerte konnte ich bei meinen Recherchen in keiner vergleichbaren Studie finden, wobei ich auch neue Untersuchungen mit sehr hohen Statindosen berücksichtigt habe.

Zwölf Jahre nach der Aufnahme in das Programm hatte jeder der Teilnehmer das vorgegebene Ziel der Studie – ein Gesamtcholesterin unter 150 mg/dl – erreicht. Das schlechte LDL-Cholesterin betrug im Durchschnitt 82 mg/dl, der niedrigste Wert, der jemals bei dieser Art Studie erreicht wurde. Das gute HDL-Cholesterin lag mit im Durchschnitt 36,3 mg/dl leicht unter dem als normal geltenden Wert, genügte jedoch, um die günstigen Therapieergebnisse aufrechtzuerhalten. Unsere Studie belegt ganz klar, dass HDL-Werte unter der Norm kein Grund zur Sorge sind, solange das Gesamt-Cholesterin im sicheren Bereich liegt – also unter 150 mg/dl –, eine Auffassung, die auch andere Forscher vertreten.[22]

Das Herz wurde wieder versorgt

Ein Koronarangiogramm ist eine spezielle Röntgenaufnahme der Herzkranzgefäße. Hierzu wird ein flexibler Katheter über eine Arterie im Ellbogen oder in der Leistengegend ins Herz geschoben. Am Eingang zur linken Herzkammer, der Hauptpumpstation, kann der Katheter wahlweise in eine der Herzkranzarterien vorgeschoben werden. Über den Katheter wird ein Farbstoff in jedes Koronargefäß injiziert, während gleichzeitig ein Film eine präzise Bildfolge von der Arterie und ihren Hauptästen aufzeichnet (Cine-Angiografie).

Werden solche Angiogramme in zeitlichen Abständen aufgezeichnet, dann lässt sich durch Vergleich der Aufnahmen beurteilen, ob und wie sich die erkrankten Gefäßabschnitte verändern. Werden sie enger und nimmt die Mangeldurchblutung zu? Oder bessert sich der Befund, weil die Gefäße durchgängiger werden und mehr Sauerstoff und Nährstoffe in den Herzmuskel gelangen? Diese Filme müssen äußerst präzise und objektiv ausgewertet werden. Im Rahmen meiner Studie wurden jeweils 3 solche Angiogramme angefertigt. Aus Gründen der Objektivität wurden die Aufnahmen »verblindet«, das heißt, die auswertenden Techniker wussten nicht, in welcher Phase der Studie die jeweiligen Angiogramme aufgenommen waren, zu Beginn, während oder am Ende der Studie.

Beim mittleren Termin, nach 5 Jahren, konnte bei 7 der 18 Probanden kein Angiogramm angefertigt werden. Die folgenden Ergebnisse stammen also von den 11 Teilnehmern, bei denen Angiogramme nach 5 Jahren aufgezeichnet werden konnten. Sie waren erstaunlich. Bei stabilen Cholesterinwerten unter 150 mg/dl wiesen diese Patienten keinerlei klinische Zeichen einer fortgeschrittenen Herzerkrankung auf. Insgesamt war das Herzleiden zum Stillstand gekommen, und bei 8 Patienten hatte sich der Befund sogar selektiv zurückgebildet. Einige dieser Befunde waren verblüffend, wie aus den Abbildungen ersichtlich ist. Und schauen Sie sich nochmal den nach 32 Monaten vollständig normalisierten Gefäßbefund von Dr. Joe Crowe an (Abb. Seite 16).

Der angiografische Beweis für die Heilung von ihrer Krankheit machte die Studienteilnehmer natürlich glücklich und wurde bei Familientreffen ausgiebig gefeiert. Auch für mich war es eine große Freude, zeigte es doch über jeden Zweifel erhaben, dass Hypothese und Begründung der Studie solide waren. Jetzt hatten wir den unwiderlegbaren wissenschaftlichen Beweis, dass Herzkrankheiten zum Stillstand gebracht und rückgängig gemacht werden konnten. Und wenn man sie rückgängig machen konnte, musste man ihnen auch vorbeugen können.

Leistungsfähiger und aktiver

Bevor ich auf die klinischen Ergebnisse eingehe, muss ich noch etwas zu dem einzigen Todesfall erklären, der sich während der Studie ereignete. Der Patient war in den Sechzigern und litt an fortgeschrittener koronarer Herzkrankheit. Wir hatten ihn, 2 Wochen nachdem er während einer misslungenen Angioplastie einen schweren Herzinfarkt erlitten hatte, in die Studie aufgenommen. Seine linke Herzkammer war so schwer geschädigt und vernarbt, dass die Pumpleistung allenfalls 20% der normalen Leistung betrug. Solche Patienten haben sehr geringe Chancen. Doch dieser Patient überlebte. Und nachdem er fast 5 Jahre an unserem Programm teilgenommen hatte, zeigte das Kontrollangiogramm, dass sich von den 4 seinerzeit verengten Arterien 2 gebessert hatten. Zehn Monate später starb er an einer Herzarrhythmie. Die Sektion ergab keine neuen Gefäßverschlüsse oder Infarkte. Trotz der verbesserten Durchblutung über die Koronararterie und der Besserung der Angina pectoris hatte sich der stark vernarbte Herzmuskel durch die Fehlfunktion in den Herzstillstand getrieben.

Bei allen anderen Patienten der Gruppe trat eine deutliche Besserung ein. Neun von ihnen litten zu Beginn der Studie unter Angina pectoris – diesem heftigen Herzmuskelschmerz infolge unzureichender Durch-

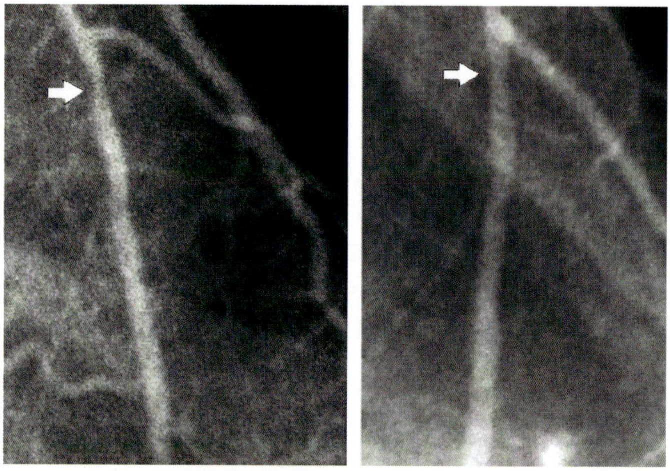

Sie sehen (rechts) eine Besserung um 10 % der linken Koronararterie bei einem 67-jährigen Kinderarzt. Links vor und rechts nach 5 Jahren einer pflanzenbasierten Diät und Gabe von cholesterinsenkenden Medikamenten.

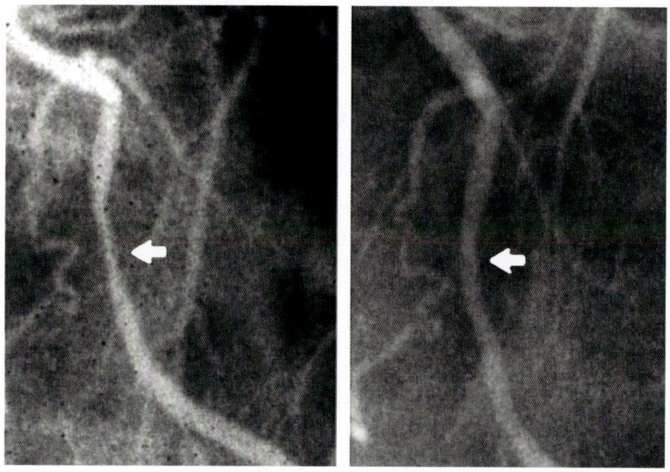

Der Vergleich links-rechts zeigt einen um 20 % gebesserten Ramus circumflexus der linken Herzkranzarterie eines 58-jährigen Fabrikarbeiters. Links vor und rechts nach 5 Jahren einer pflanzenbasierten Diät und Gabe von cholesterinsenkenden Medikamenten.

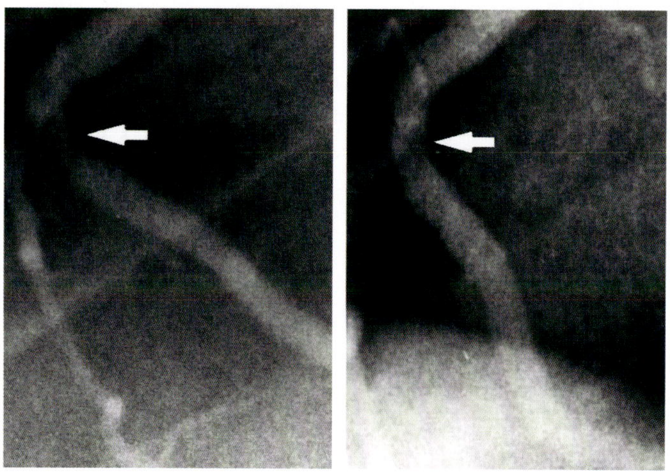

Rechts ist die um 30 % durchlässiger gewordene rechte Herzkranzarterie eines 54-jährigen Sicherheitsbeamten zu sehen. Links vor und rechts nach 5 Jahren einer pflanzenbasierten Diät und Gabe von cholesterinsenkenden Medikamenten.

blutung des Organs. Bei 2 der Patienten wurde die Angina pectoris vollständig, bei den übrigen 7 einschließlich des Patienten, der sterben sollte, weitgehend gebessert. Die körperliche Belastbarkeit nahm zu, ebenso die sexuelle Aktivität. Ein Patient berichtete, dass seine Impotenz, die ihn lange gequält hatte, im Lauf der Studie verschwunden war. Die guten Ergebnisse blieben jahrelang stabil.

Don Felton

»Ich denke gar nicht mehr über das Essen nach«

Don Felton, der es beim ersten Termin zu Fuß kaum in meine Sprechstunde geschafft hatte, ist mittlerweile über siebzig – und fit und aktiv. »Anfangs war ich am Boden zerstört«, erzählt er. »Inzwischen esse ich schon so lange nach Ihrem Programm, dass ich gar nicht mehr darüber nachdenke.« Noch immer kocht Mackie Soßen für ihn, aber mit fettfreier Bouillon, und er isst sie zu Kartoffelpüree. Don geht wie gewohnt alljährlich zur Hirschjagd. Doch gegen früher hat sich einiges geändert. Erstens hat er auf seinen Jagdausflügen immer Haferflocken dabei, um gesund frühstücken zu können. Und zweitens isst er das erlegte Wild nicht mehr selbst.

Emil Huffgard

»Wenn es mir weiterhin immer besser geht, werde ich wieder arbeiten können«

Er konnte früher ohne Nitroglycerin nicht leben und nur noch im Sitzen schlafen, doch nachdem er begonnen hatte, das Richtige zu essen und seinen Cholesterinspiegel zu senken, ging es ihm rasch besser. Er hatte als Ingenieur bei der Telefongesellschaft gearbeitet, musste jedoch aus gesundheitlichen Gründen vorzeitig in Rente gehen. Nachdem er 6 Monate an unserer Studie teilgenommen hatte, kam er in meine Sprechstunde und sagte mit Tränen in den Augen: »Wenn es mir weiterhin immer besser geht, werde ich wieder arbeiten können.« Und obwohl seine Frau befürchtet hatte, dass er seine Tochter demnächst nicht zum Traualtar geleiten könnte, war er schließlich dazu in der Lage. Elf Jahre nachdem Emil in das Programm aufgenommen worden war, bestätigte ein Angiogramm, dass sein krankhafter Befund sich teilweise zurückgebildet hatte.

Don und Emil, die vor der Aufnahme in die Studie beide eine Bypass-Operation hatten, lehren uns eine wichtige Lektion über die Kehrseite dieses Eingriffs: Die körpereigenen Gefäße, die als Umleitungen für blockierte Arterien verwendet werden, halten einfach nicht ewig. Sie vernarben schließlich und werden immer enger. Bei Don hatte man als

Bypass für sein verstopftes Herzkranzgefäß eine Vene verwendet. Diese hielt 20 Jahre – das ist etwa doppelt so lang wie die meisten Bypässe –, musste aber schließlich ersetzt werden. Bei Emil wurde für den Bypass eine Arterie verwendet, die volle dreißig Jahre hielt. Dann aber war sie plötzlich blockiert, was einen kleinen Herzinfarkt auslöste, und musste durch einen neuen Bypass korrigiert werden. Bei beiden Männern ermöglichte die gelungene Behandlung ihrer erkrankten Koronargefäße dank ihrer Compliance während der Studie, dass sie die nötigen Operationen unbeschadet überstanden. Beiden geht es heute gut, sie leiden weder an Angina pectoris noch sind sie in ihren Aktivitäten eingeschränkt.

Während ich dies niederschreibe, ist der Angestellte Jerry Murphy, dessen männliche Familienmitglieder schon immer jung gestorben waren, Mitte achtzig. Während der 14 Jahre, die er nun an unserem Programm teilnimmt, war sein Gesamtcholesterin stets unter 120 mg/dl. Dieser Patient, den sein Kardiologe als »hochgradig infarktgefährdet« etikettierte, pflegte bis zu seinem 78. Lebensjahr täglich zu joggen. Inzwischen plagt ihn eine beginnende Arthritis – keiner der männlichen Angehörigen hat je so etwas gehabt. Keiner wurde alt genug, um daran zu erkranken.

Evelyn Oswick

»Ich bin nicht mehr herzkrank!«

» *Der Arzt hatte ihr geraten, sich einen Schaukelstuhl zu kaufen und darin auf den Tod zu warten. Mittlerweile ist sie Ende siebzig. Trotz ihrer anfänglichen Skepsis ist sie nie aus meinem Ernährungsprogramm ausgestiegen, nachdem sie sich einmal dafür entschieden hatte. Und die Folge ist, dass sie ihr Herzleiden völlig im Griff hat. Wenn sie einen neuen Arzt aufsuchen muss, erzählt sie dem gleich, dass sie nicht mehr herzkrank ist. Sehr selbstbewusst erklärt sie jeden, der heutzutage einen Herzinfarkt erleidet, für verrückt, da es jede Menge seriöse Informationen gibt, wie das zu verhindern sei.* «

Jim Trusso

Er treibt viel Sport und reist gern

» *Jim, der so viele Probleme mit dem Programm hatte, als er zu der Gruppe stieß, ist dabeigeblieben. Seine Frau Sue sagt, er sei auch heute noch kein Fan von Obst und Gemüse. Doch er hatte begriffen, dass einzig eine Änderung seiner Essgewohnheiten sein Leben retten könnte. Und nach und nach lernte er, mit der Diät zu leben, gesundes Essen so zu würzen, dass es ihm irgendwann schmeckte. Kurz nachdem ich den Bericht über das 12. Jahr der Studie zusammengestellt hatte, nahm Jim an einer Wohltätigkeitsveranstaltung teil, und zwar einer Radrundfahrt von Cleveland nach Toledo und zurück – eine Gesamtstrecke von 225 Meilen. Er hatte sich dabei übernommen und erlitt während der Fahrt einen Herzstillstand. (Es war kein Herzinfarkt, vielmehr hatte sich durch die Anstrengung viel Noradrenalin angesammelt und daher kam es in einer Pause, während der die Muskeln das Noradrenalin nicht mehr verbrauchten, zu einem Überschuss, der eine Arrhythmie verursachte, sodass Jims Herz plötzlich nicht mehr schlug.) Er wurde wiederbelebt, und das Angiogramm zeigte, dass er einen dritten Bypass benötigte, der ihn bei seiner aktiven Lebensweise schützen könnte. Seine kräftige Konstitution ließ ihn den Eingriff überstehen.*

Mittlerweile hat Jim die Sechzig überschritten und ist pensioniert – zum Schluss war er Oberschulrat –, aber zur Ruhe gekommen ist er nicht. Er radelt täglich 8–10 Meilen am Strand entlang, er rudert, hält Vorträge im örtlichen Arboretum und ist mit seiner Frau Sue viel auf Reisen. Und nach wir vor beträgt sein Cholesterinspiegel 121 mg/dl. Die Wette um ein abendliches Steakessen hat sein Doktor, der ihm unveränderliche 305 mg/dl unterstellte, verloren, aber Jim hat sie nie eingelöst – aus guten Gründen! «

Jack Robinson

Dank veganer Ernährung ist kein Bypass nötig

» *Auch er hatte mit seinem Kardiologen gewettet. Zwei Jahre, nachdem er eine Bypass-Operation abgelehnt und mit meinem Ernährungsplan begonnen hatte, war sein Arzt in Akron immer noch besorgt wegen Jacks Entscheidung und schlug folgenden Deal vor: Jack würde ein neues Angiogramm aufnehmen lassen, und sollte seine Erkrankung weiter fortgeschritten sein, würde er einem Bypass zustimmen. Im Angiogramm war aber kein fortgeschrittenes Leiden zu erkennen. Vielmehr zeigte sich, dass die Folgen von Jacks Erkrankung sich zurückbildeten.*

Schließlich zog Jack nach Piqua in Ohio um, wo er sich bei einem neuen Kardiologen anmeldete. Genau wie der frühere sah auch der neue Arzt Jacks Ernährungsprogramm skeptisch, und Jack erklärte sich 1998 widerwillig zu einem weiteren Angiogramm bereit. Dieses ergab eine noch deutlichere Besserung, und zu Jacks Ärger begann der Arzt zu prahlen, dass diese nur auf seine medikamentöse Behandlung zurückzuführen sei. «

Tatsächlich war bei allen diesen Patienten etwas Grundlegendes geschehen: Die Blutversorgung des Herzmuskels über die Koronargefäße hatte sich gebessert. Bei den meisten Patienten hatte sich der Gefäßdurchmesser messbar geweitet. Durch eine deutliche Abnahme des Cholesterins war das Endothel in der Lage, Stickoxid zu bilden, das seinerseits die Arterien – auch kranke – erweitert. Und das ist nicht der

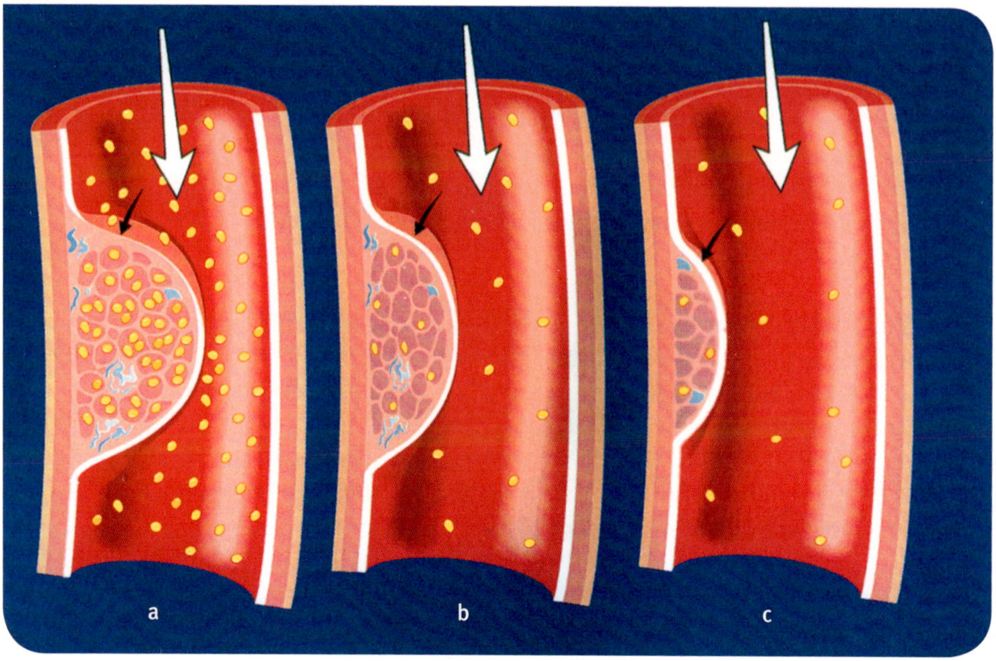

Durch die vegane Ernährung schrumpfen die Plaques (von a bis c) und stellen keine Gefahr mehr dar. Eine gesunde Endothelschicht wird wiederhergestellt.

einzige Erfolg. Die neuere Forschung belegt, dass eine Senkung des Cholesterinspiegels auch die Dicke der Erythrozytenmembran, also der roten Blutkörperchen, verringert, sodass deren Durchlässigkeit zunimmt. Dadurch können die Erythrozyten bei ihrer Wanderung durch die Lunge mehr Sauerstoff aufnehmen, den sie wiederum bei der Durchblutung des Herzmuskels leichter abgeben können. Schließlich hat die pflanzenbasierte Kost, die auf gefäßschädigende Nahrungsmittel verzichtet, die Integrität und Funktion des Endothels insgesamt wiederhergestellt. Da die Plaques schrumpften, konnten sie weder reißen noch die Kaskade der Blutgerinnung auslösen, die dann im Herzinfarkt mündet. Diese Patienten sind jetzt gegen Herzinfarkt gefeit.

Seit dem Abschluss der Studie starben mittlerweile 3 der Teilnehmer. Todesursache bei einem Patienten war eine Lungenfibrose.

Ein weiterer starb etwa 13 Jahre, nachdem er in das Programm aufgenommen wurde, an starken Blutungen bei einem Kollaps infolge heftigen Erbrechens. Leider wurde keine Autopsie durchgeführt, aber das Erbrechen und die Blutung, die nichts mit dem Herzleiden zu tun haben, könnten auf ein sogenanntes Mallory-Weiss-Syndrom hinweisen, bei dem durch zu viel Magensäure und Würgen die Magenschleimhaut aufreißt und eine freiliegende Arterie im Magen platzt.

Der dritte Patient war Rentner, ursprünglich LKW-Fahrer, der an einer schweren Depression erkrankte. Er starb in einem Heim, wo er nicht das richtige Essen bekam und sein Gesundheitszustand sich nach und nach verschlechterte.

Wie erging es den frühen Studienabbrechern?

1998 wollte ich den Zustand der 6 Patienten überprüfen, die in den ersten 12–15 Monaten aus der Studie entlassen wurden, und bat deshalb ihre Kardiologen um Auskunft auch über die Ernährung der Patienten vor der Studie. Bei jedem der Patienten hatte sich das Herzleiden verschlimmert. Seit sie aus der Studie ausgeschieden waren, hatte sich folgender Verlauf ergeben:

- Bei 4 Patienten verschlimmerte sich die Angina pectoris.
- Bei 2 Patienten trat eine ventrikuläre Tachykardie auf (lebensgefährliche Arrhythmie oder Herzrhythmusstörung, die Herzrasen verursacht).
- Vier Patienten benötigten eine Bypass-OP.
- Bei einem Patienten wurde eine Angioplastie durchgeführt.
- Bei einem Patienten kam es zu dekompensierter Herzinsuffizienz.
- Es gab einen Todesfall durch Komplikationen einer Arrhythmie.

Was für ein Gegensatz! Bei den Patienten, die in der Studie blieben, waren ebenfalls in den Jahren vor deren Beginn insgesamt nicht weniger als 49 kardiale Zwischenfälle aufgetreten. Einer der Männer kehrte nach 6 Jahren im Programm für 18 Monate, während er beruflich extrem gefordert war, zu seinen früheren Essgewohnheiten zurück, worauf seine Angina pectoris, die verschwunden war, erneut auftrat und er sich einer Bypass-Operation unterziehen musste. Dies war in den ersten 12 Jahren der Studie der einzige neue kardiale Zwischenfall. Von einer weiteren Bypass-Operation erfuhr ich während der Arbeit an diesem Buch, aber meines Erachtens handelte es sich dabei nicht um einen echten koronaren Zwischenfall. Der fragliche Patient zog von Cleveland weg, nachdem er 2 Jahre an der Studie teilgenommen hatte, und schied aus dem Programm aus. Der Patient befolgte aber weiter das Ernährungsprogramm – das tut er heute noch, 20 Jahre später –, aber er erzählte mir, dass er den Bypass gewollt hatte, um endlich die Symptome loszuwerden, die ihn hinderten, besser Tennis zu spielen.

Unter den Patienten mit vorbildlicher Compliance kam es in 12 Jahren der Studie zu keiner weiteren klinischen Verschlechterung der koronaren Herzkrankheit, nachdem sie es geschafft hatten, ihren Cholesterinspiegel im sicheren Bereich zu halten.

Alle diese Patienten haben von sich aus das empfohlene Ernährungsprogramm und die Medikation zur Cholesterinsenkung auch nach Abschluss der Studie befolgt. Wenn diese Patienten über die inzwischen fast 20 Jahre Freiheit von Krankheit nachdenken, gibt ihnen das Bewusstsein Kraft, dass sie die Kontrolle über ihre Gesundheit erreicht haben, weil sie die Krankheit, die ihr Leben zu zerstören drohte, selbst in die Hand nahmen.

Anthony Yen

»Wir haben die Schlacht gewonnen!«

» Anthony Yen, dessen Neujahrsfest 1987 beinahe tödlich geendet hätte, weiß das sehr genau. Kurz bevor er in die Studie aufgenommen wurde, hatte einer seiner 5 Bypässe versagt, und Anthony war entschlossen, das Fortschreiten seiner Krankheit zu verhindern. Er erinnert sich noch gut, wie schwer es ihm anfangs fiel, das Programm zu befolgen, beispielsweise täglich genau aufzuschreiben, was er aß, und alle 2 Wochen sein Blut untersuchen zu lassen.

Doch nach gut einem Monat im Programm spürte Anthony eines Tages plötzlich, dass es ihm deutlich besser ging. »Ich machte einen Spaziergang im Freien und hatte keine Atembeschwerden«, erzählt er. Er drehte sich um zu seiner Frau Joseanne und sagte triumphierend und laut genug, dass die anderen Teilnehmer an der Studie es mitbekamen: »Wir haben die Schlacht gewonnen!« «

Warum hat mir das keiner gesagt?

Obwohl eigentlich bekannt und auch bewiesen ist, welche Ernährung uns am besten vor Herzkrankheiten schützt, gibt es keine entsprechenden Empfehlungen von offizieller Seite.

Einer der längsten Teilnehmer an meinem Ernährungsprogramm ist ein Mann namens Abraham Brickner. Bevor er in den Ruhestand ging, leitete er im Gesundheitsdienst der Cleveland Klinik den Bereich Forschungs- und Programmentwicklung. Abes Mutter starb mit 62 Jahren an einem Herzleiden. Sein Bruder hatte mit 55 Jahren eine Bypass-Operation und starb 10 Jahre später an seiner Herzkrankheit. Einer von Abes Neffen erlitt mit 45 Jahren einen Herzinfarkt, ein weiterer starb mit 42 an einem Infarkt. Seinen ersten Bypass bekam Abe mit 55, den zweiten mit 65 Jahren.

Obwohl Abe seine Essgewohnheiten nach der ersten Operation teilweise umstellte, hatte er sich doch ein Leben lang fettreich ernährt: in Butter gebratene abgehangene Steaks aus dem Lebensmittelgeschäft seines Vaters, ein halbes Pfund Corned Beef auf einem Brotkanten, gehackte Leber in reinem Hühnerfett gebraten einmal in der Woche; am Samstagabend nach dem Kino ein großer Teller Waffeln. Abe, ein erfolgreicher Planer im Gesundheitswesen, der sich für die Verbraucher engagierte, hatte sich jahrelang intensiv mit Gesundheitsthemen befasst. Und rückblickend sagt er: »Als ein Cholesterinwert von 250 für normal gehalten wurde, entsprach ich exakt der Norm.«

Cholesterinwerte bis zu 300 mg/dl galten als normal

Es ist kaum zu glauben, aber jahrzehntelang galten Cholesterinwerte bis zu 300 mg/dl als völlig normal. Im Lauf der Jahre schwankten die Empfehlungen der »Experten«, und die Verbraucher im Gesundheitsmarkt waren verständlicherweise irritiert und fragten sich, welcher Cholesterinwert denn nun gelten sollte. Und dieser Wert wurde ständig mal höher, mal niedriger angesetzt. Als neuesten Stand der Dinge empfehlen nationale Gesundheitsorganisationen – American Heart Association, National Cholesterol Education Program und National Research Council – einen Serumcholesterinspiegel unter 200 mg/dl.[23] Dieselben Organisationen empfehlen, den Fettverzehr auf höchstens 30 % der täglichen Kalorienzufuhr zu beschränken. Allerdings wurde bisher noch nie nachgewiesen, dass diese Fettverzehrsmenge imstande wäre, die koronare Herzkrankheit zum Stillstand oder gar zum Rückzug zu veranlassen. Ganz im Gegenteil ergaben Untersuchungen, dass die Beschneidung des Fettverzehrs von noch höheren auf diesen Wert das Fortschreiten der Erkrankung vielleicht verzögern könnte, die Krankheit aber nichtsdestoweniger fortschreiten wird.

In Wirklichkeit wissen es die Ärzte besser. Längst wissen wir, dass von 4 Herzinfarktpatienten jeweils einer einen Cholesterinspiegel zwischen 180 und 210 mg/dl hat[24], und wir wissen auch, dass mehr als ein Drittel der Herzkranken in der Framingham-Herzstudie Cholesterinwerte zwischen 150 und 200 mg/dl aufwiesen.[25] Das bedeutet, dass Millionen Amerikaner, die sich wirklich bemühen, die von den nationalen Gesundheitsdiensten empfohlenen Werte zu erreichen, ihrer Mühe zum Trotz krank werden.

Was unsere Regierung und die zuständigen Gesundheitsdienste sich hier leisten, heißt im Klartext: Sie haben einen »sicheren Cholesterinwert« für die Bevölkerung vorgegeben, der in Wirklichkeit garantiert – wenn jeder dieses Ziel erreichen würde –, dass alljährlich mehr als 1,2 Millionen Amerikaner einen Herzinfarkt erleiden und dass sich bei weiteren Millionen die koronare Herzkrankheit verschlimmern würde.

Was geht hier vor?

Wenn der Beweis so augenfällig ist, dass der Cholesterinrichtwert auf maximal 150 mg/dl festgelegt werden sollte, warum erfahren wir das nicht von den Gesundheitsexperten und -politikern? Wenn wir unsere Regierungsvertreter auffordern, für unbedenkliches, bakterienfreies Trinkwasser zu sorgen, dann werden keine Konzentrationen festgesetzt, bei denen ein Großteil der Bevölkerung an Cholera und Durchfall erkranken würde. Vielmehr wird ein Wert festgelegt, der garantiert, dass niemand von uns infiziert wird. Ähnlich verhält es sich mit den offiziellen Vorgaben für andere Verunreinigungen. Wir legen keine Konzentration fest, bei der mehr als 20 % unserer Kinder durch Blei im Trinkwasser einen Gehirnschaden erleiden würden. Wir entscheiden uns für einen Wert, der die Sicherheit eines jeden Bürgers garantiert. Warum also reagieren die Politiker so anders, wenn es um die Cholesterinwerte im Blut geht?

Die Antwort ist eine komplizierte Mischung aus Kultur, Gewohnheit, Geschmack, Realpolitik und weiteren Faktoren – wozu offen gesagt auch eine gewisse Herablassung medizinischer Experten gegenüber einem Laienpublikum zählt. Schauen wir uns die Fakten an.

Zunächst einmal ist es so, dass die Menschen nach Öl, Milchprodukten und tierischen Fetten süchtig sind, und zwar auch die Mediziner, die das Problem wissenschaftlich untersuchen. Wir werden geradezu mit giftigem Essen überschwemmt, das attraktiv, schmackhaft, einigermaßen bezahlbar ist und massiv beworben wird. Und dahinter stehen mächtige kommerzielle Interessen, die eine Änderung der amerikanischen Ernährungsweise verhindern wollen. Im Lauf der Jahre ist mehrfach versucht worden, die Ernährungsempfehlungen mit aktuellen wissenschaftlichen Erkenntnissen in Einklang zu bringen. In jedem Fall hat intensive Lobbyarbeit seitens der Industrie – also der Hersteller und Händler von Milchprodukten, Fleisch und Geflügel – dazu geführt, dass jene, die die Standards setzen, den Rückzug antraten.

Das Landwirtschaftsministerium entscheidet, was wir essen sollen

Mit einfachen Worten: Der Fuchs wütet im Hühnerstall. Nirgendwo zeigt sich das deutlicher als im US-Landwirtschaftsministerium, das seit Ende der 1970er Jahre die offiziellen Richtlinien der Regierung zur wünschenswerten Ernährung der Amerikaner herausgibt. In einem kürzlich erschienenen Leitartikel für den Nutrition Action Health Letter, einer Publikation des Center for Science in the Public Interest, nannte Michael Jacobsen die Amtsinhaber im Landwirtschaftsministerium namentlich und beschrieb, womit die einzelnen ihr Geld verdient hatten, bevor sie für das Landwirtschaftsministerium tätig wurden.[26] Jeder von ihnen hatte zuvor in der Milchwirtschaft, in der Fleisch oder Geflügel verarbeitenden Industrie gearbeitet. Und erst im Oktober 2000 gelang es dem Ärztekomitee für verantwortungsbewusste Medizin nachzuweisen, wer die Mitglieder des USDA-Komitees für Ernährungsrichtlinien finanzierte. Es stellte sich heraus, dass 6 von den 11 Mitgliedern des Komitees, unter ihnen der Vorsitzende, Geldspritzen von der Lebensmittelindustrie erhalten hatten.

Meiner Auffassung nach müsste das Landwirtschaftsministerium, das definitionsgemäß die landwirtschaftlichen Interessen der Nation schützen und fördern soll, sich von der Verantwortung entbinden, die Ernährungsrichtlinien festzulegen. Diese Aufgabe sollte vielmehr durch Einrichtungen innerhalb des Gesundheits- und Sozialministeriums geregelt werden. Doch bislang entscheidet immer noch das US-Landwirtschaftsministerium darüber, was die

Wie lauten die deutschen Empfehlungen?

Wie sieht eine gesunde Ernährung nach Ansicht der deutschen Gesellschaft für Ernährung (DGE) aus? Hier die DGE-Empfehlungen:

- Täglich 150–300 g Getreide, Getreideerzeugnisse oder Kartoffeln verzehren und dabei Produkte aus Vollkorn bevorzugen.
- Täglich 400 g oder mehr Gemüse und Salat essen.
- Täglich 2–3 Portionen Obst (insgesamt 250 g oder mehr) zu sich nehmen.
- Den Verzehr von Milch/Joghurt auf 200–250 g pro Tag und den von Käse auf 50–60 g pro Tag begrenzen und dabei fettarme Produkte bevorzugen.
- Pro Woche nicht mehr als insgesamt 300–600 g Fleisch, Wurst, Fisch und Eier essen, dabei fettarme Produkte bevorzugen.
  - Der Fischkonsum pro Woche sollte 80–150 g fettarmen Seefisch und 70 g fettreichen Seefisch umfassen.
  - Pro Woche sollten nicht mehr als 3 Eier (inkl. verarbeitetem Ei) verzehrt werden.
- Der tägliche Fettkonsum sollte auf 15–30 g Butter/Margarine und 10–15 g Öl (z. B. Rapsöl, Sojaöl, Walnussöl) begrenzt werden.

Amerikaner essen sollen. Alle 5 Jahre, wenn es seine Empfehlungen aktualisiert, enden die Richtlinien damit, dass die Öffentlichkeit wieder irregeführt und die Wissenschaft verraten wird. Bereits 1991 beispielsweise hätten die vorgeschlagenen Änderungen in der Lebensmittelpyramide Fleisch und Milchprodukten einen geringen Anteil zugewiesen. Doch nachdem die Lobbyisten ihre Einwände vorgebracht hatten, stimmte das US-Landwirtschaftsministerium einem irreführenden Kompromiss zu, sodass die neuen Richtlinien weiterhin den Verzehr tierischen Proteins empfahlen.

Ungesunde Empfehlungen

Seither hat sich nicht viel geändert. Hier sind einige der Einwände, die ich 2005 schriftlich beim Food Guidelines Committee einreichte:

Getreide

Empfehlung des US-Landwirtschaftsministeriums: »Essen Sie täglich mindestens 85 g Getreideprodukte aus Vollkorn. Im Allgemeinen sollte mindestens die Hälfte der Gesamtmenge aus Vollkorngetreide bestehen.«

Mit anderen Worten, die andere Hälfte des verzehrten Getreides können Weißmehlprodukte sein, die einen großen Teil ihrer natürlichen Nährstoffe und Ballaststoffe eingebüßt haben. Diese erhöhen die Triglyceridwerte im Blut, ein nachweislicher Risikofaktor der koronaren Herzkrankheit.

Milchprodukte

Empfehlung des US-Landwirtschaftsministeriums: »Trinken Sie täglich 3 Tassen fettfreie oder fettarme Milch oder essen Sie entsprechende Milchprodukte.«

Auch fettarme Milch enthält beachtliche Mengen gesättigter Fette; diese können die Arterien verstopfen. Im Übrigen haben gut 50 Millionen Amerikaner eine Laktose-Intoleranz. Wenn sie Milch zu sich nehmen, bekommen sie Magen-Darm-Beschwerden. Außerdem wird ein Zusammenhang zwischen dem Genuss von Milch und der Entstehung von Prostatakarzinomen vermutet. In Tierstudien wurde nachgewiesen, dass Kasein, das Hauptprotein der Milch, Tumorwachstum deutlich fördern kann.[27]

Gesättigte Fette

Empfehlung des US-Landwirtschaftsministeriums: »Essen Sie weniger als 10% der Kalorien in Form gesättigter Fette und weniger als 300 mg Cholesterin pro Tag. Essen Sie so wenig Transfettsäuren wie möglich.«

Diese Empfehlung ist merkwürdig und nicht umzusetzen. Ich kenne keinen Lebensmittelchemiker, Ernährungswissenschaftler, Arzt oder sonstigen Fachmann, der ausrechnen würde, wie viel Kalorien er pro Tag in Form gesättigter Fette verzehrt, oder der genau wüsste, wie viel Milligramm Cholesterin und Transfette er isst. Es ist absurd, von der Bevölkerung zu verlangen, dass sie sich an Regeln hält, die nicht einmal die Wissenschaftler befolgen, die sie sich ausgedacht haben. Es wäre einfacher – und einleuchtender – den Menschen zu raten, tierische Produkte (als Quelle von Cholesterin und den meisten gesättigten Fetten) zu meiden und ebenso Produkte zu meiden, auf deren Verpackung »gehärtet« oder »teilweise gehärtet« steht, denn diese enthalten die besonders schädlichen Transfette.

Gesamtfett

Empfehlung des US-Landwirtschaftsministeriums: »Achten Sie darauf, dass Sie nicht mehr als 20–35 % Ihres Kalorienbedarfs durch Fett decken, und zwar in Form von mehrfach oder einfach ungesättigten Fettsäuren wie Fisch, Nüsse und pflanzliche Speiseöle.«

Diese Empfehlung ist besonders problematisch. Unsere Regierung empfiehlt nämlich einen Fettverzehr, der keineswegs Gefäßkrankheiten verhindern kann, sondern sie vielmehr erwiesenermaßen fördert. Im Kapitel »Was ist mit ›herzgesundem Öl‹?« werde ich auf die nachweislichen schädlichen Wirkungen einfach ungesättigter Öle eingehen. Der Verzehr von Fisch wiederum ist mit besonderen Gefahren verbunden. Da Fische oft mit Giften wie PCB oder Quecksilber belastet sind, ist der Verzehr so riskant, dass schwangeren Frauen geraten wird, möglichst selten Fisch zu genießen. Und die mittlerweile zunehmend verbreiteten Aquakulturen, die das Überfischen der Meere kompensieren sollen, sind mit neuen Gefahren verbunden. Fischzucht in Aquakultur ist so ungesund, dass sie den Einsatz von Antibiotika erfordert, und viele Gesundheitsbehörden warnen vor dem Verzehr von Fischen aus Aquakultur. Die in Fisch enthaltenen Omega-3-Fettsäuren sind zweifellos wertvoll, aber es gibt auch andere, unbedenkliche Quellen für diese Säuren, und das erfahren Sie im nächsten Kapitel.

Fettarme Produkte

Empfehlung des US-Landwirtschaftsministeriums: »Achten Sie beim Kauf und bei der Zubereitung von Fleisch, Geflügel, getrockneten Bohnen und Milch oder Milchprodukten auf magere, fettarme oder fettfreie Ware.«

Das ist durchweg Vernebelung – irreführend und verwirrend für Menschen, die mit Wissenschaft nicht vertraut sind, also die meisten. Es gibt kein fettfreies Fleisch, sondern nur mehr oder weniger fettes und somit mehr oder weniger giftiges Fleisch. Das Gleiche gilt für Geflügel. Und hier beginnt das Problem. Geflügel aus Massentierhaltung ist dermaßen bakteriell verseucht, dass die amtlichen Kontrolleure selten Geflügel essen. Tatsächlich warnen die Gesundheitsämter regelmäßig die Verbraucher, Übertragung von Keimen im Kühlschrank und auf Arbeitsplatten zu vermeiden. Was Milch und Milchprodukte angeht, sind diese nachweislich an der Entstehung von Erkrankungen des Herzens, Schlaganfällen, Bluthochdruck, Diabetes, Osteoporose und Prostatakrebs beteiligt.

Und die Etikettierung kann irreführend sein. Wenn Sie glauben, dass bei Milch mit 2 % Fettgehalt laut Etikett nur 2 % der Kalorien aus Fett stammen, liegen Sie falsch. Tatsächlich stammen bei 2 %iger Milch 35 % der Kalorien aus Fett. Und dementsprechend stammen bei »1 %-Milch« 21 % der Kalorien aus Fett.

Keine Organisation redet Klartext

Wie ist es möglich, dass eine staatliche Behörde Richtlinien für die Ernährung formuliert und verbreitet, die – würden sie befolgt – Millionen Amerikaner vorzeitig das Leben kosten müssten? Das ist eine internationale Schande. Und es ist eine Katastrophe für die Gesundheit des Volkes. Die derzeitige Regelung, das US-Landwirtschaftsministerium diese Richtlinien erstellen zu lassen, ist so ähnlich, als würde man Al Capone bitten,

Was empfiehlt die Deutsche Gesellschaft für Kardiologie?

So lauten die Ernährungsempfehlungen der DGK, um Herz-Kreislauf-Erkrankungen vorzubeugen:

- Gesättigte Fettsäuren sollten < 10 % der gesamten Energieaufnahme ausmachen; dies kann durch Ersatz von gesättigten Fetten durch mehrfach ungesättigte Fettsäuren erreicht werden.
- Transfettsäuren sollen grundsätzlich vermieden werden und < 1% der gesamten Energieaufnahme ausmachen (Transfette kommen in Pommes frites, Keksen, Kartoffelchips und verschiedenen Back- und Bratfetten, Frittierölen und gehärteten Fetten vor).
- Der Salzkonsum sollte auf weniger als 5 g pro Tag begrenzt werden.
- Eine Menge von 30–45 g Ballaststoffen täglich, wie sie in Vollkornprodukten, Obst und Gemüse vorkommen, ist wünschenswert.
- Täglich 200 g Obst (2–3 Portionen; z. B. 2 mittelgroße Äpfel) essen.
- Täglich 200 g Gemüse (2–3 Portionen) verzehren.
- Fisch möglichst zweimal pro Woche zu sich nehmen, davon eine Mahlzeit mit fettreichem Fisch.

einem die Einkommensteuererklärung zu machen. Doch auch unsere medizinischen Organisationen reden bei diesem Thema keinen Klartext. Zwar weisen sie uns seit mehr als 10 Jahren darauf hin, dass Milchprodukte, Öl und tierische Fette schädlich sind. Doch sie bringen es nicht fertig, ihre Ernährungsempfehlungen grundlegend zu ändern, obwohl mit jedem Jahr klarer wird, dass Gefäßkrankheiten, Krebs und andere Leiden Folge der ungesunden Ernährung in den westlichen Ländern sind. Stattdessen empfehlen die Experten nach wie vor, wir sollten weniger tierische Fette und Milchprodukte essen, rotes Fleisch beispielsweise nur ein- bis zweimal in der Woche, und bei Hühnchen die Haut abschneiden. Diese Ratschläge sind ungenau und vage und senken die Fettaufnahme allenfalls unwesentlich.

Nahezu alle Experten stimmen zu, dass die koronare Herzkrankheit bei Menschen, deren Cholesterinspiegel stabil unter 150 mg/dl beträgt, selten auftritt. Fast alle bestätigen, dass eine Senkung der Fettzufuhr auf unter 10 % der verzehrten Kalorien deutlich zu niedrigen Cholesterinwerten beiträgt. Sie würden auch einräumen, dass es unmöglich ist, sich von reichlich Fleisch, Geflügel, Milchprodukten und Öl zu ernähren und dabei weniger als 10 % der Kalorien aus Fetten zu beziehen. Doch anstatt diese Tatsachen klipp und klar der Öffentlichkeit mitzuteilen und statt wirklich sichere Blutfettwerte festzulegen und den Amerikanern beizubringen, wie sie diese erreichen können, schrecken die Experten zurück. Sie erklären, dass es die Menschen stark frustrieren würde, wenn ihnen die nötige Ernährungsumstellung nicht gelänge.

Wir müssen die Menschen aufklären!

Ich halte das für falsch. Wir sollten die Menschen aufklären, was für sie das Gesündeste ist. Sie können dann selbst entscheiden, ob sie sich gesund ernähren wollen. Wir als die Wissenschaftler müssen sie zumindest aufklären, was für sie optimal ist.

1991 organisierte ich die erste nationale Konferenz über die Rolle von Lipiden bei der Elimination und Prävention der koronaren Herzkrankheit. Teilnehmer waren anerkannte Fachleute auf den Gebieten Kardiologie, Ernährungswissenschaften, Pathologie, Kinderheilkunde, Epidemiologie und Gesundheitswissenschaften. Während 2 Tagen voller Vorträge in Tucson, Arizona, sollten die Referenten erklären, was sie für die optimale Ernährung hielten, bei der die geringste Gefahr einer koronaren Herzerkrankung bestand. Sie sollten sich zu der Frage äußern: »Was raten Sie einem Patienten, wenn er sagt: ›Ich will alles tun, wenn ich bloß nicht herzkrank werde.‹, oder ›Ich hatte einen Herzinfarkt, und das will ich nie wieder erleben.‹«

Ein Teilnehmer antwortete: »Ich rate ihm, Bohnen zu essen, Bohnen und noch einmal Bohnen.« Ein anderer, Prof. T. Colin Campbell von der Cornell Universität, weltweit anerkannter Ernährungswissenschaftler und Co-Autor von The China Study sprach klar und eindringlich aus, was die übrigen Fakultätsmitglieder empfanden:

»Wenn wir davon überzeugt sind, was uns die Ergebnisse unserer Untersuchungen sagen, warum sollen wir uns dann scheuen, eine Ernährung zu empfehlen, die wir als sicher und gesund erkannt haben? Die Wissenschaftler müssen von ihrem Standpunkt abrücken, dass die Öffentlichkeit nicht von Informationen profitiert, für die sie nicht reif ist. Wir müssen den Menschen ehrlich die Wahrheit sagen und sie entscheiden lassen, was sie damit anfangen. Wir können sie nicht zwingen, die Richtlinien zu befolgen, die wir empfehlen, aber wir können sie mit diesen Richtlinien bekanntmachen und dann die Entscheidung ihnen überlassen. Ich persönlich vertraue den Menschen. Wir müssen ihnen erklären, dass eine Ernährung mit Wurzeln, Stielen, Samen, Blüten, Früchten und Blättern am gesündesten ist und dass sie die einzige Ernährung ist, für die wir werben, die wir befürworten und die wir empfehlen.«[28]

Was empfehlen die Experten?

Nach der Konferenz erstellte ich eine Zusammenfassung, der dann 10 der 13 Fakultätsmitglieder zustimmten. Die folgenden 4 Punkte zeigen die klare Haltung dieser anerkannten Experten. Mögen sie als Vorbild für eine hilfreichere Ernährungsberatung der Amerikaner dienen als das, was die Regierung und die Gesundheitsorganisationen derzeit empfehlen.

- »Die aktuellen Empfehlungen der staatlichen und nationalen Gesundheitsdienste sind nicht geeignet, die koronare Herzkrankheit wirklich zum Stillstand zu bringen oder zu verhüten. Aus den Untersuchungen geht hervor, dass bei den Personen, die sich nach den bisherigen Empfehlungen richten, die Erkrankung schneller fortschreitet als bei Personen, die durch gezielte Diät und/oder Lipidsenker niedrigere Blutfettwerte erreicht haben.«
- »Eine Diät, mit der ein deutlicherer Abbau der Arteriosklerose erzielt werden kann, darf nicht mehr als 10–15 % Fett enthalten und sollte überwiegend aus Getreide, Hülsenfrüchten, Gemüse und Obst bestehen. Diese Ernährung bietet Schutz gegen die Entwicklung verbreiteter Tumoren

der Brust, der Prostata, des Darms und der Eierstöcke. Sie verringert auch die Wahrscheinlichkeit einer Entstehung von Übergewicht, Bluthochdruck, Schlaganfall und Typ-2-Diabetes. Bei ausreichendem Gehalt an Mineralien und Vitaminen hat eine solche Diät keinerlei unerwünschte Wirkungen.«
- »Bei Kindern und Heranwachsenden muss verstärkt darauf hingearbeitet werden, dass sie schon früh gesunde Ernährungsgewohnheiten entwickeln. Beim Hinarbeiten auf dieses Ziel kommt den Schulen eine Vorreiterrolle zu.«
- »Spekulationen über das Maß der Compliance der Öffentlichkeit dürfen die Genauigkeit der Empfehlungen nicht beeinflussen.«[29]

Fettarm bedeutet nicht geschmacksarm

Wenn wir empfehlen, dass die Amerikaner sich auf pflanzenbasierte Ernährung umstellen, dann verlangen wir natürlich von ihnen, ein ganz neues Geschmacksempfinden einzuüben. Es gibt jedoch einige potenzielle Verbündete, nämlich die professionellen Köche dieser Erde, die in teuren Hotels, Restaurants, Geschäften, Clubs und anderen Veranstaltungsorten arbeiten, wo exquisites Essen üblich ist. Diese Köche sind Meister darin, aus jeder Zutat köstliche Gerichte zu zaubern.

Vor ein paar Jahren wurde ich gebeten, im Broadmoor Hotel in Colorado Springs bei einem Arbeitsessen von Direktoren einer privaten Krankenversicherung einen Vortrag über Vorbeugung und Behandlung von Herzkrankheiten zu halten. Ich sagte zu, allerdings unter einer Bedingung: Ich wollte das Menü bestimmen. Die Organisatoren erklärten sich einverstanden. Nach meinem Vortrag erklärte ein Skeptiker unter den Zuhörern, dass kein Mensch eine Diät essen würde, die nur 10% oder noch weniger Fett enthielte.

»Hat Ihnen das Essen geschmeckt?«, erkundigte ich mich.

»Es war ausgezeichnet«, fand er.

»Fein«, freute ich mich. »Sie sollten wissen, dass es nur 10% Fett enthielt; das war meine Bedingung an den Chefkoch, wenn ich hier meinen Vortrag halten sollte.«

Standpunkt vertreten, mit Hilfe eines Spitzenkochs. Leider dürfte das eine Ausnahme gewesen sein. Zehn Jahre zuvor sollte ich an einer renommierten Fachschule für Kochkunst einen Vortrag halten. Als ich dort eintraf, hatte der Direktor beschlossen, dass seine Kochschüler nicht hören sollten, was ich zu sagen hatte, weil es ganz klar dem widersprach, was sie lernten. Stattdessen gab ich einen kurzen Abriss meiner Daten vor einem stark geschrumpften Auditorium – dem Direktor und seinem Assistenten. Wenige Jahre danach wurde ich um einen Vortrag bei einem anderen Treffen gebeten, dem Jahrestreffen der Köche des Landes in Nashville, Tennessee. Ich hatte den Vorsitz bei einer Sitzung von etwa 20 Köchen, die sämtlich an koronarer Herzkrankheit litten. Sie hatten sich krank gekocht.

»Wenn ich das nur vorher gewusst hätte!«

Die gute Nachricht ist, dass sich das Wissen verbreitet. Die Amerikaner werden nach und nach gesundheitsbewusster. Seit ich vor 20 Jahren mit meiner Forschung begann, hat es eine deutliche Zunahme der Experten gegeben, die glauben, dass die Ernährung bei der Erhaltung eines unbedenklichen Cholesterinspiegels eine wesentliche Rolle spielt und uns vor den häufigen todbringenden Krankheiten schützt, besonders vor der koronaren Herzkrankheit.

Viele medizinische Laien kommen von sich aus zu dieser Einsicht. Abe Brickner entdeckte wenige Jahre nach seiner ersten Bypass-Operation eine Studie über Patienten, die sich diesem Eingriff unterzogen hatten. »Beim Lesen merkte ich, dass irgendwas im Gang war«, sagte er. »Wenn 50 % der Operierten einen zweiten Bypass brauchen, wollte ich wissen, was mir bevorstand.« Infolge der Studie unterzog sich Abe einer neuen Angiografie und bekam einen weiteren Bypass, er war damals 65 Jahre alt. Heute sagt er dazu: »Hätte ich gewusst, was ich heute weiß, dann hätte ich nicht mal den ersten Bypass bekommen.« Diesem zweiten Eingriff »verdanke ich die endgültige Einsicht und Selbsterkenntnis, die mich zur Prävention brachte. Und als ich Dr. Esselstyn begegnete, war ich bereit.«

Abe musste an die Hand genommen werden, um sich von der geliebten fettreichen Kost zu verabschieden, die er so viele Jahre genossen hatte. Doch er machte bei meinem Ernährungsprogramm mit und blieb dabei. Sein Cholesterin fiel von 235 mg/dl auf 123 und blieb bis heute stabil. Inzwischen ist Abe über 80 Jahre alt und überzeugt, dass er bestimmt 100 Jahre werden wird. Und das Beste dabei ist, so findet er: »Für meine Gesundheit verantwortlich bin ich, nicht der Doktor.«

Einfache Schritte

Für Herzkranke, aber auch für Menschen, die einfach niemals herzkrank werden wollen, ist dieses Kapitel wohl das wichtigste, denn hier erfahren Sie, wie das gelingt.

Sie wissen bereits, dass mein Zugang zu dieser potenziell tödlichen Krankheit energisch und entschieden ist. Das Vorgehen, das ich empfehle, beruht gänzlich auf meiner Forschung und stützt sich überdies auf 12 Jahre sorgfältiger Untersuchungen und 20 Jahre ununterbrochener Arbeit mit einer breit gefächerten Gruppe von Patienten. Und der Erfolg hängt weitgehend davon ab, immer auf Genauigkeit zu achten. Mit den Worten von Rupert Turnbull, einem ehemaligen Chirurgen an der Cleveland Klinik: »Eine falsche Anwendung der Methode ist keine Entschuldigung, um sie aufzugeben.«

Die wesentliche Erkenntnis meiner Forschung lautet: Niemand, dem es dauerhaft gelingt, sein Gesamtcholesterin im Blut auf 150 mg/dl und den LDL-Wert auf unter 80 mg/dl zu senken – und zwar durch konsequente pflanzenbasierte Ernährung und gegebenenfalls durch niedrig dosierte Cholesterinsenker –, wird eine Verschlimmerung seines Herzleidens erleben. Viele haben sogar das Glück, dass sich die Folgen ihrer Erkrankung medizinisch nachweisbar zurückbilden.

Bedenken Sie, dass ¾ der Erdbevölkerung niemals herzkrank werden. Auch Ihr Cholesterinstoffwechsel und dementsprechend Ihr Widerstand gegen das heimtückische Fortschreiten der Herzkrankheit kann so stark werden wie bei den Chinesen auf dem Land, den Bewohnern von Okinawa in Japan, den Tarahumara-Indianern im Norden Mexikos, den Papua im Hochland von Neu-Guinea und vielen afrikanischen Stämmen. Unter diesen Völkern sind Herzkrankheiten praktisch unbekannt, weil sie sich immer überwiegend von pflanzlicher Kost ernährt haben. Infolge meiner Untersuchungen und der Beratung von Hunderten von Herzkranken bin ich überzeugt, dass auch Sie sich vor einem Herzinfarkt schützen können.

Im ersten Beratungsgespräch mit potenziellen Patienten betone ich stets, dass es keine Ausnahmen mehr geben wird. Den Satz »Dieses kleine Bisschen kann ja nicht schaden« sollte man streichen. Wenn Sie sich nur einen Punkt merken, dann hoffentlich diesen: Dass schon ein kleines Bisschen verbotenes Essen – also Fett, Milchprodukte, Speiseöl, tierisches Eiweiß – schaden kann und wird. Denn wenn Sie sich für eine insgesamt gesunde Ernährung entscheiden, aber auch nur 2- oder 3-mal in der Woche Fett essen, bedeutet das ja, dass Sie an ungefähr 150 Tagen im Jahr gegen die Regel verstoßen und sich schaden. Diese »kleinen Sünden« kostet Sie schließlich den gesamten Nutzen der pflanzenbasierten Ernährung für Ihre Gesundheit. Schon »dieses kleine Bisschen« kann verhindern, dass Sie von Herzkrankheiten verschont bleiben.

Wenn Sie diese Voraussetzung begreifen und akzeptieren, dann haben Sie schon 95 % des Wegs zum Stillstand Ihrer Krankheit zurückgelegt. Auch nur gelegentliche kleine Regelverstöße können den Erfolg infrage stellen. (Ich muss gestehen, dass ich jedes Jahr an Silvester 8–10 Erdnussbutter-Schokoladen-Kekse nasche.)

Das erinnert mich an ein Frühstück vor mehreren Jahren, als ich bei einer Tagung über Brustkrebs einen Vortrag halten sollte. Neben mir saß ein bekannter Chirurg von der Ostküste, ebenfalls ein Tagungsteilnehmer. Vor 18 Monaten hatte er einen Herzinfarkt erlitten. Dennoch aß er von Butter triefende Pfannkuchen mit Schinkenspeck. Als er meine hochgezogenen Augenbrauen sah, erklärte er, normalerweise sei er vorsichtig mit dem Essen und erlaube sich Ausrutscher nur an Wochenenden, wenn er nicht in der Stadt sei, oder bei besonderen Gelegenheiten.

Später hat dieser Arzt einen schweren Schlaganfall erlitten und ist seitdem sprachbehindert. Die gleiche Gefäßerkrankung, die die Herzkranzgefäße verengt, beschädigt auch die Arterien zum Gehirn.

Es geht also um konsequente Befolgung. Und jetzt befassen wir uns mit den Regeln meines Ernährungsprogramms.

Was sollte ich meiden?

- Essen Sie keinerlei tierische Produkte. Dazu gehören Fleisch, Geflügel, Fisch und Eier. Vielleicht wissen Sie, dass Fisch reichlich Arginin und Omega-3-Fettsäuren enthält, die für die Gesundheit des Endothels und für weitere Körperfunktionen benötigt werden. Es gibt aber auch andere, gesündere Quellen für diese Stoffe (siehe ab Seite 11 und Seite 74).
- Nehmen Sie keine Milchprodukte zu sich. Das heißt weder Butter, Käse, Sahne, Speiseeis, Joghurt, Milch noch Magermilch.
- Vermeiden Sie sämtliche Speiseöle, auch solche, die als »gesunde Öle« angepriesen werden, wie Olivenöl aus erster Pressung oder Rapsöl (siehe Seite 11 und 80).
- Essen Sie keine Produkte aus raffiniertem Getreide. Anders als beim Vollkorngetreide wurde diesen ein Großteil an Ballaststoffen und Nährstoffen entzogen. Meiden Sie daher weißen Reis und Weißmehlprodukte, wie Nudeln, Brot, Bagels und andere Backwaren.
- Verzichten Sie auf Nüsse, vor allem, wenn Sie herzkrank sind. Herzgesunde können Walnüsse in kleineren Mengen essen, weil sie ihnen beachtliche Mengen Omega-3-Fettsäuren zuführen, die wichtige Aufgaben im Körper wahrnehmen. Ich bin allerdings äußerst vorsichtig bei Nüssen. Obwohl von Firmen, die mit Nüssen handeln, finanziell geförderte Kurzzeitun-

tersuchungen zeigen, dass Nüsse gute und schlechte Blutfette günstig beeinflussen können, kenne ich keine Langzeituntersuchungen, denen zufolge der Verzehr von Nüssen Herzleiden zum Stillstand bringen oder rückgängig machen könnten. Außerdem könnten die Patienten vielleicht zu viel davon essen und dadurch ihre Blutfette erhöhen.

Empfohlene Lebensmittel

Nun wenden wir uns den erlaubten Lebensmitteln zu, die Sie gern reichlich essen dürfen. Die Liste wird viele Produkte, die Sie bisher gegessen haben, nicht enthalten. Dennoch erlaubt diese Ihnen, den Teller mit einer bunten Vielfalt köstlicher Lebensmittel zu füllen, die voller Ballaststoffe, Nährstoffe und Antioxidanzien stecken. Alle empfohlenen Lebensmittel dienen der Herzgesundheit und dem Wohlbefinden.

Gemüse in allen Farben

Die Liste ist keineswegs vollständig, vermittelt aber einen guten Eindruck von der Fülle an Gemüsen, die Sie essen dürfen:

- Süßkartoffeln, Yamswurzel
- Kartoffeln (aber niemals Pommes frites oder andere mit Fett zubereitete Kartoffeln)
- Brokkoli
- Grünkohl
- Spinat
- Spargel
- Artischocken
- Aubergine
- Rettich
- Sellerie
- Zwiebeln
- Karotten
- Rosenkohl
- Mais
- Kohl (z. B. Rotkohl, Weißkohl)
- Blattsalat
- Paprika
- Pak-Choi
- Stielmangold, Blattmangold
- Steckrüben
- Pastinaken
- Sommerkürbis, Winterkürbis
- Tomaten (sind eigentlich Früchte)
- Gurken

Sie dürfen jedes denkbare Gemüse essen, mit einer Ausnahme: Herzkranke sollten keine Avocados verzehren, weil sie ungewöhnlich viel Fett enthalten. Wer nicht herzkrank ist, darf Avocados essen, solange seine Blutfette nicht erhöht sind.

Jede Menge Hülsenfrüchte

Alle Arten von Bohnen, Erbsen und Linsen sind erlaubt. Es handelt sich um eine riesige Pflanzenfamilie. Sie werden sicherlich Ihre Favoriten finden, sobald Sie sich zu dieser Art der Ernährung entschließen.

Die Vielfalt der Vollkornprodukte nutzen

Weizen, Roggen, Bulgur (Weizengrütze), Vollkornhafer, Gerste, Buchweizen (Kascha oder Grütze), Mais, Maismehl, wilder Reis, Naturreis, Popcorn, ferner seltenere Spezialitäten wie Couscous (Hartweizengrieß), Kamut (mit Hartweizen verwandt), Quinoa, Amaranth, Hirse, Dinkel, Teff (Zwerghirse), Triticale, Grano und Faro. Es gibt eine unglaubliche Auswahl an vertrauten und neuen Produkten. Sie können auch Cerealien essen, wenn kein Zucker oder Fett zugesetzt wurde – z. B. Haferschrot (keine Schmelzflocken), auch bestimmte Markenprodukte wie Grape-Nuts. Essen Sie nur Vollkornbrot, und zwar ohne Zusatz von Öl. Vollkornnudeln sind erlaubt, wenn sie aus Vollkornweizen, Naturreis, Dinkel oder Quinoa hergestellt sind. (Vorsicht bei Nudeln im Restaurant. Oft sind sie aus Ei und Weißmehl.)

Alle Obstsorten sind erlaubt

Früchte alle Art sind erlaubt. Allerdings mit einer Einschränkung: Sie sollten nicht mehr als 3 Stück Obst am Tag essen, bei Beeren und Trauben 3 kleine Portionen, das entspricht jeweils einer kleinen Handvoll. Trinken Sie am besten auch keine reinen Fruchtsäfte. Obst und vor allem auch Obstsäfte enthalten reichlich Zucker, und wenn Sie zu viel davon zu sich nehmen, jagt das Ihren Blutzucker in die Höhe. Darauf reagiert die Bauchspeicheldrüse mit einer Ausschüttung von Insulin, und das Insulin wiederum bewirkt, dass die Leber mehr Cholesterin produziert.[30] Zudem können die Triglyceridspiegel ansteigen. Das Gleiche gilt für zuckerreiche Desserts.

Getränke

Empfohlen werden Wasser, Selterwasser (den Geschmack können Sie mit etwas Fruchtsaft verbessern), Hafermilch, fettfreie Sojamilch, Kaffee und Tee. Alkohol in Maßen ist erlaubt. (Das gefällt meinem Kollegen und Patienten Joe Crowe. Bei der alljährlichen Geburtstagsparty zu Ehren des Dichters Robert Burns geht es schottisch zu: Zu den Höhepunkten der Feierlichkeiten gehört unter anderem Haggis, ein mit Innereien und Haferschrot gefüllter Schafsmagen. Das Einzige aber, das jemand genießen darf, der meine Diät befolgt, ist der schottische Whisky.)

Vorsicht bei vermeintlich fettfreien Produkten

Die meisten Lebensmittel bei dieser Ernährungsweise sind frische, unverpackte Produkte, die ohne Etikett auskommen. Wenn aber Produkte verpackt sind, sollten Sie die Deklaration der Zutaten sehr genau lesen. Der Grund ist folgender: In den vergangenen Jahren hat die amerikanische Arznei- und Lebensmittelbehörde (FDA) die Lebensmittelindustrie gezwungen, den Fettgehalt von Lebensmitteln genauer als bisher anzugeben. Bei den Deklarationsvorschriften gibt es allerdings eine sehr wichtige Gesetzeslücke. Die FDA erlaubt den Herstellern die Aussage, dass ein Produkt fettfrei ist, wenn eine Portion nur ½ g Fett oder weniger enthält. Wenn man sich jetzt eine Packung mit 6 Donuts vorstellt, die jeweils 1 g Fett enthalten, geben die Hersteller einfach ½ Donut als eine Portion aus. Die Packung enthält gemäß Etikett also 12 Portionen fettfreie Donuts, obwohl insgesamt 6 g Fett enthalten sind.

Natürlich ist das Unsinn. Diese Produkte »ohne Fett« mögen insgesamt weniger Fett enthalten als ihre Gegenstücke mit der höheren Oktanzahl, aber »fettfreie« Salatdressings, Käse, Frühstücksteilchen und Brotaufstriche enthalten die altbekannten Fette aus Milch, aus Tieren und Pflanzen und sind gesundheitsschädlich. Achten Sie auf Hinweise wie »enthält geringfügige Mengen an Fett«. Lesen Sie sehr genau jeglichen Hinweis auf Öl, Mono- und Diglyceride, gehärtete oder teilweise gehärtete Fette oder Glycerin. Bedenken Sie: Ein Schwein mit Lippenstift und Ohrringen bleibt immer noch ein Schwein. Wenn Sie ein Jahr lang diese Produkte mit »0 Fettgehalt« essen, bereichert das Ihre Ernährung pfundweise um lebensgefährliches Fett.

Überprüfen Sie die Zutatenliste

Doch es werden zunehmend auch Produkte angeboten, die tatsächlich fettfrei sind – sogar einige Salatdressings, Cracker, Chips, Brezeln und Kekse. Prüfen Sie die Ware sorgfältig und lesen die Zutatenliste. Wenn Sie unsicher sind, fragen Sie beim Hersteller nach. Im Dialog mit dem Ernährungsberater oder dem ärztlichen Berater einer Firma können Sie Auskunft über den Fettgehalt bekommen.

Einer der Patienten in meiner Studie, Jim Trusso, erfuhr das auf die harte Tour. Sechs Jahre lang nahm er an meinem Programm teil und rührte weder Fleisch, Milchprodukte noch Öl an. Plötzlich jedoch schnellte sein Cholesterinspiegel auf 200 mg/dl in die Höhe. Wir brauchten nicht lange, um den Kern des Problems zu erkennen. Bevor Jim in die Studie aufgenommen wurde, war er kein Freund von Obst und Gemüse gewesen, und während der ersten Jahre hatte er immer versucht, einen Bogen darum zu machen. Als dann die Produkte »ohne Fett« in den Handel kamen, war er fasziniert – und nahm sie glücklich in sein Diätprogramm auf. Nach dem Schrecken, den ihm sein Cholesterinwert eingejagt hatte, besann er sich sehr schnell und seither liegt sein Gesamtcholesterin stabil bei 120 mg/dl.

Empfehlenswerte Nahrungsergänzungsmittel

Sie haben sich also verpflichtet, sich nur noch von den oben genannten Lebensmitteln zu ernähren und alles zu meiden, was verboten ist. Zusätzlich empfehle ich folgende 5 Supplemente für alle Menschen, die meine Ernährungsrichtlinien befolgen, egal, ob sie herzkrank sind oder nicht. (Bei zu hohem Cholesterinwert benötigen Sie noch ein entsprechendes Medikament, siehe Box).

- Multivitamine: Ich empfehle eine Tablette täglich, damit der Grundbedarf sicher abgedeckt ist.
- Vitamin B_{12}: Ich befürworte 1 mg (1000 µg) täglich.
- Kalzium: Menschen über 50 Jahre sollten meines Erachtens täglich 1000 mg nehmen, Über-60-Jährige 1200 mg täglich.
- Vitamin D_3: Über-50-Jährige brauchen täglich 1000 IU (internationale Einheiten) Vitamin D_3.
- Omega-3-Fettsäuren: Ihren Tagesbedarf können Sie decken, indem Sie täglich 1 Esslöffel Leinsamenschrot essen, z. B. über Müsli gestreut. Leinsamenschrot sollten Sie im Kühlschrank aufbewahren.

Einigen Studien zufolge könnte die Liste der Ergänzungsmittel in den kommenden Jahren um wenige erweitert werden. Die Aminosäure Arginin beispielsweise, die für die Bildung des gefäßerweiternden Stickoxids so unentbehrlich ist. Nach meiner Erfahrung bekommen unsere Patienten jedoch über die pflanzenbasierte Ernährung – speziell über die Hülsenfrüchte – ausreichend Arginin.

Warum sind Cholesterinsenker so wichtig?

Warum kann man nicht einfach für ein paar Monate die Diät anwenden und das Medikament zur Senkung der Blutfette bloß einsetzen, wenn es nötig ist, um die Blutfette unter die Schwelle von 150 mg/dl zu senken? Bei schwerer koronarer Herzkrankheit ist Zeit oft ein schmerzlich fehlender Luxus. Es ist unerlässlich, die Heilung des Endothels, jener verletzlichen Innenauskleidung der Herzkranzgefäße, so schnell und vollständig wie möglich in Gang zu setzen. Bei der Unterstützung der Ernährungstherapie zeigen gerade die Statine bemerkenswerte Wirkungen.

Es gibt aber noch einen weiteren Vorzug – und er betrifft die Psyche. Wenn Sie mit dem Ernährungsprogramm beginnen, haben Sie selbst die Kontrolle, wie Joe Crowe und Abe Brickner erfuhren. Und die motivierende Wirkung, innerhalb weniger Wochen eine dramatische Besserung zu erleben, kann gar nicht hoch genug eingeschätzt werden. Sie haben einen Beweis in Zahlen, nämlich einen drastisch gesunkenen Cholesterinspiegel, der Ihnen zeigt, dass Sie die Krankheit besiegen, die Sie zu zerstören drohte.

Bedenken Sie aber, dass Medikamente allein nichts ausrichten. Im 5. Kapitel zitierte ich eine unlängst im New England Journal of Medicine referierte Studie, in der hohe Statindosen den Cholesterinspiegel der Patienten deutlich unter 150 mg/dl senkten. Da jedoch keiner der Patienten seine Ernährung umstellte, bekam jeweils 1 von 4 Probanden einen erneuten Infarkt bzw. starb innerhalb von 30 Monaten. Anders als bei den Medikamenten geht die günstige Wirkung der pflanzenbasierten Ernährung weit über die Senkung der Cholesterinwerte hinaus. Sie beeinflusst nämlich eine Reihe weiterer Risikofaktoren, wie Fettsucht, Bluthochdruck sowie die Triglycerid- und Homocystein-Werte. Sie bewirkt die Heilung und Erneuerung des Gefäßendothels und führt dazu, dass bis dahin verstopfte Arterien sich erweitern und den Herzmuskel deutlich besser mit frischem Blut versorgen. Das Herz wird dadurch vor Infarkt geschützt – besser geht es nicht.

Wer benötigt cholesterinsenkende Medikamente?

Die Therapie mit diesen Mitteln muss ärztlich überwacht werden. Ich verordne bevorzugt Statine zur Senkung der Blutfette, und zwar bereits mit dem Beginn des Ernährungsprogramms. Meist wird die Kombination aus Medikament und Ernährungsumstellung bereits in den ersten 14 Tagen das Gesamtcholesterin auf unter 150 mg/dl senken. Während der ersten 2 Monate sollten Sie Ihre Fortschritte beim Arzt kontrollieren lassen. Während dieser 2 Monate empfehle ich 3 oder 4 Cholesterinbestimmungen; dabei sollten die erste und dritte vollständige Cholesterinprofile messen, also Gesamtcholesterin, HDL, LDL und Triglyceride, bei der zweiten und vierten genügt das Gesamtcholesterin. Warum so viele Messungen? Sie bilden Ihre Rettungsleine, und Sie bekommen eine unmittelbare Rückmeldung über den Therapieverlauf. Wenn Sie Ihr Gesamtcholesterin auf unter 150 mg/dl senken, können Sie in Absprache mit Ihrem Arzt die Dosierung des Medikaments verringern – und es mitunter sogar absetzen.

Häufige Fragen

Vielleich haben Sie noch die eine oder andere Frage. Oder Sie hegen noch Bedenken. In diesem Kapitel werde ich auf die häufigsten Fragen und Befürchtungen eingehen.

Schaffe ich die Umstellung?

Viele Patienten haben mir erzählt, wie schwer ihnen die Umstellung fällt. Sie beschreiben, wie mühsam es ist, diese Ernährungsweise beizubehalten, wenn sie mit Freunden und Verwandten essen, im beruflichen Alltag, auf Reisen in den USA oder im Ausland. Doch es geht. Vielen anderen gelingt es. Machen Sie sich immer wieder klar, dass der Lohn größer ist als die Frustration.

Auch ich habe diese Erfahrung gemacht und sie bei jedem meiner Patienten beobachtet: Nach 12 Wochen ohne tierische Lebensmittel, ohne Molkereiprodukte und ohne zusätzliches Speiseöl verschwindet jede Gier nach Fett.[31] Dann beginnen Sie mehr als je zuvor den natürlichen Geschmack von Getreide, Gemüse, Hülsenfrüchten und Obst zu schätzen. Sie denken sich eine Reihe von Menüs aus, die Sie besonders mögen. Gelegentlich werden Freunde neugierig auf das, was Sie da tun, und laden Sie kühn zu sich nach Hause ein, um gemeinsam ein fettfreies Essen zu kochen. Sie werden Restaurants entdecken, die tatsächlich Ihren Bedürfnissen entsprechen.

Sie schaffen den Wechsel. Wenn Sie sich auf eine streng pflanzenbasierte Ernährung umstellen, mag Ihnen das anfangs schwerfallen, aber Sie müssen einfach durchhalten. Der Genuss neuer Geschmacksnuancen und vor allem der gesundheitliche Gewinn stehen außerhalb jeder Konkurrenz.

Bekomme ich genug Fett und Eiweiß?

Die Antwort ist ein entschiedenes Ja. Bei Menschen, die sich von einer abwechslungsreichen pflanzenbasierten Kost ernähren, wurde keinerlei Fettmangel festgestellt. Eine Ernährung mit den Lebensmitteln, die im vorigen Kapitel als »erlaubt« ausgewiesen sind, wird ungefähr 10 % Fett enthalten. Verglichen mit den 37 % Fett der typischen

Ernährung in westlichen Ländern ist das natürlich eine deutliche Abkehr, allerdings ist sie gesundheitlich ideal. Diese Kost versorgt Sie mit dem nötigen Fett, ohne Ihnen die Mengen zuzumuten, die Ihre Herzgesundheit ruinieren.

Auch wird diese Ernährung nicht zu einem Eiweißmangel führen. Die übliche Ernährung in westlichen Industrieländern enthält einen Überschuss vor allem an tierischem Eiweiß. Die Ernährung, die ich empfehle, liefert eine Vielfalt von gesundem pflanzlichem Protein, und zwar täglich zwischen 50 und 70 g. Diese Menge ist völlig ausreichend für eine gesunde Lebensweise.

Ist ein niedriger Cholesterinspiegel schädlich?

Vor einigen Jahren gab es Berichte, dass ein niedriger Cholesterinblutspiegel mit Lungen-, Leber- und Dickdarmkrebs zusammenhängen und dass er außerdem zu Unfalltod und Suizid beitragen könnte. Einer Untersuchung etwa aus Helsinki, Finnland, zufolge schien sich bei Patienten, die mit cholesterinsenkenden Medikamenten behandelt wurden, die Häufigkeit tödlicher Unfälle zu erhöhen.[32]

Eine erneute Auswertung der Helsinki-Studie und aller anderen Untersuchungen der Folgen von cholesterinsenkenden Arzneigaben zeigte, dass die Senkung der Blutfette, sei es mit oder ohne Medikamente, die Häufigkeit von Selbsttötungen, Unfällen und Krebs nicht erhöht. Vielmehr belegen neue Untersuchungen, dass ansonsten gesunde Menschen, die ihre Blutfette durch vernünftige fettarme Ernährung senken, ihrer Gesundheit nutzen und nicht schaden.

Die Herzstudie, die mit Familien an der Westküste der USA durchgeführt wurde, ergab eine Abnahme von Depressionen und aggressiv-feindseligem Verhalten bei den Personen, die fettarme und cholesterinsenkende Kost aßen, verglichen mit der Kontrollgruppe, die das übliche fettreiche Essen erhielt.[33] Und in einer großen skandinavischen Untersuchung an Patienten mit koronarer Herzkrankheit wurden nach dem Zufallsprinzip 2 Gruppen gebildet, von denen eine ein cholesterinsenkendes Medikament bekam, die andere ein Placebo, also ein wirkstofffreies Mittel. Bei den Probanden, die das Medikament erhalten hatten, sank der Cholesterinwert im Mittel um 35 %. Nach 5½ Jahren wurden in dieser Gruppe bei der Nachbeobachtung signifikant weniger Todesfälle, weniger erneute Herzinfarkte sowie weniger Angioplastien und Bypass-Operationen gezählt als in der Plazebogruppe; außerdem hatte sich in der Medikamentengruppe die Zahl der Todesfälle durch Unfall, Suizid und Krebs nicht erhöht.[34]

Werde ich genug Kraft und Energie haben?

Wenn Sie alle Anzeigen ernst nehmen würden, mit denen wir in den Printmedien und dem Fernsehen überschüttet werden, könnten Sie glauben, dass Menschen ohne Milchprodukte und tierische Lebensmittel kaum genug Nährstoffe erhalten, um Kraft und Energie zu tanken.

Das ist Unsinn. Tatsächlich ist es genau umgekehrt: Ein zu hoher Konsum an tierischem Eiweiß schwächt unseren Körper. Unter anderem beschleunigt er den Kalziumverlust über die Nieren und führt dadurch zu brüchigen, porösen Knochen, der sogenannten Osteoporose. Die Natur zeigt ein anderes Bild. Elefanten haben riesige, starke Knochen, um ihr Gewicht zu tragen. Hat jemals jemand einen ausgewachsenen Elefanten gesehen, der Milch trinkt, um das nötige Kalzium zu bekommen? Auch die Muskeln eines Angus-Bullen sind höchst eindrucksvoll. Doch es ist äußerst unwahrscheinlich, dass ein solches Kraftpaket jemals ein Steak verputzt haben sollte.

Es gibt viele Hochleistungssportler, die ihre Erfolge mit pflanzenbasierter Ernährung erreicht haben. Art Still, ein schlanker, muskulöser Abwehrspieler in der National Football League, wog zu seiner aktiven Zeit ca. 122 kg und war überzeugter Vegetarier. Und Carl Lewis, der Champion Sprinter, stellte sich gegen Ende der 1980er Jahre auf vegetarische Ernährung um. Bei den Leichtathletikweltmeisterschaften 1991 in Japan war er, mit damals 30 Jahren, der einzige Athlet in der Geschichte des Weitsprungs, der dreimal hintereinander an einem Nachmittag weiter als 8,84 Meter gesprungen war. Ebenfalls bei diesen Meisterschaften lief er einen Weltrekord über 100 Meter und als Letzter im Rekord-Team der 4 × 100-Meter-Staffel.

Ein weiteres Beispiel ist die Familie Esselstyn. Wir trafen uns 1984 bei Ann und mir und beschlossen, bei unserer Ernährung künftig auf Milchprodukte, Fleisch und Speiseöl zu verzichten. Unser ältester Sohn Rip gewann die nationale Meisterschaft im Schwimmen für die Universität von Texas (und heute ist er Feuerwehrmann in Austin, wo seine gesamte Gruppe von der Feuerwehrzentrale 2 sich für die pflanzenbasierte Ernährung entschieden hat). Ted, unser zweiter Sohn, gewann an der Universität Yale einen Rekord im Rückenschwimmen über 200 Yards (183 Meter). Und unsere Tochter Jane schaffte die Big-Ten-Meisterschaft im Rückenschwimmen über 200 Yards, als sie an der Universität Michigan studierte. Unser Jüngster, Zeb, gewann an der High School von Ohio die Landesmeisterschaft im Schmetterlingsstil-Schwimmen. Und Ann, die inzwischen Anfang Siebzig ist, läuft fast jeden Tag 40–60 Minuten.

Sie brauchen also keine Sorgen zu haben, mit meinem Ernährungsprogramm nicht über genug Kraft und Energie zu verfügen.

Und wenn mein Cholesterin nicht unter 150 mg/dl sinkt?

Eine winzige Bevölkerungsgruppe, nämlich nicht mehr als 5 % der Amerikaner, haben eine angeborene Störung des Cholesterinstoffwechsels. Sie verhindert, dass ihr Gesamtcholesterin unter 400 oder 500 mg/dl sinkt, nicht einmal bei sehr bedachtsamer Ernährung. Diese Personen müssen unbedingt von erfahrenen Spezialisten überwacht werden und brauchen unter Umständen sogar irgendwann eine Spenderleber, die ihnen hilft, die Fähigkeit zum Cholesterinabbau wiederzuerlangen.

Für die meisten Menschen stellt sich das Problem nicht. Wenn mir also Patienten erzählen, dass sie es nicht schaffen, ihr Cholesterin auf 150 mg/dl oder darunter zu senken, erkundige ich mich sehr genau, was sie essen. Was gab es beispielsweise am Freitag- oder Samstagabend oder was haben sie bei diesem elend langen Treffen mitten in der Woche verzehrt, wo es »nichts anderes zu essen gab«? Bei genauem Befragen stellt sich dann oft heraus, dass sie von dem Ernährungsprogramm abgewichen sind. Oft so kleine Ausrutscher, dass sie diese kaum wahrgenommen haben. Ein Beispiel: Wenn Sie Ihren Wok oder eine Pfanne mit einem Kochspray besprühen, ergibt dieser dünne Film dennoch zusammengenommen fast schon 1 Esslöffel Öl. Solche kleinen Sünden können schon genügen, um die Fähigkeit des Gefäßendothels zur Bildung von Stickoxid zu untergraben, und das kann in Grenzfällen den Unterschied zwischen Gelingen und Scheitern bedeuten. Die Beachtung solcher Kleinigkeiten macht den Erfolg meines Therapieprogramms aus.

Es trifft zu, dass bei manchen Herzgesunden, die sich konsequent pflanzenbasiert ernähren, der Cholesterinspiegel einfach nicht unter 165 oder 170 mg/dl sinkt. (Manche Forscher vermuten, dass jahrelanger Verzehr von Fett und Cholesterin die natürliche Fähigkeit des Organismus, das Cholesterin abzubauen, verringert hat.) Diesen Personen kann meist geholfen werden, wenn sie unter ärztlicher Überwachung ein niedrig dosiertes cholesterinsenkendes Medikament einnehmen. Ich möchte jedoch anmerken, dass ein Patient, der es schafft, seinen Cholesterinspiegel durch konsequent fettfreie, pflanzenbasierte Ernährung auf 165 oder 170 mg/dl zu senken, bereits Wunder für seine Gesundheit bewirkt hat, auch wenn er nicht den optimalen Wert erreicht. Die betreffende Person isst ja definitionsgemäß große Mengen natürlicher Antioxidanzien, die verhindern, dass das LDL-Cholesterin in die gefährliche Form überführt wird, die seine Arterien verstopft.

Bestimmen meine Gene, ob ich herzkrank werde?

Ein Einwand, der mir in Variationen oft vorgetragen wird, besagt sinngemäß: »Mein Großvater ist 87, er hat sein Leben lang Eier, Speck, Käse und Schweinefleisch gegessen und ist quietschfidel. Warum soll ich was ändern, wo ich doch seine Gene habe?«

Zu dieser Frage gibt es eine Analogie: Wenn Sie sich auf Ihre Gene verlassen und sich mit reichlich Fett ernähren, dann ist das so ähnlich, als würden Sie mit dem Auto über eine vierspurige Kreuzung fahren, an der die Vorfahrt nicht durch Schilder oder Ampeln geregelt ist; einige passieren die Kreuzung unversehrt, aber viele bauen einen Unfall – oder kommen sogar ums Leben. Der Großvater, der von Fett lebt, ist offenbar einer jener Menschen mit guter Cholesterinverwertung und starken widerstandsfähigen Arterienwänden, die gegen Ablagerung fetthaltiger Plaques gefeit sind. Dabei ist jedoch zu bedenken, dass der Enkel, der sich hier erkundigt, nicht das genaue genetische Profil seines Großvaters hat. Die Großmutter und beide Eltern des Fragestellers haben ihre diversen Gene beigetragen, und darum kann er nicht auf den Schutz vor koronarer Herzkrankheit bauen, den sein Großvater offenbar hat.

Umgekehrt werden mir auch Fragen gestellt, die schon schwerer wiegen, etwa: »Mein Vater und sein Bruder starben mit 58 Jahren an einem Herzinfarkt und ihr Vater mit 63 ebenfalls an einem Infarkt. Kann ich etwas tun, um dem gleichen Schicksal zu entgehen? Verdammen meine Gene mich dazu, herzkrank zu werden?«

Dieses Mal ist die Antwort ein entschiedenes Nein. Wenn Sie für einen Cholesterinwert unter 150 mg/dl und einen LDL-Wert unter 80 mg/dl sorgen, werden Sie – und alle Verwandten, die diese Gene geerbt haben – nicht herzkrank.

Was ist mit »herzgesundem Öl«?

Nun komme ich zu einer weiteren häufig gestellten Frage: »Warum darf ich kein Pflanzenöl essen, das gilt doch als gesund?« Zur Beantwortung muss ich etwas weiter ausholen.

In den 1990er Jahren wurden plötzlich in allen Medien die Wunder der »mediterranen Ernährungsweise« gerühmt. Weithin wurde sie gepriesen als viel herzgesünder, verglichen mit der üblichen amerikanischen Kost, und zwar hauptsächlich aufgrund der Untersuchungen einer Gruppe französischer Wissenschaftler unter Führung von Dr. Michel de Lorgeril an der Universität Joseph Fourier in Grenoble.[35] Unter dem Namen »Herzdiät-Studie von Lyon« eroberte die Berichterstattung über die Untersuchung die Medien und wurde in Kochbüchern verbreitet.

Die legendäre Mittelmeerdiät

Für ihre Studie wählten die französischen Forscher 605 Probanden, die sämtlich einen ersten Herzinfarkt überlebt hatten, und ordneten sie 2 Gruppen zu. Hinsichtlich der Risikofaktoren für koronare Herzkrankheit, also auch was Cholesterin und die anderen Blutfette sowie Blutdruck, Rauchen usw. betrifft, waren beide Gruppen vergleichbar.

Die Hälfte der Probanden (302) wurde aufgefordert, eine mediterrane Kost zu essen, die vom amerikanischen Kardiologenverband wie folgt beschrieben wird:

- viel Obst, Gemüse, Brot und andere Cerealien, Kartoffeln, Bohnen, Nüsse und Samen
- Olivenöl als wichtige Quelle einfach ungesättigter Fettsäuren
- Milchprodukte, Fisch und Geflügel in geringen oder mäßigen Mengen, wenig rotes Fleisch
- nicht mehr als 4 Eier pro Woche
- Wein in geringen bis mäßigen Mengen

Die Teilnehmer dieser Gruppe erklärten sich einverstanden, bei ihrer Diät 30 % der täglichen Kalorien in Form von Fett zu verzehren – und zwar 8 % als gesättigte Fette, 13 % als einfach ungesättigte und 5 % als mehrfach ungesättigte Fette – und pro Tag nicht mehr als 203 mg Cholesterin.

Die anderen Teilnehmer, 303 Personen, dienten als Kontrollgruppe und erhielten von Ihrem Arzt nur die Empfehlung, vernünftig zu essen. Sie hielten sich zumeist an eine Ernährung, die nach Einschätzung des amerikanischen Kardiologenverbandes »etwa dem entspricht, was in den USA verzehrt wird«. Dabei wurden 34% der Tagesmenge an Kalorien als Fett verzehrt – 12% als gesättigte Fette, 11% als einfach ungesättigte und 6% als mehrfach ungesättigte Fette – außerdem 312 mg Cholesterin täglich.

»Verblüffende« Ergebnisse der Herzdiät-Studie von Lyon

Nach gut einem Jahr stellten die Forscher fest, dass es den Probanden, die sich nach den Regeln der mediterranen Kost ernährt hatten, deutlich besser ging als der Kontrollgruppe. Die Ergebnisse, so hieß es, waren »verblüffend«. Vier Jahre später waren die Ergebnisse noch viel klarer. Bei der Gruppe mit der mediterranen Diät war die Häufigkeit der von den Forschern beobachteten Herzprobleme 50–70% geringer, und zwar von kleineren Ereignissen, die eine Einweisung in die Klinik erforderten, bis zu Notfällen wie Angina pectoris, Schlaganfall und dekompensierter Herzinsuffizienz bis hin zum Tod.

Das sind zweifellos eindrucksvolle Ergebnisse. Kein Wunder, dass sie so viel Wirbel darum machten und dass die Mittelmeerdiät viele Anhänger fand. Es überrascht auch nicht, dass viele meiner Patienten sich zunächst wundern, weil mein Ernährungsplan keine einfach ungesättigten Fette wie Olivenöl oder Rapsöl zulässt, wenn die koronare Herzkrankheit zum Stillstand gebracht oder rückgängig gemacht werden soll. Die Medien haben diese Öle in der Herzstudie der Franzosen ja schließlich als »herzgesund« gepriesen.

Olivenöl ist nicht »herzgesund«!

Nichts könnte weiter von der Wahrheit entfernt sein. Sie sind nicht herzgesund. Zwischen 14 und 17% des Olivenöls sind gesättigtes, arterienverstopfendes Fett – jeder Löffel fördert Herzleiden so aggressiv wie das gesättigte Fett im Roast Beef. Und selbst wenn mediterrane Ernährung, die solche Fette erlaubt – verglichen mit Ernährungsformen, die noch mehr gesättigte Fette enthalten –, den Verlauf der koronaren Herzkrankheit verzögern mag, bringt sie doch weder die Krankheit zum Stillstand noch behebt sie ihre Folgen.

Dr. Walter Willet, Professor der Gesundheitswissenschaften in Harvard, hat ein Buch über die heilsamen Wirkungen einfach ungesättigter Öle geschrieben. Als er kürzlich einen Vortrag in Cleveland hielt, fragte ich ihn, ob er irgendeinen Beweis kenne, dass eine Ernährung mit reichlich einfach ungesättigtem Öl die koronare Herzkrankheit besserte oder gar rückgängig gemacht hätte. Nein, erwiderte er, fügte aber gleich hinzu, dass es in der Herzdiät-Studie von Lyon indirekte Belege für den Stillstand oder die Rückbildung gebe.

Betrachten wir diese Studie aus einem anderen Blickwinkel. Es steht außer Frage, dass es der Gruppe, die mediterrane Diät erhielt, nicht annähernd so schlecht ging wie der Kontrollgruppe. Doch kann man die Ergebnisse der Herzdiät-Studie von Lyon auch anders beurteilen. Am Ende der Studie, annähernd 4 Jahre nach ihrem Beginn, waren ganze 25% der Probanden, die die mediterrane Diät erhielten, also 1 von 4, entweder gestorben oder von einem erneuten Herz-Kreislauf-Ereignis betroffen.

Ich finde für eine Krankheit, die nicht bösartig verläuft, sind das jämmerliche Ergebnisse. Es geht auch besser. Während einer Podiumsdiskussion bei der zweiten nationalen Fachkonferenz zum Thema Cholesterin und koronare Herzkrankheit 1997 wurde Colin Campbell, Verfasser des Bestsellers The China Study (die es auch als deutsche Übersetzung gibt) gefragt, wie er die Ergebnisse der Lyoner Herzdiät-Studie einschätze, und gebeten, diese Ergebnisse mit denen zu vergleichen, die seine Untersuchung über Gesundheit und Ernährung im ländlichen China ergeben hatte, wo die koronare Herzkrankheit praktisch nicht vorkommt. Colin zögerte keinen Augenblick. Mediterrane Diät und Ernährung im ländlichen China seien praktisch gleich, erklärte er. »Ich würde sagen, dass das fehlende Öl bei der Ernährung der Chinesen in den ländlichen Gebieten der Grund für ihren größeren Erfolg ist.«

Auch einfach ungesättigte Fette sind schädlich

Tatsächlich finden sich in der medizinischen Literatur zahlreiche Nachweise für die schädliche Wirkung einfach ungesättigter Fette. Der verstorbene Dr. David H. Blankenhorn von der Hochschule für Medizin an der Universität von Südkalifornien verglich die Angiogramme bei Aufnahme von Patienten mit koronarer Herzkrankheit mit Folge-Angiogrammen ein Jahr später. Er stellte fest, dass die Erkrankung unabhängig davon, ob die Probanden einfach ungesättigte oder gesättigte Fette gegessen hatten, in gleichem Maße fortgeschritten war.[36]

Ganz ähnlich experimentierte Lawrence Rudel vom Wake Forest University Baptist Medical Center mit der Diät bei Grünen Meerkatzen. Diese Affen verstoffwechseln Fette ähnlich wie Menschen. Am Ende von 5 Jahren wurden bei den Affen, die mit einfach ungesättigten Fetten gefüttert worden waren, höhere HDL- (gute) und niedrigere LDL- (schlechte) Werte gemessen, aber die Autopsie ergab, dass diese Tiere genauso kranke Koronargefäße entwickelt hatten wie die Kontrolltiere, die gesättigte Fette erhielten.[37] Rudel wiederholte das Experiment später mit Nagetieren und erhielt das gleiche Ergebnis.

Robert Vogel, der Forscher an der Universität von Maryland, über dessen Untersuchungen ich im 7. Kapitel berichtete, stellte fest, dass der Genuss von in Olivenöl gestipptem Brot die Erweiterung der Arteria brachialis am Unterarm nach Tourniquet-Test (Abschnüren zwecks Blutsperre) verzögert.[38] Vermutlich handelt es sich hierbei um eine vorübergehende Schädigung der Endothelzellen, die ihre Fähigkeit zur Bildung von Stickoxid beeinträchtigte. Japanische Forscher haben nachgewiesen, dass einfach ungesättigte Fette bei Nagetieren mit diabetischer Veranlagung den Blutzucker und die Triglyceride erhöhten.[39]

Das Olivenöl war schuld

Ich beziehe mich noch einmal auf eine eigene Erfahrung. Im Sommer 2004 rief mich Reverend William Valentine aus North Carolina an. 1990 hatte er einen fünffachen koronaren Bypass bekommen und seither konsequent ein pflanzenbasiertes Ernährungsprogramm befolgt. Er hatte von 95 kg auf schlanke 71 kg abgenommen. Doch Mitte 2004 bekam er wieder seine Angina pectoris, vor allem bei körperlicher Belastung, manchmal aber auch in Ruhe.

In einem Gesundheitsmagazin hatte er von meinem Programm gelesen und bat mich um Rat. Er hatte große Angst vor einer erneuten Bypass-Operation oder sonstigen Eingriffen und wollte das möglichst vermeiden. Doch er hatte keine Idee, was er noch tun könnte, um die Angina pectoris in den Griff zu bekommen. Und da er sich von Vollkorngetreide, Hülsenfrüchten, Gemüse und Obst ernährte, war ich erst einmal ratlos. Da mir im Moment nichts einfiel, bat ich Reverend Valentine, mir nochmals alles aufzuzählen, was er aß, und wirklich nichts auszulassen. Und jetzt fiel ihm noch etwas ein. Er hatte vergessen zu erwähnen, dass er zu jedem Mittag- und Abendessen und in Salaten »herzgesundes« Olivenöl aß.

Und das war mein »Heureka«-ich-hab's-gefunden-Erlebnis! Sogleich riet ich dem Reverend, das Olivenöl wegzulassen. Das tat er, und innerhalb von 7 Wochen verschwand die Angina pectoris vollständig.

Pioniere der pflanzlichen Ernährung

Beim Kampf für eine herzgesunde Ernährung hatte ich Vorbilder und Mitstreiter, die auch in unterschiedlicher Ausprägung pflanzliche und/oder fettarme Ernährung propagierten.

Nach der Erkenntnis Professor T. Colin Campbells von der Cornell University, dem Leiter und Mitautor der China Study, gibt es »zwei grundsätzlich verschiedene Sichtweisen« von Gesundheit in der Medizin. »Die eine bevorzugt Medikamente als Heilmittel, die andere die Ernährung«, erklärt er. Die westliche Medizin bevorzugt zumeist Medikamente. Nach Campbells Auffassung ist das der falsche Weg.

Dem stimme ich zu. Allerdings ist während der vergangenen 20 Jahre einiges in Bewegung gekommen und man erkennt zunehmend, wie wichtig die Ernährung für die Gesundheit ist. Diese Entwicklung kann man nur begrüßen. Und ich bewundere die Pioniere, die es gewagt haben, sich gegen das Establishment zu erheben. Von ihrer Arbeit hat auch die meine profitiert, und obwohl wir in manchen Details nicht übereinstimmen, benutzen wir meist nur verschiedene Wege zu demselben Ziel.

Campbell: Autor der China Study

Colin Campbell ist einer dieser Pioniere. Ursprünglich wollte er an der Cornell Universität studieren, wie man mehr und bessere Milch und entsprechend tierisches Eiweiß erzeugen könnte. Während des Studiums entdeckte er jedoch durch eigene Forschung und die von Kollegen, dass die entwickelten Produkte für Menschen gesundheitsschädlich waren. Und mit jener intellektuellen Redlichkeit, die in unserer Zeit nur zu selten ist, wandte er sich einem anderen wissenschaftlichen Ziel zu. Die New York Times pries seine China Study als den »Grand Prix« der epidemiologischen Ernährungsforschung. Campbell ist gänzlich furchtlos; offen analysiert er die heimlichen Deals und politischen Winkelzüge einer paranoiden Industrie, die tierische Lebensmittel herstellt und vor nichts haltmacht, um die Vorherrschaft ihrer Produkte für die Ernährung der Amerikaner zu erhalten. Und nahezu sicher wird Campbells Einfluss darauf, wie wir uns künftig ernähren werden, erheblich sein. Jahrelang hat er Amerikas wichtigste Vorlesung über Ernährungswissenschaften gehalten, und seine Studenten werden einmal das Fundament der amerikanischen Ernährungswissenschaften im 21. Jahrhundert bilden.

Pritikin lernte von den Tarahumara-Indianern

Nathan Pritikin ist ein weiteres Beispiel für Menschen, die sich dem Nahrungsmittel-Establishment mutig widersetzt haben. Ich bin ihm nie persönlich begegnet, aber ich las die Bücher, die er im Lauf der Jahre geschrieben hat. Ich habe mit einigen Leuten gearbeitet, die von ihm ausgebildet wurden. Pritikin war ein Ingenieur und Erfinder, der sich zeit seines Lebens für Medizin und Ernährung interessierte. Im Verlauf seiner Studien erfuhr er von den Tarahumara-Indianern in Nordmexiko, die sich fast vollständig von komplexen Kohlenhydraten ernährten und praktisch nie herzkrank oder krebskrank wurden. Pritikin kam zu der Überzeugung, dass diese Indianer Vorbildfunktion für die Ernährung der Amerikaner hätten, und er brachte sein weiteres Leben damit zu, diese Botschaft zu verbreiten. Die Ernährung, die er befürwortete, setzte auf den Verzehr von Gemüse, Obst und Vollkornprodukten und erlaubte kleine Mengen an Fleisch, Geflügel und Fisch – alles in allem eine fettarme, ballaststoffreiche Kost, die ergänzt wurde durch ein gesundes Pensum aerobischer Übungen.

Da Pritikin kein studierter Mediziner war, hat die Ärzteschaft seine Erkenntnisse nie ganz akzeptiert. Dennoch machte er keinen Rückzieher und verteidigte seine Auffassung gegen seine Kritiker. Der Beweis, dass er auf dem richtigen Weg war, kam nach seinem Tod 1985 mit 69 Jahren infolge von Komplikationen einer experimentellen Behandlung seiner Leukämie. Das New England Journal of Medicine publizierte die Ergebnisse seiner Autopsie, darunter das »absolut bemerkenswerte« Fehlen von Verkalkungen und Fettablagerungen in Pritikins Herzkranzgefäßen. Seine Blutgefäße, erklärte der Pathologe, sahen aus wie die eines Teenagers.[40]

Für Hans Diehl, einen Schüler Nathan Pritikins, wurde gesunder Lebensstil zur Lebensaufgabe. Sein Programm für die Besserung der Herzgesundheit – CHIP für Coronary Health Improvement Program – schult ganze Gemeinden in der Überwindung ihrer schlechten Ernährungsgewohnheiten. Bei zahlreichen Gelegenheiten war ich einer der CHIP-Gastredner und erlebte aus erster Hand, wie magisch der Gründer des CHIP große Menschengruppen zu mobilisieren versteht, damit sie sich selbst um ihre Gesundheit kümmern.[41]

Dr. McDougall praktizierte auf Hawaii

Ein weiterer Pionier auf diesem Gebiet ist ein Arzt namens John McDougall, der sich seit mehr als 30 Jahren für die hohe Bedeutung der Ernährung für die Gesundheit engagiert. Sein Buch »The McDougall Plan« las ich 1983; es bestärkte, dass ich mit meiner pflanzenbasierten Ernährung auf dem richtigen Weg war. Dr. McDougall begann sich für das Thema zu interessieren, als er auf Hawaii auf einer Zuckerplantage lebte. Er berichtet: »Meine Patienten waren Filipinos, Japaner, Chinesen und Koreaner der ersten, zweiten, dritten und vierten Generation.« Er beobachtete, dass seine Patienten der ersten

Einwanderergeneration, deren Ernährung nach traditionellen Ernährungsbegriffen »am kärglichsten« war, also praktisch keine Milchprodukte und kein Fleisch, immer schlank und fit zu sein schienen. »Sie hatten im Großen und Ganzen keine Herzkrankheiten, keinen Diabetes, weder Brustkrebs noch Prostatakrebs noch Arthritis, und sie führten außerdem, obwohl über achtzig und manchmal über neunzig, ein arbeitsames und aktives Leben und ernährten sich dabei hauptsächlich von Reis und Gemüse.« Die nachfolgenden Generationen gewöhnten sich zunehmend an eine westliche Lebensweise, mit der von den Experten so bezeichneten »ausgewogenen Ernährung« und wurden dicker und kränker. »Das veranlasste mich, alles was ich früher über ›gesunde Ernährung‹ gelernt hatte, neu zu überdenken«, sagt Dr. McDougall. Seither schreibt und lehrt er über die Vorzüge einer primär vegetarischen, »stärkebasierten« Ernährung.

Dr. Ornish vertritt ein ähnliches Programm wie ich

Von allen fettarmen Ernährungsprogrammen, die in den vergangenen 20 Jahren bekannt wurden, kommt das von Dean Ornish dem meinen wohl am nächsten. Seit 20 Jahren kenne ich Dr. Ornish und ich finde seine Arbeit höchst bemerkenswert. Auf meine Einladung hielt er an der Cleveland Klinik und bei nationalen Konferenzen Vorträge über präventive Kardiologie. Bei der Vielfalt von Programmen zur Förderung der Herz-Kreislauf-Gesundheit sind sein und mein Programm die einzigen, die – soweit mir bekannt ist – auf wissenschaftlich evaluierter Forschung beruhen und bei denen ein Stillstand und die Rückbildung der Herzkrankheit nachgewiesen ist.

Bekanntlich begann meine 12 Jahre dauernde Studie im Jahr 1985. Ich hatte ein klares Ziel vorgegeben: mittels pflanzenbasierter Ernährung und cholesterinsenkender Medikamente bei meinen Patienten ein Gesamt-Cholesterin von unter 150 mg/dl zu erreichen. Die Betonung lag auf der bedingungslosen Befolgung meines Ernährungsprogramms, was ich 5 Jahre lang alle 2 Wochen, in den darauffolgenden 5 Jahren alle 4 Wochen und während der beiden letzten Jahre der Studie alle 12 Wochen durch Gespräche mit den Patienten und durch die Lektüre ihrer Diättagebücher verstärkte. Alle Teilnehmer an meiner Studie waren schwer krank, die Hauptäste der Koronararterien waren betroffen. Bei den meisten Patienten war eine Bypass-Operation oder eine Angioplastie vorausgegangen und schließlich fehlgeschlagen. Bei einigen waren diese Eingriffe 2-mal misslungen. Und mehreren Patienten hatten die Kardiologen eröffnet, dass man nichts weiter für sie tun könne – und sie auf das unvermeidliche Fortschreiten ihres Leidens gefasst sein müssten.

Ornishs Patienten mussten meditieren und Sport treiben

Dr. Ornishs Studie begann 1986. Wie ich hatte er das Ziel, die Rückbildung der koronaren Herzkrankheit durch pflanzenbasierte Ernährung zu erreichen. Allerdings legte er weder Richtwerte für das Cholesterin fest noch verordnete er Cholesterinsenker. Wie bei meinen, so waren auch bei Ornishs Patienten die Hauptkoronaräste erkrankt, und er bestand darauf, dass seine Patienten außer seinem Ernährungsprogramm Entspannungs- und Meditationstechniken übten und an einem gezielten Fitnessprogramm teilnahmen. Außerdem hatte Dr. Ornish eine Kontrollgruppe von Patienten mit ähnlich schwerer Symptomatik, die konventionell behandelt wurden.

Meine eigenen Untersuchungen hatten mich überzeugt, dass es vor allem die pflanzenbasierte Ernährung war, die Menschen verschiedener Kulturen vor der koronaren Herzkrankheit schützt, und weniger Meditation oder körperliches Training. Deshalb verlangte ich von meinen Patienten nichts, außer dass sie sich verpflichteten, ohne jegliche Einschränkung nach dem vorgegebenen Plan zu essen. Ich wollte, dass sie sich vollständig auf die richtige Ernährung konzentrierten, denn ich befürchtete, wenn ich zu viele Veränderungen ihres Lebensstils von ihnen verlangte, würde das mit dem eigentlichen Ziel kollidieren. Da der Nutzen von Entspannung und körperlichem Training für die Gesundheit erwiesen ist, stand es den Probanden natürlich frei, zu meditieren, wenn sie das wollten (was niemand tat). Und ich ermutigte sie zum Sport. Die meisten entschieden sich fürs Walking – manchmal ging auch einer joggen oder schwimmen. Erwähnenswert ist noch, dass 2 meiner Patienten, die vor Beginn der Studie mäßig einschränkende Schlaganfälle erlitten hatten, keinerlei Training absolvierten – und doch war das Behandlungsergebnis ausgezeichnet und blieb mehr als 20 Jahre seit Beginn der Studie stabil. Patienten mit koronarer Herzkrankheit, die zum Training außerstande sind, dürfen nicht verzweifeln. Wenn sie das Ernährungsprogramm konsequent befolgen, wird es sie vor Verschlimmerung ihres Leidens schützen.

Bei 99 % war die Erkrankung zum Stillstand gekommen

Bereits nach einem Jahr veröffentlichte Dr. Ornish seine ersten Ergebnisse. In den 12 Monaten waren die Angina-pectoris-Anfälle bei seinen Probanden seltener und weniger dramatisch aufgetreten als bei den Kontrollen. In der Versuchsgruppe hatten die Folge-Angiogramme eine Besserung der koronaren Herzkrankheit ergeben, und diese setzte sich in der anschließenden 5-Jahres-Studie fort. Zusätzliche Positronenemissionstomografien (PET) dieser Patienten nach 5 Jahren bestätigten, dass die Erkrankung bei 99 % zum Stillstand gekommen war oder sich zurückgebildet hatte. Es bestand ein direkter Zusammenhang mit der Programmtreue nach 1 Jahr und nach 5 Jahren.

Innerhalb von 5 Jahren zählte Dr. Ornish 25 neue koronare Ereignisse, das waren 2,5-mal weniger als bei seinen Kontrollen, die nach der klassischen Methode behandelt wurden. Ich habe mir einige von Dr. Ornishs ersten Patienten angesehen: Nach 19 Jahren ging es ihnen so gut wie meinen entsprechenden Patienten. Inzwischen wird Ornishs Therapieprogramm an vielen Orten der USA praktiziert.

Mit 12 Jahren hat meine Studie das längste Follow-up

Ich wartete 5 Jahre, bis ich meinen ersten Bericht über unsere Ergebnisse veröffentlichte. Bei allen Patienten verlief die Angina pectoris milder und in mehreren Fällen war sie völlig verschwunden. Die Kontroll-Angiogramme zeigten in einigen Fällen einen erstaunlichen Rückgang der Erkrankung. Das Gesamtcholesterin betrug im Durchschnitt 137 mg/dl, das LDL entsprechend 77 mg/dl. Nach 12 Jahren, dem Ende der formalen Studie, konnte ich berichten, dass seit Beginn der Untersuchung bei 17 der 18 ursprünglichen Patienten kein koronares Ereignis aufgetreten war. (Ein Patient, der es an Compliance fehlen ließ, musste sich einer Bypass-Operation unterziehen.) Wie ich bereits im 6. Kapitel berichtete, geht es diesen Patienten 20 Jahre später weiterhin ausgezeichnet.

Der 12-Jahres-Bericht über meine Patienten stellt meines Wissens die längste Follow-up-Untersuchung der medizinischen Literatur dar, in der Stillstand und Rückbildung der koronaren Herzkrankheit beschrieben werden.

Wie Dean Ornishs und meine Arbeit ganz klar belegen, ist der Schlüssel hierzu, die Patienten zu überzeugen, dass sie die Chance wirklich begreifen und sich mit dem Programm identifizieren. Ornishs und mein Vorgehen unterscheidet sich in einigen wesentlichen Punkten, aber wir haben das gleiche Ziel: die koronare Herzkrankheit in ihrem Verlauf aufzuhalten und sogar ihre Folgen zu beseitigen.

Und wie wird es künftigen Generationen ergehen? Auch in diesem Bereich gibt es einige bedeutende Fortschritte.

Dr. Attwood forderte auch für Kinder fettarme Pflanzenkost

Es begann 1995 mit einem Buch: Dr. Attwood's Low-Fat Prescription for Kids: A Pediatrician's Program of Preventive Nutrition.[42] Dieses wunderbare, ausführliche Buch machte klar, dass 70 % der amerikanischen Kinder im Alter von 12 Jahren Fettablagerungen in ihren Arterien haben, also die Vorboten von Herzkrankheiten. Dr. Charles Attwood, der 1998 starb, zerstört in seinem Buch viele verbreitete Mythen über schädliche Wirkungen von Pflanzenkost bei Kindern und Jugendlichen. Unter anderem die Märchen, dass Kinder bei pflanzenbasierter Ernährung klein und schwächlich blieben und zu wenig Kalzium, Eiweiß und Eisen bekämen. Oder dass die Kontrollen von Übergewicht und Cholesterin warten könnten, bis das Kind älter ist. Keine dieser Behauptungen stimmt.

Dr. Attwood, der viele Jahre als Kinderarzt in einer sehr gutgehenden Praxis tätig war, fühlte sich in der Pflicht, die Mauern niederzureißen, die verhindern, dass Kinder gesundes und fettarmes Essen bekommen. Noch wichtiger ist, dass er es wagte, den Verzehr von Milchprodukten, Fleisch, Fisch, Geflügel und Öl von der Speisekarte für Kinder zu streichen. – Empfehlungen, die der inzwischen verstorbene Kinderarzt Benjamin Spock guthieß und unterstützte; er schrieb das Vorwort zu Attwoods Buch. Seit das Buch erschien, hat es eine Fülle von Ratgebern ähnlichen Inhalts in die Buchhandlungen und ins Internet geschafft. Heute ist es nicht mehr revolutionär, wenn man empfiehlt, dass Kinder fettarm und pflanzenbasiert essen sollten, damit sie als Erwachsene von den verheerenden Herzkrankheiten und den verbreiteten Krebsleiden verschont bleiben.

Mögen Kinder gesundes Essen?

Doch kann man Kindern gesundes Essen schmackhaft machen? Antonia Demas beantwortet diese Frage mit einem klaren Ja.

Als Demas in den 1990er Jahren an der Cornell Universität studierte, machte sie für ihre Doktorarbeit in Ernährungswissenschaften eine kontrollierte Untersuchung in Trumansburg, New York. Sie untersuchte Kinder vom Kindergartenalter bis zur vierten Grundschulklasse, die vegetarisches Essen vorbereiteten, kochten und verzehrten. Sie konnte zeigen, dass Kinder, die in einem aktiven Lernprozess an das Thema Ernährung herangeführt wurden, nicht nur gesundes, fettarmes Essen akzeptierten – sondern dies geradezu enthusiastisch taten. Demas' Doktorarbeit Food Education in the Elementary Classroom wurde mehrfach ausgezeichnet und erregte international Aufsehen.

Demas leitet inzwischen das Food Studies Institute, eine gemeinnützige Organisation mit Sitz in Trumansburg, die Langzeituntersuchungen über die Gesundheit und Bildung von Kindern durchführt. 2001 publizierte sie unter dem Titel »Food Is Elementary« ein Grundschul-Curriculum, das einen multidisziplinären Ansatz verwendet, um Kinder über Essen, Ernährung, Kultur und Geisteswissenschaften zu unterrichten.

Das Institut arbeitet außerdem mit Schulen im ländlichen Umfeld zusammen, um fettarme, ballaststoffreiche Kost in den Schulkantinen durchzusetzen und die Eltern in das einzubeziehen, was ihre Sprösslinge über Ernährung lernen.

Ich freue mich über all diese Entwicklungen. Und doch, bei all der Forschung, mit der Sinn und Nutzen pflanzenbasierter Ernährung bewiesen werden, treffen die zunehmend höher angesiedelten Vertreter auf eine beachtliche Schar von Gegnern, von den Titanen der Tierfutterindustrie bis hin zum medizinischen Establishment. Mein Kollege Dean Ornish fasst das Dilemma zusammen, mit dem diejenigen von uns konfrontiert sind, die an die gesunde Art zu essen glauben: »Ich begreife nicht, warum es als drastisch bezeichnet wird, ausgewogen vegetarisch zu essen, während es als medizinisch notwendig gilt, Menschen aufzuschneiden.« – Gut gebrüllt.

Schöne neue Welt

Vorsichtig ausgedrückt ist das Gesundheitswesen ein außer Kontrolle geratener Industriezweig. Am meisten Geld verschlingen ernährungsbedingte Krankheiten wie Herzinfarkt und Schlaganfall.

Die Prognosen zeigen, dass die Kosten für unser Gesundheitssystem im Jahr 2014, sofern wir keine grundlegenden Veränderungen vornehmen, nahezu ein Fünftel des amerikanischen Bruttoinlandsprodukts betragen werden.[43] Bis Mitte dieses Jahrhunderts werden die Kosten für Medicare schätzungsweise 40 % des US-Haushalts betragen. Das ist ein unhaltbarer Zustand, und die Folgen werden bereits in verschiedenen Bereichen schmerzhaft sichtbar.

Die Kosten im Gesundheitswesen explodieren

Während ich hier schreibe, verkündet General Motors – eines der weltweit größten, mächtigsten Unternehmen – drakonische Firmenschließungen und Kurzarbeit, die in den kommenden Jahren in Nordamerika mehr als 30.000 Arbeitsplätze vernichten werden. Hauptgrund sind die Gesundheitsfürsorgekosten für die jetzigen und die pensionierten Mitarbeiter. Sie erhöhen mittlerweile den Preis eines jeden Fahrzeugs der Firma um 1500 $. Und General Motors steht da nicht allein. Eine der erfolgreichsten Firmen der letzten 2 Jahrzehnte, Starbucks, kündigte kürzlich an, dass sie für die Gesundheitsfürsorge für Angestellte mehr ausgibt als für die Kaffeebohnen. Quer durch die amerikanische Wirtschaft versuchen die Arbeitgeber verzweifelt, die Kosten für die Gesundheitsfürsorge zu senken, indem sie die Mitarbeiter veranlassen, mehr von den Ausgaben für ärztliche Behandlungen zu übernehmen, oder den Versicherungsschutz überhaupt nicht mehr gewähren. Die Gewerkschaften können keine Verträge mehr aushandeln, in denen die Inflation bei den Löhnen berücksichtigt wird, denn die Kosten für die Krankenversicherung mindern die Gewinnspanne der Unternehmen. Die Firmen schließen Fabriken, bauen Jobs ab und verlagern diese ins Ausland, wo Löhne und Mitarbeiterversicherungen deutlich weniger kosten. Und die ganze Zeit wächst die Zahl der nicht versicherten amerikanischen Arbeitnehmer.

Was können wir dagegen tun? Meine Antwort ist ziemlich radikal: Wir sollten alles daran setzen, chronische Krankheiten auszurotten. Dieses Ziel können wir erreichen.

Am teuersten sind die Folgen der Zivilisationskrankheiten

Das meiste Geld im amerikanischen Gesundheitswesen wird für die Spätstadien von Herzkrankheiten, Schlaganfällen, Bluthochdruck, Diabetes und die in der westlichen Welt häufigen Karzinome der Brust, der Prostata und des Dickdarms ausgegeben. Wie die Erkrankungen des Herzens sind auch die anderen Leiden Folgen der ungesunden amerikanischen Ernährung. Und wie bei den Herzleiden sieht die Behandlung der anderen Krankheiten keine Prävention vor. Den Krebs herauszuschneiden ist mit Schmerzen verbunden, zum Teil entstellend und teuer, und häufig wird das eigentliche Problem dabei nicht gelöst.

Mein Forschungsgebiet war die koronare Herzkrankheit mit der Fragestellung, wie pflanzenbasierte Ernährung diese verhüten, stoppen und sogar wieder rückgängig machen kann. Doch jedes Jahr gibt es neue Hinweise, dass eine pflanzenbasierte Ernährung ähnlich heilsam auch bei anderen chronischen Krankheiten wirkt.

Schlaganfall: dritthäufigste Todesursache in den USA

Schlaganfall zum Beispiel, die dritthäufigste Todesursache in den USA. Es gibt überzeugende Beweise, dass Sie, wenn Sie sich durch Ihre Ernährung gegen Herzkrankheiten schützen wollen, auch die Gefahr eines Schlaganfalls mindern.

Ein Schlaganfall durch Einblutung ist selten

Beim Schlaganfall sind 2 Formen zu unterscheiden. Der hämorrhagische Schlaganfall ist das seltenere Ereignis. Dabei reißt ein Hirngefäß infolge hohen Blutdrucks oder eines Aneurysmas, einer ererbten Schwäche der Gefäßwand. Bei einem solchen Aneurysma kann eine pflanzenbasierte Diät nichts ausrichten. Immerhin kann sie aber den Blutdruck senken, und das ist ein Schritt in die richtige Richtung.

Meist ist eine hirnversorgende Arterie verstopft

Zu der häufigeren Form des Schlaganfalls – der ischämischen oder embolischen – ist Günstigeres zu berichten. Die Ursache ist die Gleiche wie bei der koronaren Herzkrankheit. Zu einem ischämischen Schlaganfall kommt es, wenn Fett und Cholesterin Blutgefäße blockieren, die Sauerstoff und Nährstoffe zum Gehirn befördern, so wie das bei den Koronargefäßen, den Versorgungsleitungen des Herzens geschehen kann. Wenn eine Arterie Stücke der erkrankten Innenauskleidung abstößt, wird dieser Embolus mit dem Blut transportiert, bis er an eine Engstelle gelangt, die er nicht passieren kann. Hier blockiert er den Blutstrom durch das Gefäß. Es kann fast überall im Körper passieren, dass der Blutstrom blockiert wird, etwa zu einer Niere, einem Darmabschnitt, einem Bein oder einem anderen Organ. Geschieht es in Gefäßen, die das Gehirn ernähren, dann handelt es sich um einen Schlaganfall.

Je dicker die Plaque, desto häufiger kommt es zu Schlaganfällen

Diesen Prozess untersuchte in den 1990er Jahren der französische Arzt Pierre Aramenco in Paris an Landsleuten, die ein hohes Risiko für Gefäßkrankheiten hatten.[44] Mit einer durch die Speiseröhre der Patienten eingeführte Schallsonde konnte Aramenco die Dicke der arteriosklerotischen Ablagerungen in der benachbarten Aorta messen, dieser großen Körperschlagader, die vom Herzen emporsteigt und Äste ins Gehirn schickt. Aramenco teilte seine Probanden in 3 Gruppen ein.

- Bei der einen Gruppe war die Ablagerung auf der Aortenwand 1 mm dick.
- Bei der zweiten 1–3,9 mm.
- Und bei der dritten Gruppe mehr als 3,9 mm dick.

Alle Patienten wurden 3 Jahre lang beobachtet. Es wundert einen natürlich nicht, dass in der Gruppe mit der stärksten Plaque-Dicke die meisten Emboli und Schlaganfälle verzeichnet wurden.

Gefahr für das Gehirn

Durch die Bildung fettiger Plaques in Blutgefäßen kann es auf viele verschiedene Arten zu Schäden kommen. Wenn beispielsweise eine Aorta, die Plaque enthält, während einer Bypass-Operation abgeklemmt wird und abgerissene Plaquefetzen als Embolus in den Blutstrom gelangen. Wird die mittlere Gehirnarterie mit Ultraschall überwacht, kann man den Übertritt des Embolus in das Gehirn deutlich hören. Stirbt ein Patient während des chirurgischen Eingriffs, dann lassen sich die Plaque-Trümmer bei der Autopsie im Gehirn nachweisen.

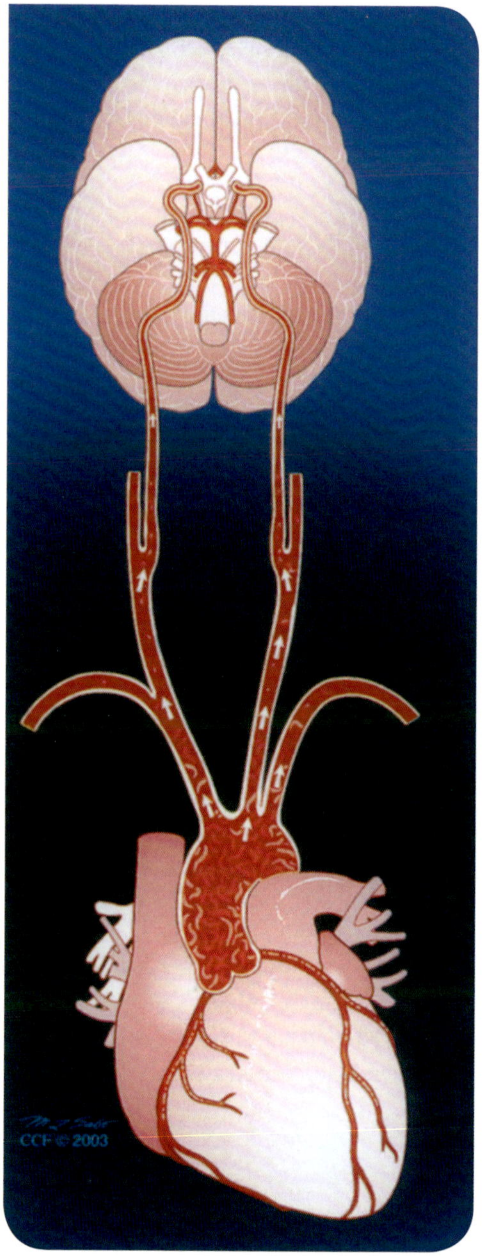

Der aus dem Herzen emporsteigende Aortenbogen kann sich mit Plaque-Trümmern füllen, die als Emboli z. B. bis ins Gehirn wandern, wo sie große oder kleine Schlaganfälle auslösen können.

Diese tragische Abfolge erklärt zugleich kognitive Verluste bei Patienten mit koronarem Bypass.[45] Die Neuroradiologen berichten auch über kleine weiße Flecken, die beim

Magnetresonanzverfahren im Gehirn von Amerikanern um die Fünfzig sichtbar werden. Bei diesen Flecken handelt es sich um kleinste Schlaganfälle, die keine Symptome verursachen. Mit der Zeit aber führen sie zu Gedächtnisschwäche und schließlich zu schwerer Demenz. Eine 2003 veröffentlichte Untersuchung befand, dass diese »stummen Hirninfarkte« das Risiko, an einer Demenz zu erkranken, mehr als verdoppeln.[46]

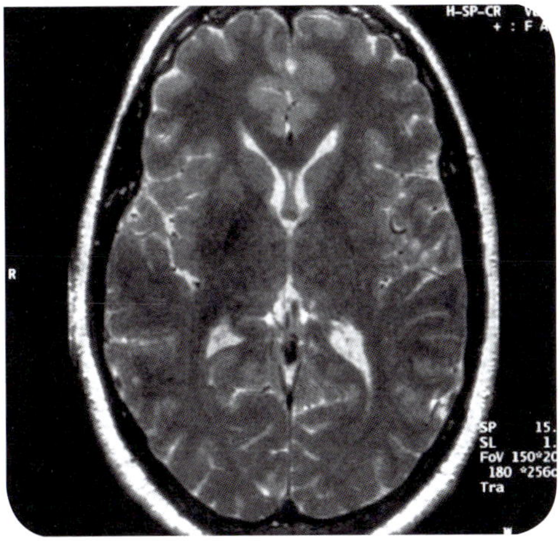

Magnetresonanzaufnahme (MRI) eines gesunden Gehirns.

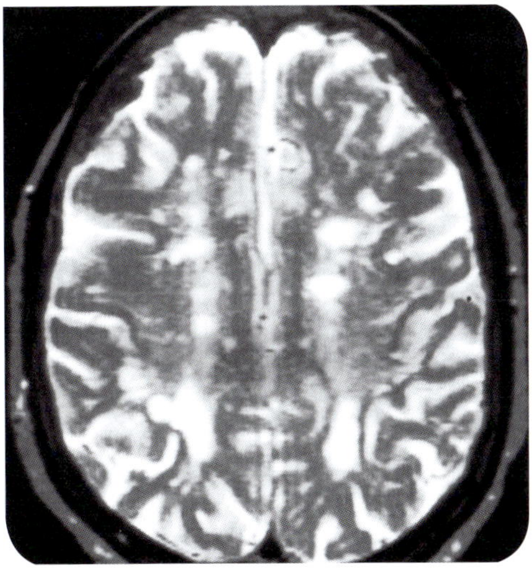

MRI eines geschädigten Gehirns. Die zahlreichen kleinen und mittelgroßen rundlichen weißen Flächen stellen multiple Schlaganfälle dar.

Die Gesundheit der Arterien ist entscheidend

Wir sind mittlerweile überzeugt, dass mindestens die Hälfte der geistigen Behinderungen im Alter auf Schäden der Hirngefäße beruht. Unlängst ergab eine schwedische Untersuchung von 500 85-Jährigen, dass ein gutes Drittel von ihnen an irgendeiner Form von Demenz litt. Bei sorgfältiger Analyse zeigte sich, dass bei der Hälfte der Dementen die geistige Einschränkung auf einer pathologisch veränderten Blutzufuhr zum Gehirn beruhte.[47] Ähnlich war das Ergebnis einer Studie in den Niederlanden an 5000 Personen zwischen 55 und 94 Jahren.[48] Die Forscher untersuchten bei allen Probanden die Gehirndurchblutung und ließen sie mehrere schriftliche Tests zur Untersuchung des Denkvermögens absolvieren. Die Ergebnisse waren ziemlich eindeutig: Die Probanden mit einer Arterienerkrankung und folglich reduzierter Hirndurchblutung schnitten in den Tests schlechter ab als die mit unbeschädigten Gefäßen. Das Alter spielte keine Rolle. Die Variable, die zählte, war die Gesundheit der Arterien.

Das dürfte keine Überraschung sein. Verstopfte Arterien, die das Gehirn versorgen, und verstopfte Arterien, die das Herz versorgen, sind Teil und Bürde der gleichen Krankheit. Die Ursache ist die gleiche: eine Anhäufung von Fett und Cholesterin und die lebensgefährliche Beschädigung des empfindlichen Endothels der Blutgefäße. Und auch die Behandlung ist dieselbe: die Entscheidung für eine gesunde, neue

Ernährungsweise, die nichts zulässt, was der Gefäßgesundheit schaden könnte.

Sie sind nicht dazu verurteilt, mit zunehmendem Alter herzkrank zu werden, und ebenso müssen Sie keinen geistigen Abbau erleiden. Die meisten Schlaganfälle, Demenzen und Herzleiden müssten niemals auftreten. Die Aorta und alle anderen Arterien könnten bei Neunzigjährigen so glatt sein wie bei Neunjährigen.

Zwei meiner ersten Herzpatienten hatten Schlaganfälle erlitten, bevor sie sich auf mein Ernährungsprogramm einließen. William Morris hatte nur einen Schlaganfall. Emil Huffgard hatte drei. Danach hatten beide Probleme mit dem Gehen. Mehr als 20 Jahre später geht es beiden Männern gut. Keiner erlitt einen weiteren Schlaganfall. Die pflanzenbasierte Ernährung hatte nicht nur ihre Herzen, sondern auch ihre Gehirne gerettet.

Das Sexualleben blüht auf

Ich erwähnte bereits, dass mehrere meiner Patienten auch eine deutliche Verbesserung ihres Sexuallebens beobachteten. Und neuere Untersuchungen bestätigen einen engen Zusammenhang zwischen Impotenz und Herz-Kreislauf-Erkrankungen. Im Dezember 2005 berichteten die Urheber einer 7 Jahre dauernden Studie über 3816 Männer mit erektiler Dysfunktion und 4247 Männer ohne eine solche.[49] Es stellte sich heraus, dass bei den Männern, die vor Beginn der Studie oder im Verlauf derselben impotent wurden, eine um 45 % höhere Wahrscheinlichkeit bestand, eine Herz-Kreislauf-Erkrankung zu bekommen, als bei den nicht von erektiler Dysfunktion betroffenen. Offensichtlich ist Impotenz eine ebenso sichere Prognose für Herz-Kreislauf-Erkrankungen wie erhöhtes Cholesterin, Rauchen oder entsprechende Erkrankungen in der Familie. Auch bei den Esselstyns zeigte sich, dass eine durchgreifende Umstellung der Lebensweise mit pflanzenbasierter Ernährung Herzkrankheiten verhütet – und die Erektionsfähigkeit wiederherstellt.

Mit jedem Jahr erfahren wir mehr über die Mechanismen, wie die Ernährung unsere Gesundheit beeinflusst. Praktisch alles, was wir herausfinden, unterstreicht, welche Vorteile es bringt, die gewohnte fettreiche Ernährung zugunsten einer pflanzenbasierten aufzugeben. Diese beschert uns eine Fülle an Inhaltsstoffen, die Krankheiten verhüten, Schäden heilen und die Gesundheit fördern.

Eine Sterblichkeitskurve für die Menschen der westlichen Welt zeigt heutzutage einen fast horizontalen Verlauf bis ins Alter von 50–60 Jahren und dann einen langen Abfall bis ins Alter von 100 Jahren. Nur ungefähr die Hälfte der Menschen erreicht ein Alter von 75 Jahren.[50] Ich glaube, dass wir diesen Verlauf dramatisch ändern können. Die neue Grafik würde für das beste Alter denselben stetigen Verlauf zeigen, aber das Plateau – die Periode der Gesundheit, der Kraft und des Wohlbefindens, die nur den mittleren Teil der alten Grafik einnahm – würde sich verbreitern. Der Niedergang des höheren Alters durch chronische Krankheiten bliebe uns erspart. Stattdessen ginge es uns gut, bis schließlich ganz natürlich alle unsere Funktionen erlöschen würden – und das alles ganz einfach dadurch, dass wir lernen, das Richtige zu essen.

Sie haben es in der Hand

Herzoperationen sind mit einem hohen Risiko behaftet. Dennoch vertrauen die meisten Kardiologen lieber einem Chirurgen, statt dem Patienten mein Ernährungsprogramm zu empfehlen.

Als ich 1969 meine Arbeit in der Cleveland Klinik antrat, war der Umkleideraum für die Chirurgen ziemlich begrenzt. Die Vergabe der Spinde erfolgte alphabetisch, und da mein Nachname mit E beginnt, ergab es sich, dass ich einen Spind mit einem Kollegen teilte, dessen Name mit F begann. Zwei Jahre lang benutzten René Favaloro und ich denselben Spind.

Dr. Favaloro, ein gebürtiger Argentinier, war ein brillanter, einfallsreicher und hingebungsvoller Chirurg. Mit ihm begann im Mai 1967 eine Revolution der Herzchirurgie. Er schnitt den blockierten Abschnitt aus einer rechten Koronararterie heraus und ersetzte ihn durch ein kleines Stück Vene aus dem Bein des Patienten. Im September desselben Jahres führte er die erste echte Bypass-Operation durch, indem er ein Venenstück in den aufsteigenden Abschnitt der Aorta einnähte und das andere Ende dann unterhalb der Blockade in das Herzkranzgefäß einfügte. In den folgenden Jahren entwickelte er viele Varianten der Bypass-Chirurgie, und inzwischen ist er weltweit anerkannt als Erfinder und Erneuerer dieser chirurgischen Technik. Ich habe oft über die Ironie dieser Situation nachgedacht – 2 Chirurgen teilen sich denselben Spind und das Ende vom Lied ist, dass sie 2 völlig entgegengesetzte Positionen einnehmen.

Vielleicht waren Dr. Favaloro und ich mit unseren Auffassungen letzten Endes gar nicht so konträr. Nicht lange vor seinem Tod im Jahr 2000 beschrieb Favaloro »eine unvernünftige Kluft zwischen ärztlicher Begeisterung für akute chirurgische Eingriffe und den derzeit so geringen Bemühungen um eine sekundäre Prävention.«[51]

Die meisten Herz-OPs ließen sich vermeiden

Es wird immer problematische Situationen geben, in denen Patienten mit instabiler koronarer Herzkrankheit akut einen Bypass oder eine andere Intervention brauchen, aber ich bin überzeugt, dass wir durch verbesserte Ernährung zunehmend mehr Patienten diese Eingriffe ersparen können. Und ich freue mich festzustellen, dass viele schulmedizinisch orientierte Kardiologen beginnen, das Riesengeschäft mit den technischen Interventionen bei Herzkrankheiten infrage zu stellen.

Einer von ihnen ist Dr. John Cooke von der Stanford Universität, der bereitwillig zugibt, dass die Angioplastie zwar eine Angina pectoris lindern kann, aber kaum jemals Leben rettet und schon gar nicht Herzkrankheiten heilen kann. Tatsächlich weist er darauf hin, dass etwa die Hälfte der Angioplastien, die alljährlich in den USA durchgeführt werden, schlicht überflüssig ist.

Dr. Cooke schreibt: »Meines Erachtens ist es viel besser und liegt durchaus im Bereich des Möglichen, die Gesundheit des Endothels wiederherzustellen, statt es von einem Kardiologen über einen Ballonkatheter entfernen zu lassen. Wenn der Arzt Ihnen eine Angioplastie empfiehlt, sagen Sie am besten, Sie würden, wenn irgend möglich, eine medikamentöse und diätetische Behandlung vorziehen. Die Angioplastie sollte Notfällen vorbehalten sein (etwa bei akutem Herzinfarkt) oder wenn vergeblich versucht wurde, die Symptomatik durch medikamentöse und diätetische Therapie zu bessern.«[52]

Auch Dr. James Forrester und Dr. Prediman Shah vom Cedars Sinai Medical Center in Los Angeles kritisierten, dass Kardiologen so schnell bereit sind, Angioplastien oder Bypass-Operationen durchzuführen. In ihrer eigenen Untersuchung schreiben sie: »... kommen wir zu dem bemerkenswerten Fazit, dass die Angiografie die Läsionen, die zum Myokardinfarkt führen, nicht identifiziert und folglich die Therapien zur Revaskularisation diese nicht behandeln.«[53]

Die invasive Behandlung ist oft nicht gerechtfertigt

Im Juni 2005 berichteten Forscher in der Zeitschrift Circulation über eine Meta-Analyse von 2950 Patienten mit koronarer Herzkrankheit, dass der Eingriff bei chronischer stabiler Erkrankung »verglichen mit konservativer medizinischer Behandlung keinerlei Vorteil bietet, was Mortalität, Herzinfarkte oder die Notwendigkeit einer anschließenden Revaskularisierung angeht.«[54] Und ein Jahr später sagte Dr. Richard Krasuski von der hoch angesehenen kardiologischen Abteilung der Cleveland Klinik klipp und klar, dass die aggressive Behandlung von Patienten mit stabiler Angina pectoris im Allgemeinen nicht gerechtfertigt ist. »Wir verhindern weder den Herzinfarkt noch den Tod der Patienten«, erklärte er. Begründung: »Herzinfarkte können in jedem Kranzgefäß beginnen, nicht bloß in den hochgradig blockierten, die wir mit Angioplastie oder mit Stents behandeln. Daher besteht die beste Prävention im Allgemeinen darin, die Risikofaktoren zu beherrschen, denn das schützt das Gefäßsystem insgesamt.«[55]

Pflanzenkost statt Skalpell

Die These meiner Forschung war ganz einfach: das Cholesterin mithilfe eines pflanzenbasierten Ernährungsprogramms auf die Werte zu senken, die bei Völkern normal sind, bei denen Herzkrankheiten unbekannt sind. 1985 waren meine Patienten bereit, ihre Herz-Kreislauf-Gesundheit einem Allgemeinchirurgen anzuvertrauen, der ihnen erklärte, dass ihre Krankheit bei ¾ der Erdbevölkerung unbekannt sei. Wenn man diese Erkrankung bei Affen zum Stillstand bringen oder rückgängig machen könne, sei das auch beim Menschen möglich, erklärte ich ihnen. Sie beschlossen, in mein Experiment einzusteigen.

Die Ergebnisse unseres Unternehmens bestätigten die Überlegungen. Der Entschluss meiner Patienten, an der Studie teilzunehmen, brachte nicht nur die Krankheit zum Stillstand; was wir daraus gelernt haben, hat einen neuen Goldstandard in der Therapie der koronaren Herzkrankheit gesetzt. Wir können die Erkrankung stoppen und rückgängig machen. Wir können uns praktisch gegen den Herzinfarkt immun machen. Die koronare Herzkrankheit muss uns nicht treffen. Tut sie es doch, dann können wir ihren Verlauf aufhalten.

Das Gegenargument, das Ärzte immer wieder vorbringen, lautet, sie seien sicher, dass ihre Patienten sich nicht auf ein derart strenges Ernährungsprogramm einlassen würden. Ich begreife nicht, wie sie so überzeugt sein können, ohne ihren Patienten die Chance zu geben. Tatsache ist, dass ich genau das Gegenteil erfahren habe, nachdem ich mehr als 20 Jahre Patienten mit schwerer koronarer Herzkrankheit beraten habe.

Wenn Sie einem Herzkranken erklären, dass es ein Programm gibt, das seine Schmerzen schnell lindern oder beseitigen kann, das weitere Eingriffe – also Bypass-Chirurgie, Angioplastien oder Stents – entbehrlich machen kann, das sein Gefäßsystem heilen und erneuern kann und auch langfristige positive Wirkungen entfaltet, dann steigt der Patient in der Regel darauf ein. Meine Erfahrung ist vielmehr wie die jenes verzweifelten Mannes auf dem Kreuzfahrtschiff, der meinen Vortrag gehört hatte – »Niemand hat mir gesagt, dass es eine andere Möglichkeit gibt – ich fass' es nicht!« –, dass viele ganz stark das Gefühl haben, keiner habe ihnen jemals die Wahrheit gesagt.

Die Zahlen sprechen für sich

Patienten, die sich einer Bypass-Operation unterziehen, haben im Schnitt ein Risiko von 2,4%, den Eingriff nicht zu überleben, und von weiteren 5%, während der Operation einen Schlaganfall oder einen Herzinfarkt zu erleiden. Von den Patienten, die Stents bekommen, haben 4% während des Eingriffs einen Infarkt, 1% stirbt daran. Betrachten wir diese Statistik genauer: Da es im vergangenen Jahr in den USA mehr als 1 Million Stent-Operationen gab, müssen also 40000 Patienten während der Prozedur einen Herzinfarkt erlitten haben – und 10000 gestorben sein. Wenn 10000 amerikanische Soldaten in einem Jahr im Irak sterben, spricht man von einem Blutbad. Der verstorbene Urologe der Cleveland Klinik, William Engel, fand: »Gelegentlich einen Patienten zu verlieren mag man hinnehmen, aber man sollte es nicht beschleunigen.«

Jim Milligan

Er erlitt einen anaphylaktischen Schock

» *Einer meiner neueren Patienten hat eine schlimme Erfahrung in der Interventionskardiologie gemacht. Jim Milligan, ein leitender Versicherungsangestellter aus Wooster, Ohio, half seiner Frau im September 2004 beim Tomatengießen. Plötzlich begann er zu schwitzen und spürte einen heftigen Brustschmerz. Er verbrachte die ganze Nacht unter ständigen Schmerzen im Sitzen. Am nächsten Tag bestand seine Frau darauf, zu einer Notaufnahme zu fahren, wo man ihm sagte, er habe einen Herzinfarkt.*

Für ein Notfallangiogramm wurde Jim mit Rettungswagen zu einer Klinik in Columbus gebracht; es ergab deutliche Blockierungen der Koronargefäße. Ein Arzt schob einen Katheter in Richtung Herz, um einen Stent zu platzieren. Plötzlich bekam Jim keine Luft mehr. Er hatte »einen fürchterlichen Geschmack« im Mund, begann zu zittern. Er hatte einen anaphylaktischen Schock, eine lebensgefährliche Reaktion auf den Farbstoff, der für das Angiogramm verwendet worden war. Der Eingriff wurde abgebrochen, und Jim verbrachte 5 Tage auf der Intensivstation.

In den folgenden 4 Monaten ergaben die Szintigrafien des Herzens, dass sich die Blutzufuhr zu Jims Herz verschlechterte. Die Auswurffraktion des linken Ventrikels – das ist die Pumpleistung des Herzens, die normalweise über 50% liegt – lag bei 40%.

Im Januar 2005 rief Jim mich an. Im Beratungsgespräch wurde dann klar, dass er unsere Botschaft begriffen hatte. In den nächsten 4 Monaten fiel sein Cholesterin von 244 mg/dl auf 140 mg/dl. Sein Gewicht sank von 115 kg auf 93 kg. Sein Kardiologe wollte, dass er für ein weiteres Angiogramm und wahrscheinlich weitere Stents wieder nach Columbus in die Klinik ging, aber Jim bestand beharrlich darauf, in das Diätprogramm aufgenommen zu werden. Er fand einen anderen Kardiologen, der öfter Untersuchungen für mich machte und der unterstützte, was Jim vorhatte. »Wenn Dr. Esselstyn Ihnen dazu rät«, meinte er, »dann werde ich Sie betreuen.«

Im April 2005 ergaben die Untersuchungen, dass sich Jims Auswurffraktion auf 62% normalisiert hatte. Er erhielt ein Gesundheitsattest, das keine Einschränkung seiner Aktivitäten gebot und, was in Anbetracht des Schreckens über die anaphylaktische Reaktion vielleicht noch wichtiger ist, keinen Anlass für weitere Interventionen sah. «

Es fällt schwer, sich in einen Menschen mit koronarer Herzkrankheit zu versetzen, der angesichts des Eingriffs nicht zurückhaltend reagieren würde, wenn er über die Gefahren dieses Eingriffs informiert würde. Wenn man ihm erklärt, dass die Operation lediglich die Symptome seiner Krankheit lindern wird, würde dann nicht fast jeder es vorziehen, das Grundleiden auf andere Weise zu stoppen und rückgängig zu machen?

Kein Patient möchte Komplikationen erleben oder bei dem Eingriff sogar sterben. Jene, die von ihrem Kardiologen nach misslungenen Bypass- oder Stent-Operationen zum Sterben nach Hause geschickt werden, sind glücklich, wenn sie abnehmen, die Angina pectoris verschwindet, der Blutzucker sinkt, wenn sie weniger oder gar kein Insulin mehr benötigen, überhaupt weniger Medikamente brauchen, die Stresswerte sich normalisieren, die Plaques, die ihre Arterien verstopften, schrumpfen und sie in ein aktives Leben zurückfinden. Sie sind sichtlich gestärkt durch das Wissen, dass nicht ihr Arzt, sondern jetzt sie selbst die Kontrolle über die zuvor zerstörerische Krankheit haben.

Oft werden auch Patienten für die pflanzenbasierte Therapie gewonnen, die zunächst große Zweifel hatten. Vor einigen Jahren lernte ich einen Arzt aus Pittsburgh kennen, dem seine Kollegen in der Klinik zu einer Bypass-Operation geraten hatten, die er aber ablehnte. Er wollte eine zweite Meinung hören, von einem hervorragenden Kardiologen an der Cleveland Klinik, und dieser riet ihm schließlich zu einem Stent. Der Eingriff wurde durchgeführt, war aber nicht sehr erfolgreich. Der Pittsburgher Arzt kannte zwar mein Programm, nahm aber Abstand von einer Teilnahme, weil er befürchtete, es würde das gesellschaftliche Leben, das er und seine Frau zuhause führten, einschränken. Er glaubte, wenn er etwas kürzer treten würde, könnte er sich mit seiner Angina pectoris arrangieren.

Sieben Monate später rief ich ihn an, um mich nach seinem Befinden zu erkundigen. Erwartungsgemäß hatte er nach wie vor Brustschmerzen. Ich war frustriert über seine Sturheit und sagte mit erhobener Stimme: »Um Gottes Willen, Gordon, geben Sie mir nur 16 Tage, und ich erlöse Sie von dieser Qual.« Er war einverstanden.

Nach 16 Tagen war seine Angina pectoris fast weg, und in den folgenden 2 Wochen verschwand sie dann ganz. Dieser Arzt ist inzwischen zum überzeugten Anhänger meines Programms der pflanzenbasierten Ernährung geworden.

Erst zu mir, dann in den OP

Eine Sache macht mir große Freude – und stimmt mich hoffnungsvoll: Inzwischen kommen mehr Patienten zu mir, bevor sie sich invasiven Eingriffen unterziehen. Und wenn sie mit den eingreifenden Veränderungen der Lebensweise beginnen, die ich von ihnen verlange, stellen sie bald fest, dass die invasiven Eingriffe sich erübrigen.

John Oerhle

Er sagte die Bypass-OP ab

John Oerhle gehört zu dieser Gruppe. Er hat nie zugelassen, dass ihm etwas den Weg versperrte. Mit 16 bastelte er zuhause im Keller eine Bombe, was damit endete, dass es ihm seine rechte Hand abriss und ihm von der linken nur 2 Finger blieben. Das hinderte ihn nicht, am MIT zu studieren und ein höchst erfolgreicher Luftfahrttechniker zu werden, außerdem Meister im Crocket-Spiel und ein hervorragender Bridgespieler.

Nachdem sein Bruder 1993 einen Herzinfarkt hatte, ging John regelmäßig zu einem Kardiologen. Dieser verschrieb ihm Medikamente, die er bis an sein Lebensende nehmen sollte. Zehn Jahre später bekam er Atembeschwerden. Im Belastungstest versagte er, dann wurde ein Angiogramm geschrieben, mit dem Befund, dass 2 große Arterien zu 80% blockiert waren und eine dritte vollständig. Kein Wunder, dass er für eine Bypass-Chirurgie am offenen Herzen vorgesehen wurde.

Wenn man erst auf diesem Zug fährt, braucht es eine starke Persönlichkeit, um abzuspringen. Doch John ist so eine Persönlichkeit. Zu stark war seine Wissbegier. Er las ausführlich über seine Krankheit und sagte schließlich die Operation ab. Im Internet fand er meine Website. Er und seine Frau, Catheryn, suchten mich auf und begriffen sofort, was ich empfahl.

Innerhalb eines Monats, nachdem er mit der pflanzenbasierten Ernährung begonnen hatte, sank sein Gesamt-Cholesterin auf 96 mg/dl und sein LDL – das schlechte Cholesterin – auf 34 mg/dl. Nach einem erneuten Belastungstest 1 Jahr später meinte Johns Kardiologe: »Ich müsste lügen, wollte ich sagen, dass irgendwas mit Ihrem Herzen nicht in Ordnung ist.«

Dick Dubois

Auch bei ihm wurde die geplante Bypass-OP überflüssig

Ein weiterer Fall ist der von Dick Dubois, einem passionierten Marathonläufer und Präsidenten einer Container-Recyclingfirma im Staat New York. Seit Herbst 2004 spürte Dick gelegentlich beim Trainingslauf eine Enge in der Brust. Ein Belastungstest ergab keine Unregelmäßigkeit, sodass er weiterhin lief. Doch die Schmerzen wurden schlimmer, und im Februar 2009 ergab eine Echokardiografie unter Belastung eine teilweise Blockierung der rechten Koronararterie. Seine Ärzte verschrieben ihm einen Cholesterinsenker, Aspirin und einen Betablocker. Die Schmerzen blieben jedoch. Statt zu laufen begann er mit Walking, dennoch hatte er während des Sommers 2005 ständig Brustschmerzen.

Im September des gleichen Jahres ergab ein Angiogramm mehrfache Blockaden in Dicks Herzkranzgefäßen. Am schlimmsten war eine Verengung von 80% an der Abzweigung des Ramus circumflexus von der linken Koronararterie. Dicks Ärzte befürchteten, dass jeglicher Versuch einer Angioplastie oder einer Stentimplantation lebensgefährlich sein könnte, und planten einen Termin für eine Bypass-Operation, die ein führender Herzchirurg an der Cleveland Klinik durchführen sollte.

Damals hatte Dick kurz nach dem Angiogramm »The China Study« gelesen, T. Colin Campbells Meisterwerk über Ernährung und Krankheit. Er interessierte sich für die Kapitel, in denen Campbell meine Arbeit beschrieb, und setzte sich schließlich mit mir in Verbindung. Am 9. Oktober 2005 kam Dick mit seiner Frau Rosalind zum Beratungsgespräch nach Cleveland. Sie beschlossen, meine Ernährungstherapie wenigstens bis zu dem Beratungstermin mit dem Herzchirurgen im Dezember zu versuchen. Als der Chirurg anrief, weil sich eine unerwartete Lücke in seinem Terminkalender ergeben hatte, und Dick einen früheren Termin anbot, den 26. Oktober, überlegte Dick, beschloss aber, unser Programm wenigstens 2 Monate durchzuziehen. Als der Chirurg 11 Tage nach unserem Beratungsgespräch anrief, hatte Dick schon keine Brustschmerzen mehr beim Walking. Schließlich sagte er den Termin für die Bypass-Operation ab, obwohl der Chirurg ihn warnte, dass er ohne Operation ein Risiko von 10% habe, innerhalb 1 Jahres zu sterben.

Drei Wochen nach der ersten Beratung betrug Dicks Gesamt-Cholesterin 101 mg/dl und das schlechte LDL-Cholesterin 49 mg/dl. Sämtliche Laborwerte waren in bester Ordnung. Alle 7–10 Tage rief ich ihn an, um seine Fortschritte zu beurteilen. Jedes Mal berichtete er über neue Aktivitäten – Skilanglauf, dann mit Schneeschuhen wandern – die er aber immer sofort reduzierte, falls sich die Angina pectoris meldete. Im Januar 2006, 11 Wochen nach dem Beratungsgespräch bei mir erzählte Dick, dass der Wintersport wegen Tauwetter unmöglich geworden war und er sich deshalb am Highschool Track beteiligt hatte. Er war 1 Meile gelaufen und hatte zum ersten Mal seit über einem Jahr keine Brustschmerzen gespürt.

Die Erfahrungen von John Oerhle und Dick Dubois zeigen, wie kraftvoll und schnell die Selbstheilungskräfte des Körper arbeiten, um sich von so einer verheerenden Krankheiten zu befreien. Und sie bestätigen etwas, das ich immer wieder hervorhebe: Patienten mit stabiler koronarer Herzkrankheit sollten sich hüten vor der »ruckzuck«-Entscheidung für eine Bypass-Operation oder für Stents, die mit einem hohen Komplikations- und Mortalitätsrisiko verbunden sind. Ihnen sollte in einem vernünftigen Rahmen ein 12-wöchiges intensives Programm für die Umstellung ihres Lebensstils angeboten werden. Wenn sie voll in das Programm einsteigen und dabei bleiben, wird vielen von ihnen eine zuvor nötige OP erspart bleiben.

Ich denke gern an den naiven Traum zurück, den ich am Beginn dieser Untersuchung hatte. Wir haben gezeigt, dass der Killer Nr. 1 der westlichen Zivilisation durch Ernährung mit einer pflanzenbasierten Kost unschädlich gemacht werden kann. Wir können aber noch viel mehr tun. Wenn sich die Öffentlichkeit auf diesen Ansatz zur Vorbeugung von Krankheit einließe, wenn Millionen Amerikaner ihr ungesundes Essen aufgeben und ein wirklich gesundes Essverhalten erlernen würden, dann könnten wir all diese durch Maßlosigkeit im Essen bedingten Krankheiten – Schlaganfall, Bluthochdruck, Fettsucht, Osteoporose und Typ-II-Diabetes stark begrenzen. Dabei könnten wir beobachten, wie Krebserkrankungen der Brust, der Prostata, des Dickdarms und Rektums, der Gebärmutter und der Eierstöcke deutlich zurückgingen. Die Medizin könnte ihre Fixierung auf Pillen und invasive Therapieverfahren aufgeben. Vorbeugen statt verzweifelter Operationen würde auf der Tagesordnung stehen.

Ich setze auf die Aufklärung der Menschen

Zwar bin ich nicht so optimistisch zu glauben, dies könnte über Nacht geschehen. – Und die Bevölkerung der USA würde geschlossen zu einer pflanzenbasierten Kost übergehen, sobald die Vorzüge allgemein bekannt wären. Doch wir können das erreichen. Der erste Schritt ist Aufklärung der Bevölkerung: ehrlich zu verbreiten, was wir über Ernährung und über die verheerenden Folgen des üblichen westlichen Lebensstils wissen.

Ich male mir z. B. aus, dass der Tourniquet-Test der Armarterie (BART) breite Anwendung findet, so wie ihn Dr. Robert Vogel verwendet hat, um zu zeigen, dass schon eine einzige ungesunde Mahlzeit verheerende Folgen für das Gefäßsystem haben kann. Staatliche Schulen dürften nur BART-positives Essen anbieten (das nämlich die normale Weitstellung der Arterien bewahrt). Restaurants müssten ihre Gäste informieren, welche Menübestandteile BART-positiv und welche BART-negativ sind. Alle Lebensmitteletiketten müssten über den BART-Status informieren. Zurzeit ist das reines Wunschdenken, das vielleicht so nie in Erfüllung geht, aber es zeigt den Weg, den wir gehen sollten: Jeder muss aufgeklärt sein, damit er eine informierte Entscheidung für oder gegen die Zerstörung seiner Gesundheit treffen kann.

Dann können wir vielleicht nach und nach einige institutionelle Änderungen durchsetzen. Zum Beispiel an Versicherungen, Arbeitgeber und Gewerkschaftsvertreter mit einem bescheidenen Vorschlag herantreten: dass Herzkranke, bevor sie sich einer Bypass-Operation unterziehen oder Stents bekommen, 3 Monate eine Therapie mit pflanzenbasierter Ernährung und, falls nötig, cholesterinsenkenden Medikamenten machen. Bei Patienten mit hoher Compliance verschwindet die Angina pectoris binnen weniger Wochen, und die Belastungstests würden sich binnen 8–10 Wochen normalisieren, sodass die Ergebnisse allen Beteiligten klar wären: Für die meisten Patienten wäre ein gefährlicher, teurer technischer Eingriff nicht sinnvoll.

Was ich vorschlage, würde für die Welt der Medizin revolutionäre Veränderungen bedeuten. Mein Vater erkannte: Solange die Medizin auf der Basis gebührenpflichtiger Leistungen praktiziert wird, kann präventive Medizin niemals die treibende Kraft im Leben eines Arztes werden. Er hatte recht. Es gibt derzeit keine Anreize im System, die zu einer gesünderen Lebensweise ermutigen. Ich fragte einmal einen jungen interventionellen Kardiologen, warum er seine Patienten nicht einem Ernährungsprogramm zuweise, das die Erkrankung stoppen und rückgängig machen könnte, worauf er die Gegenfrage stellte: »Wussten Sie, dass ich im vergangenen Jahr über 5 Millionen Dollar verdiente?«

Das muss sich ändern. Der kollektive Wille und die Ethik des Arztberufs stehen wie nie zuvor auf dem Prüfstand. Jetzt ist es Zeit für ehrenvolles ärztliches Handeln. Die Ärzte müssen sich in einem neuen Bündnis mit der Öffentlichkeit engagieren. Nie dürfen wir die Fähigkeit der medizinischen Laien unterschätzen, sich für einen gesünderen Lebensstil zu entscheiden. Wir müssen die Wahrheit verkünden. Wir müssen den Blick von der verfahrenstechnischen Medizin weg auf die Prävention lenken. Wir müssen freudig Wissen vermitteln, das die Menschen darin bestärkt, auf ihre Gesundheit selbst zu achten.

Der verstorbene Lewis Thomas, ein hochgeachteter Arzt und verehrter medizinischer Philosoph, hielt 1986 eine Vortragsreihe an der Cleveland Klinik. Er setzte sich mit der technischen Hexerei bei Gefäßkrankheiten auseinander – den Angioplastien und Bypass-Operationen – und nannte sie »mittelmäßige Technologie«. Eine rein mechanische Herangehensweise bei einer metabolischen, biochemischen Epidemie, so Thomas, konnte nicht die Antwort sein. Dr. Thomas warnte im Übrigen vor moralischen und ethischen Herausforderungen, denen sich Ärzte künftig stellen müssten: Sie müssten auf diese mittelmäßige Technologie verzichten und sich einfacheren, sichereren metabolischen und biochemischen Verfahren der Heilkunst zuwenden.

Es ist höchste Zeit. Das Gewicht der wissenschaftlichen Beweise und der öffentlichen Meinung wird sich durchsetzen. Und dann können wir endlich beginnen, den Menschen beizubringen, sich nicht mehr am Abgrund entlangzuhangeln, um sie dann verzweifelt retten zu wollen, wenn sie abgestürzt sind, sondern sich sicher weit entfernt von jede Klippe aufzuhalten.

Auf diese Weise können wir den Kampf gegen die schlimmsten Krankheiten gewinnen.

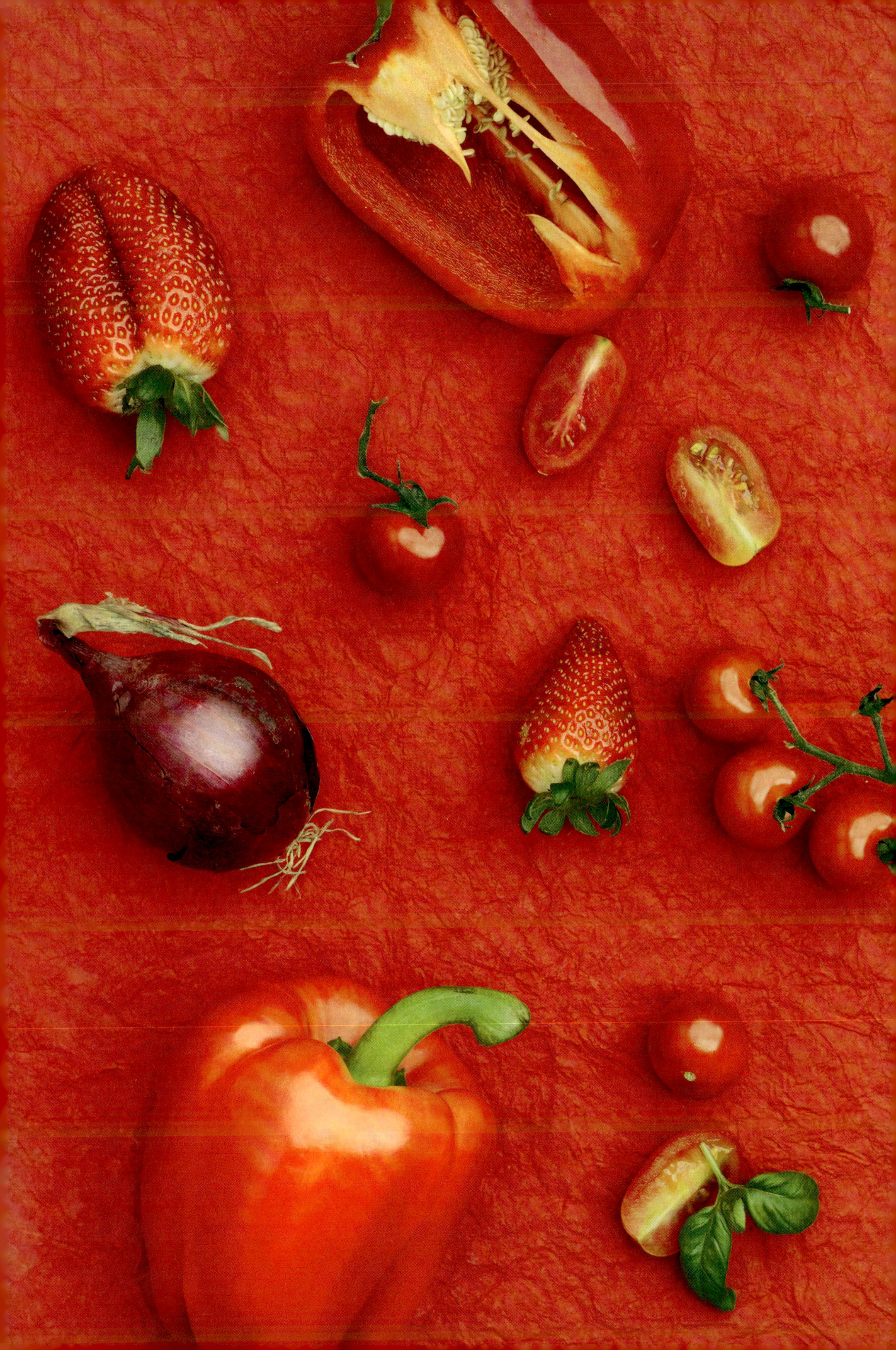

Die Freude am Essen

Entdecken Sie die Fülle und den Genuss, den eine rein pflanzliche Ernährung bietet. Lassen Sie sich von unseren Rezepten inspirieren und werden auch selbst kreativ.

Einfache Strategien

Inzwischen wissen Sie schon, dass sich mein Ernährungskonzept deutlich von den meisten anderen unterscheidet. Sie essen nur noch pflanzliche Kost, ohne Ausnahme!

Denn es geht dabei nicht um bescheidene Änderungen, die das Fortschreiten der Herzkrankheit verlangsamen sollen. Vielmehr wird eine grundsätzliche Umstellung der Lebensweise in Angriff genommen, die das Fortschreiten der Erkrankung tatsächlich aufhalten und die Folgen selektiv rückgängig machen soll.

Entscheidend für den Erfolg des Programms ist die Tatsache, dass die Patienten die vollständige Kontrolle über ihre Krankheit selbst übernehmen. Sie allein können sie überwinden. Nur sie können es schaffen, dass die positiven Wirkungen sich mehren und andauern. Dabei werden nicht nur die Symptome der Herzkrankheit behandelt, sondern vielmehr ihre Ursachen und somit auch die Ursachen einer Fülle anderer chronischer Krankheiten.

Ziel des Programms ist, mithilfe einer pflanzenbasierten Ernährung das Gesamtcholesterin im Blut unter 150 mg/dl einzustellen, und zwar möglichst ohne cholesterinsenkende Medikamente. Der Schlüssel zum Gelingen liegt in der Beachtung der Details. In diesem Programm verzichten wir gänzlich auf alles, was Arteriosklerose fördert. Ausnahmen gibt es nicht. Den Satz »So ein kleines Bisschen kann ja nicht schaden« müssen die Patienten aus ihrem Wortschatz und aus ihrem Denken tilgen. Wir haben nämlich gelernt, dass das Gegenteil zutrifft: Jedes kleine Bisschen kann schaden – und tut es.

Wenn Sie so reagieren wie die meisten Patienten, die mir begegnen, werden Sie an diesem Punkt wahrscheinlich denken: »Wie um Gottes willen soll ich es schaffen, nie wieder Cheeseburger, Pommes frites, Steak, Mayonnaise, Käse, Olivenöl und all die anderen Köstlichkeiten zu genießen?« Einen befreundeten Rechtsanwalt hatte die Vorstellung, all diese Speisen aufgeben zu müssen, so abgeschreckt, dass er mich fragte, ob er nicht wie gewohnt weiteressen könne, bis er Symptome der koronaren Herzkrankheit bekäme – und dann auf Fett zu verzichten. Diese Idee redete ich ihm aus, indem ich ihm erklärte, dass bei einem von 4 Herzkranken der plötzliche Herztod das erste Symptom ist.

Natürlich steht außer Frage, dass die für die westliche Lebensweise typische fettreiche Ernährung ein Fest für den Gaumen ist. Und die Verlockung wird noch durch die Fülle an ungesunden Nahrungsmitteln verstärkt, die uns überall begegnen. Die Werbung, die uns bombardiert, zeigt vor allem Ware mit viel höherem Fettgehalt als dem von den staatlichen Gesundheitsämtern empfohlenen – und auch der ist schon zu hoch, um gesund zu sein. Die Ausbildungsstätten für Köche, die später Restaurant- und Hotelküchen sowie Großküchen in öffentlichen Einrichtungen leiten, vermitteln nicht, wie gesundes, wohlschmeckendes, ansprechendes Essen gekocht werden muss, das nicht mehr als etwa 10% Fett enthält. Die Medien, die Fleisch, Öl und Milch verarbeitende Industrie, renommierte Küchenchefs und Kochbuchautoren, außerdem unsere Regierung – sie alle bieten keine präzisen Empfehlungen für wirklich gesunde Ernährung.

Der Fettgehalt muss unter 15 % liegen

Vor etwa 10 Jahren untersuchte das Monell Chemical Census Center in Philadelphia die Wirkung, die Fettverzehr auf unser Verlangen danach hat. In dem Monell-Experiment wurden gesunde freiwillige Probanden in 3 Gruppen geteilt. Eine Gruppe aß wie gewohnt die übliche, sehr fettreiche amerikanische Kost. Die zweite Gruppe bekam eine Kost, deren Fettgehalt auf 20 % der Gesamtkalorien reduziert wurde. In der dritten Gruppe war der Fettanteil der Diät auf 15 % der Gesamtkalorien oder weniger gesenkt worden. Nach 12 Wochen war das Verlangen der ersten beiden Gruppen nach Fett unverändert stark. Dagegen hatten die Probanden, deren Diät weniger als 15 % Fett enthielt, ihren Appetit auf Fett völlig eingebüßt.[56]

Wir sind süchtig nach Fett

Und es geht auch nicht einfach um unzureichende Information. Tatsächlich sind wir alle süchtig nach Fett – im wörtlichen Sinn. Rezeptoren in unserem Gehirn sind verantwortlich für die Abhängigkeit von Nikotin, Heroin und Kokain, und ganz ähnliche Abhängigkeiten sind für Fett und Zucker nachgewiesen.

Der Weg zum Essen ohne Fett beginnt damit, dass Sie sich gänzlich des Fettgenusses enthalten. Genau wie Heroin-, Kokain- und Nikotinsüchtige ihren Stoff ein für alle Mal aufgeben müssen. Wir wissen ja, wie es den vielen Menschen ergeht, die sich auf fettreduzierte Diäten einlassen, um abzunehmen. Eine Diät, die auch nur ein Minimum an Fetten tierischen oder pflanzlichen Ursprungs zulässt, hält nur die Gewöhnung daran aufrecht. Die Gier bleibt. Und sobald die Diät beendet ist – oder, öfter, schiefgeht –, kehrt der Diätwillige nur zu oft zu seinen alten Essgewohnheiten zurück und futtert sich das frühere Gewicht wieder an.

Der Grund, warum Abmagerungsdiäten misslingen, ist der gleiche, warum die derzeitige Rehabilitation bei der koronaren Herzkrankheit versagt: Die Patienten essen weiterhin Fett. Vielleicht essen sie etwas weniger Fett als vor der Diagnose ihres Herzleidens; aber es bleibt das gleiche Fett, das bereits ihre Arterien beschädigt hat. Also schreitet ihre Herzkrankheit fort.

Bei den Teilnehmern an meiner wissenschaftlichen Untersuchung blieb das mit der Nahrung zugeführte Fett auf sehr niedrigem Niveau. (Mein Ernährungsplan verzichtet zwar aufs Kalorienzählen, doch zeigt die Untersuchung, dass bei einer Diät mit den empfohlenen Lebensmittelgruppen die Fette nicht mehr als 9–11% der gesamten Kalorienzufuhr ausmachen.) Genau wie in der Studie des Monell-Centers legte sich bei meinen Patienten das Verlangen nach Fett. Nach 12 Wochen hatten sie nicht mehr das Gefühl ständiger Askese, sondern begannen, die vielfältigen Früchte des Fettverzichts zu ernten. Diese Umstellung der Lebensweise funktioniert.

Welche Hürden können auftauchen?

Ich gebe jedoch zu, dass es nicht leicht ist, sich umzustellen. Nach meiner Erfahrung muss jemand, der sich auf dieses Programm einlässt, hauptsächlich 4 Hürden überwinden. Im Lauf der Jahre haben wir etliche Strategien kennengelernt, die Ihnen helfen können, verschiedene problematische Situationen zu meistern:

Sie haben große Gelüste auf fettreiche Speisen

Seien Sie zuversichtlich. Das Verlangen nach Fett verschwindet, sobald Sie 3 Monate lang kein Fett gegessen haben. (Mit »kein Fett« meine ich: kein tierisches Fett, kein Fett aus Milchprodukten und kein Speiseöl – außer dem natürlichen Fettgehalt von Gemüse, Obst und Getreide.) Sie werden ein ganz neues Gefühl für die natürlichen Aromen der Lebensmittel entwickeln und neue Kräuter, Gewürze und Soßen als Geschmacksträger entdecken. Sich in unserem kulturellen Umfeld gefahrlos zu ernähren, ist eine tägliche Herausforderung, die Sie aber meistern werden, wenn Sie auf die Details achten. Und vergessen Sie nicht: Hüten Sie sich vor den vermeintlichen 0-Fett-Produkten wie z. B. Salatsoßen, Butterersatz, Mayonnaise, Kuchen und Gebäck. Sie können weniger als 0,5 g Fett pro Portion enthalten, aber diese kleine Menge genügt bereits, damit Sie weiterhin gierig nach Fett sind. Der Genuss kann außerdem bewirken, dass Ihre Fettzufuhr auf mehr als 20% der verzehrten Kalorien ansteigt, und das bedeutet alljährlich pfundweise Fett, das Ihre Arterien verstopft.

Sie sind zum Essen eingeladen

Wenn die einladende Person zu den guten Freunden zählt, sollte das kein Problem sein. Falls eine Person einlädt, die Sie nicht so gut kennen, kann es zunächst schwierig scheinen. Der Schlüssel in dieser Situation ist Offenheit– und natürlich gute Manieren. Erklären Sie Ihren Gastgebern rechtzeitig vor der Einladung, dass Sie nach einem besonderen Diätplan leben und deshalb weder Fisch, noch Fleisch, noch Geflügel, noch Milchprodukte oder Öl essen dürfen. Betonen Sie, dass Sie gern mit ihnen zusammen wären und gern kommen würden, aber keine besonderen Umstände machen wollen. Sie können vorschlagen, dass Sie schon zuhause essen und dann gern auf ein Glas Wein zur Dinner Party kommen werden. Fast immer werden die Gastgeber darauf bestehen, dass Sie auch zum Essen kommen, und werden

Sie fragen, was Sie essen dürfen. In dem Fall sagen Sie, dass einfacher Salat und ein Stück Brot genügen, oder gedämpftes Gemüse oder eine gebackene Kartoffel. (Vielleicht geht das problemlos; Sie sollten aber stets vermeiden, Ihre Diät in den Mittelpunkt zu stellen, es sei denn, andere interessieren sich wirklich dafür.)

Sie essen auswärts im Restaurant

Wenn Sie nicht rechtzeitig darüber nachdenken, können Restaurants tödlich sein. Sie sollten vernünftigerweise in Ihrem näheren Umfeld mehrere Lokale kennen, in denen Sie bereits ein »unbedenkliches« und leckeres Mahl bekommen. Falls Sie in einem unbekannten Restaurant essen müssen, versuchen Sie ein paar Stunden vor Ihrer Bestellung mit dem Chefkoch zu reden – je eher, desto besser sind Ihre Chancen. Erklären Sie, dass Sie ein Essen brauchen, das ohne tierisches Protein und ohne Öl auskommt. Überraschend oft sind Restaurants sehr bemüht, auf solche Wünsche einzugehen. Solche Extrawünsche sollten vorab angekündigt werden.

Sie sind auf Reisen

Die Fluggesellschaften können besondere Wünsche hinsichtlich fettfreier vegetarischer Menüs berücksichtigen, benötigen aber in der Regel eine Bestellung 24 Stunden vor Flugbeginn. Selbstverständlich können Sie sich auch ein Picknick genau nach Ihren speziellen Bedürfnissen zusammenstellen. Hinsichtlich der Restaurants an fremden Orten verhalten Sie sich auf Reisen am besten so wie zu Hause: Vor dem Besuch anrufen und dem Inhaber oder Küchenchef mitteilen, welche Art von Essen Sie wünschen.

Anthony Yen

»Seit Esselstyns Programm habe ich keinen Jetlag mehr«

Zweifellos werden Ihnen die zweckmäßigsten Strategien einfallen. Mein Patient Anthony Yen, der geschäftlich viel und über weite Entfernungen unterwegs ist, hat sich in den mehr als 20 Jahren, die er nach unserem Programm lebt, besonders erfinderisch gezeigt. Unter anderem hat er sich ein Sortiment von Karten ausgedacht, auf denen in mehreren Sprachen pflanzenbasierte Lebensmittel zusammengestellt sind, die kein Öl enthalten. Auf diese Weise kann er, wo immer er hinkommt, problemlos die Art Essen bestellen, die für ihn gut ist.

Falls diese Planung im Voraus einmal schiefgeht, weiß Anthony sich immer zu helfen. Vor Kurzem wollte er mit seinem Sohn bei einem Chinesen zu Mittag essen und bestellte ein sehr einfaches vegetarisches Gericht. Als das Essen serviert wurde, sah Anthony jedoch, dass es mit Öl zubereitet war. Anthonys Lösung: Er bestellte Schüsseln mit heißem Wasser und spülte das Öl vom Gemüse einfach ab.

Manchmal gibt es keine simple Lösung. So hatte bei einem Flug nach Fernost seine Airline schlicht vergessen, Anthonys Essen zuzuladen. In diesem Fall aß

Anthony während des 24-Stundenfluges lediglich ein paar Bananen. (Übrigens erwähnte Anthony einen weiteren Nutzen der pflanzenbasierten Ernährung: Er litt nicht mehr unter Jetlag. »Früher brauchte ich meist eine Woche bis zu 10 Tage, um mich von einer Flugreise nach China zu erholen«, berichtet er. »Seit Esselstyns Programm habe ich keinen Jetlag mehr.« Ich habe keine wissenschaftliche Erklärung, dass mein Ernährungsplan wirklich dafür verantwortlich sein könnte, aber natürlich würde ich es gern glauben.) «

Bei uns zuhause ist meine Frau Ann die Köchin. Sie hat sich in den vergangenen Jahren sehr viel angeeignet und sich wunderbare Rezepte ausgedacht, die exakt den Vorgaben meines Ernährungsplans entsprechen. In den 60- bis 90-minütigen Beratungsgesprächen, die ich mit allen künftigen Patienten und ihren Begleitern führe, bringt Ann ihre Erfahrungen und Einsichten ein, erklärt die Planung und Zubereitung von Rezepten und Menüs, die sie bis ans Ende ihres Lebens mögen werden. In den folgenden Kapiteln wird Ann das auch für Sie tun. Sie wird allgemeine Regeln und einfallsreiche Vorgehensweisen erklären, mit denen Sie leckere, nahrhafte Gerichte und ganze Menüs zubereiten lernen, die Ihnen immer schmecken werden.

Doch achten Sie auf die Details! – Ich kann das nicht oft genug betonen. Wenn Sie sich auf diese wunderbare, neue Weise ernähren, werden Sie nicht herzkrank werden. Falls Sie bereits herzkrank sind, werden Sie das Leiden besiegen. Das verspreche ich Ihnen, es ist die Summe meiner Erfahrungen. Seien Sie achtsam. – Sie haben die Kontrolle.

Tipps von Ann Crile Esselstyn

Die Ernährungsumstellung, die Sie planen, kommt Ihnen zunächst vielleicht wie eine kaum zu bewältigende Hürde vor. Schließlich werden Sie die Essgewohnheiten Ihres bisherigen Lebens aufgeben und sich nahezu sicher von einigen Lieblingsspeisen verabschieden müssen. Doch die Erfahrung hat uns gelehrt, dass eine positive Einstellung Wunder wirkt. Sobald Sie die Fette streichen, wird sich Ihr Geschmack ändern. Und bevor Sie sich's versehen, werden aus gesunden Lebensmitteln, die Sie essen sollen, solche, die Sie essen wollen.

Cocktailtomaten statt Kekse

Mit der Zeit werden Sie mit Öl angemachte Salate und dick mit Käse belegte Pizza nicht mehr verlockend finden. Eine Handvoll Weintrauben oder kleine Cocktailtomaten werden so verführerisch wie früher Kekse. Pizza ohne Käse oder mit frischen Pfirsichscheiben belegtes Vollkornbrot könnten durchaus irgendwann zu Ihren Favoriten werden.

Wie mein Mann bereits betont hat, sind es die Details, denen dieses Programm seine durchgreifende Wirkung verdankt. Diesen Details liegen einige allgemeine Regeln zugrunde, und die müssen Sie unbedingt verstehen. Hier die wichtigsten Merkmale der rein pflanzlichen Diät:

- Der Fettgehalt beträgt 9–12% der Gesamtkalorienzahl der Nahrung und stammt weder von Ölen noch von tierischen oder Milchprodukten.

- Kein Cholesterin.
- Nur ein Minimum an freien Radikalen, diesen gefährlichen chemischen Substanzen, die in der typischen Ernährung westlicher Länder so reichlich vorhanden sind.
- Hoher Anteil an Antioxidanzien, jenen natürlichen Verbindungen, die freie Radikale neutralisieren und mit den vielen Ballaststoffen zugeführt werden. (Bemerkenswerte Eigenschaften der Ballaststoffe: darmgesund und sättigend.)

Regeln für eine herzgesunde Ernährung

Wenn Sie ein Herzleiden haben – oder nie bekommen wollen –, sind folgenden Regeln fundamental:

- Essen Sie kein Fleisch.
- Essen Sie kein Huhn, auch nicht die weißen Teile.
- Essen Sie keinen Fisch.
- Essen Sie keinerlei Milchprodukte. Das bedeutet auch: keine Magermilch, keinen fettfreien Joghurt und keinerlei Käse.
- Essen Sie keine Eier. Das heißt auch: kein Eiweiß und keinen Ei-Ersatz, denn dieser könnte Eiweiß enthalten.
- Verwenden Sie keinerlei Öl. Also auch kein natives Olivenöl und kein Rapsöl.
- Verwenden Sie ausschließlich Vollkornprodukte. Das heißt keine Weißmehlprodukte. Achten Sie bei der Zutatenliste auf Angaben wie »Vollkornweizen« oder »Vollkorn«. Meiden Sie Grieß und Weizenmehl, sie bestehen in der Regel nur aus dem stärkehaltigen Mehlkörper.
- Verwenden Sie Naturreis.
- Essen Sie keine Nüsse. (Falls Sie nicht herzkrank sind, dürfen Sie ab und zu Walnüsse essen.)
- Trinken Sie keine Fruchtsäfte. (Obst sollten Sie essen; Fruchtsaft dürfen Sie in kleinen Mengen in Rezepten oder zum Aromatisieren von Getränken verwenden.)
- Essen Sie keine Avocados. Also auch keine Guacamole!
- Essen Sie keine Kokosnuss(-produkte).
- Essen Sie wenige Sojaprodukte. Viele sind hochgradig industriell verarbeitet und haben einen hohen Fettgehalt. Verwenden Sie fettarmen Tofu. Meiden Sie Käse aus Soja, er enthält fast immer Öl und Kasein.
- Und noch ein Buch-Tipp: Lesen Sie »China Study« (T. Colin Campbell mit Thomas M. Campbell: China Study. Die wissenschaftliche Begründung für eine vegane Ernährungsweise; Verlag Systemische Medizin 2017).

Mit diesen Regeln im Kopf können Sie in die üppige Welt von Gemüse, Hülsenfrüchten und Obst eintauchen.

Verzichten Sie auf Salz

Noch ein paar Worte zum Salzen: Wir verwenden kein Salz. Und es taucht auch nicht in den Rezepten auf, denn die meisten Patienten meines Mannes leiden an Herz- und Kreislauf-Erkrankungen und an Bluthochdruck, und Kochsalz kann sich da nachteilig auswirken. Wir haben festgestellt, dass die meisten Patienten sich leicht an den unverfälschten Geschmack der pflanzenbasierten Diät ohne zusätzliches Kochsalz gewöhnen.

Falls Ihnen Salz wirklich fehlt, probieren Sie ein wenig Essig, Zitronensaft, Pfeffer, Tabasco oder andere scharfe Soßen. Falls Sie dann immer noch Sehnsucht nach Salz haben, versuchen Sie wenig Bragg Liquid Aminos (flüssige Würze aus Sojaprotein und Wasser, übers Internet erhältlich) oder auch weiße

Misopaste oder salzarme Tamari. Begrenzen Sie Ihren Natriumverzehr auf allerhöchstens 2000 mg/Tag. Die Entscheidung wird Ihnen leichter fallen, wenn Sie den natürlichen Salzgehalt verschiedener Gewürze kennen. Hier ein paar nützliche Vergleiche:

- Meersalz, 1 Teelöffel: 2360 mg Natrium
- Bragg Liquid Aminos, 1 Teelöffel: 233 mg Natrium
- weißes Miso, 1 Teelöffel: 115 mg Natrium

Gut frühstücken

Es hilft, wenn Sie aus dem Frühstück eine schlichte Mahlzeit machen, die möglichst jeden Tag etwa das Gleiche bietet. In den nächsten Kapiteln folgen geeignete Rezepte, Sie können diese aber auf ganz verschiedene Arten kombinieren. Zu den wichtigen Grundzutaten eines Frühstücks etwa zählen Cerealien wie grobe Haferflocken, Weizenschrot ohne Zuckerzusatz oder ein Fertigprodukt, das beispielweise Vollweizen, Rosinen, Weizenkleie und Gerstenmalz enthält. Obendrauf können Sie zum Knuspern etwas Grape-Nuts streuen (amerikanisches Müsli aus Weizenvollkornmehl, Gerstenmalz, Sojaprotein, Salz, Gerstenmehl, Malzextrakt und Trockenhefe, übers Internet erhältlich). Sie können auch Rosinen, eine Banane oder anderes Obst zufügen. Und statt Milch nehmen Sie ein wenig Apfelsaft, Cidre oder frisch gepressten Orangen- oder Grapefruitsaft (mit den Fruchtstückchen). Sie können die Cerealien aber auch mit Hafermilch, Mandelmilch oder fettfreier Sojamilch essen. Außer Cerealien gibt es noch reichlich Alternativen, zum Beispiel schmecken Pfannkuchen aus Vollkornweizen (ohne Ei und ohne Öl) sehr lecker! An der Spitze meiner Favoriten steht getoastetes Vollkornbrot belegt mit vollreifen Pfirsichscheiben. Versuchen Sie als Belag auch Bananenscheiben, reife Mango, Erdbeeren und sonstiges Lieblingsobst auf Toast. Denken Sie unkonventionell. Was spricht gegen Linsen- oder Erbsensuppe zum Frühstück oder – meine Favoriten – übrig gebliebenen Salat vom Abend zuvor?

Salat, Salat, Salat

Beginnen Sie möglichst viele Mahlzeiten mit Salat. Salate sind gesund, füllen den Magen und machen zufrieden. Verwenden Sie dazu alles Gemüse, was zur Hand ist. Anfangs mag es etwas problematisch sein, eine passende Salatsoße herzustellen, da Sie ja kein Öl mehr verwenden. Sie müssen ein wenig ausprobieren, bis Sie eine Rezeptur gefunden haben, die Ihnen schmeckt. Uns schmecken Salate am besten mit einem Dressing aus Balsamessig und Hummus ohne Tahini (Sesampaste, sie besteht überwiegend aus Fett). Schauen Sie im Fachhandel oder Internet nach fettfreiem Hummus. Sie können aber auch Ihr eigenes Hummus aus Kichererbsen, Limettensaft und Knoblauch herstellen. Mit etwas Zitronen- oder Limettensaft oder etwas Weinessig und ein wenig Senf verrührt ergibt es ein köstliches Dressing.

Wie wäre es mit einem Wrap zum Mittag?

Auch das Mittagessen sollte einfach sein: Salat, Suppe und Brot oder Sandwiches. Bei Letzteren ist Ihre Kreativität gefragt. Es gibt fettfreie hauchdünne Vollkornfladen, die Sie mit fettfreiem Hummus bestreichen; darauf verteilen Sie dann alles, was Sie mögen, etwa: gehackten Koriander, Frühlingszwiebeln, klein geschnittene Karotten, Gurken, Tomaten, Paprika, Maiskörner, Bohnen, Reis, gekochten Brokkoli, Pilze, Spinat oder Blattsalat. Rollen Sie die belegten Wraps zusammen und teilen sie in 2 Hälften. Im Backofen 10 Min. bei 230 °C backen, bis der Wrapteig knusprig ist. Fabelhaft!

Gemüsiges Abendessen

Zum Abendessen empfehlen wir wieder einen gesunden Salat und eine Auswahl von frischem Gemüse der Saison. Es gibt aber noch viele weitere Möglichkeiten. Im Ofen oder auf dem Grill gebratene Portobellopilze (Riesenchampignons) mit Barbecue-Soße oder salzarmer Tamari mit ein wenig Balsamessig schmecken toll und sehen aus wie ein Stück Fleisch. Sie eignen sich auch gut als »Burger« auf Vollkornweizenbrot oder -brötchen.

Wir essen abends am liebsten schwarze Bohnen mit Reis. Das servieren wir auch unseren Gästen, denn es sieht klasse aus und schmeckt fast jedem. Hier die Zutaten: schwarze Bohnen aus der Dose, Naturreis, gehackte Tomaten mit dem Saft, gehackte Zwiebel, unter heißem Wasser aufgetaute TK-Maiskörner, gehackte rote, gelbe oder grüne Paprika, geraspelte Karotten und Wasserkastanien, gehackter Koriander und Rucola, Tamari und Salsasoße. Kochen Sie den Reis. Erhitzen Sie die Bohnen. Füllen Sie die klein geschnittenen Gemüse in einzelne Schüsseln. Löffeln Sie sich Reis auf Ihren Teller, häufen Sie die Gemüse Ihrer Wahl darauf, und krönen Sie das Ganze mit Tamari und/oder Salsa. Was übrig bleibt, verarbeiten Sie am nächsten Tag mit Balsamessig zu einem Salat. Himmlisch!

Manchmal schmecken die einfachsten Speisen am besten. Zum Beispiel bei mäßiger Hitze zugedeckt geschmorte Gemüsezwiebeln. Je länger sie schmoren, desto süßer werden sie. Essen Sie sie einfach so oder mit Reis oder gebackenen Kartoffeln. Auch Süßkartoffeln und Yams schmecken dazu sehr gut, machen satt und sind einfach zuzubereiten. Sie müssen nur daran denken, sie früh genug in den Backofen zu geben, denn sie brauchen mindestens 1 Stunde, um gar zu werden. Ein weiteres leckeres, einfaches und schnell zubereitetes – und sogar ansehnliches – Gericht ist Couscous aus Vollkornweizen mit Pilzsoße und TK-Erbsen.

Achten Sie auf versteckte Fette

Zu einem großen Teil besteht das Essen bei unserem Ernährungskonzept aus frischem Gemüse und Obst, Hülsenfrüchten und Vollkorngetreide. Es gibt auch entsprechende Fertigprodukte, bei denen Sie jedoch immer die Zutatenliste sorgfältig prüfen sollten.

Hilfreiche Küchengeräte

Es gibt 3 Küchengeräte, die wir unentbehrlich finden. Das eine ist ein elektrischer Reiskocher. Sie füllen ihn mit Reis und Wasser, stellen das Gerät an (manche haben sogar eine Zeitschaltuhr) und können sich um andere Dinge kümmern. Das zweite ist ein Sparschäler. Er erleichtert Ihnen das Obstschälen und ist einfach zu handhaben. (Wenn Sie die Schale von Orangen, Zitronen oder Limetten verwenden wollen, bitte immer unbehandelte Früchte nehmen.) Das dritte Gerät ist eine Zitronenpresse, die selbst aus trockenen Limonen den Saft herausbringt. Ich mag am liebsten Zitronenpressen aus Holz.

Meiden Sie Produkte, wenn auf dem Etikett Begriffe wie Glyzerin, hydrogeniert, teilweise hydrogeniert, Mono- oder Diglyceride stehen. Das sind Hinweise auf versteckte Fette. Bei manchen als »ohne Fett« ausgewiesenen Keksen taucht dann aber Glyzerin an fünfter Stelle auf. Ganz ähnlich enthalten einige angeblich fettfreie Dressings dennoch Sojaöl und Milchprodukte. Der Trick: Da die Anteile je Portion unterhalb des gesetzlichen Grenzwerts liegen (weniger als 0,5 % Fettgehalt pro Portion), dürfen diese Produkte als »fettfrei« deklariert werden. Lesen Sie die Zutatenliste!

Eine Firma namens Edward & Sons stellt Kekse aus Naturreis in mehreren Geschmacksrichtungen (Zwiebel-Knoblauch, Tamari-Sesam, salzlos) tatsächlich ohne Zusatz von Fett her. Doch Obacht! Diese Firma produziert auch Reisplätzchen mit gerösteten Zwiebeln und Gemüse, unter Zusatz von Distelöl. Lesen Sie die Zutatenliste!

Auch wenn Sie glauben, ein Produkt zu kennen, sollten Sie lieber skeptisch sein. Grape-Nuts zum Beispiel enthalten kein Öl. Wenn Sie jetzt daraus schließen, dass auch die Grape-Nuts-Flakes ölfrei sind, liegen Sie falsch. Also meiden. Diese Liste von Beispielen ließe sich beliebig verlängern. Sie sind nur dann auf der sicheren Seite, wenn Sie von jedem Produkt, das auf Ihrem Teller landet, die Zutatenliste studieren.

Essen Sie nur Vollkornprodukte

Viele Kornarten sind Ihnen bekannt: Vollkornweizen, Weizengrütze (Bulgur), Vollkornhafer, -roggen, -gerste, -buchweizen, -mais, Wildreis, Naturreis. Weniger bekannte Getreide sind Kamut, Quinoa, Amaranth, Hirse, Dinkel, die Zwerghirse Teff, Triticale, Grano und Farro. Oft ist schwer zu entscheiden, ob ein Getreide wirklich naturbelassen ist. Die Farbe ist kein sicheres Kriterium. Vollkornhafer beispielsweise ist hellbeige. Ein hoher Ausmahlungsgrad von Mehlen wiederum (dunkleres Aussehen) kann durch Zusatz von Melasse vorgetäuscht werden.

Auch hier gilt: Prüfen Sie die Zutatenliste genau. Achten Sie auf die Angabe »100 % Vollkorn«. Produkte mit Bezeichnungen wie »Mehrkorn«, »Weizengrütze«, »Siebenkorn«, »steingemahlen«, »100 % Weizen«, »angereichertes Mehl«, »entkeimtes Maismehl« sind kein Hinweis für Vollkorn. Pumpernickel wird aus Roggen- und Weizenmehl gebacken, ist aber selten ein Vollkornprodukt. Es kann auch schwierig sein, Vollkornbrot zu finden, das kein Öl oder keinen Maisstärkesirup enthält.

Backen ohne Eier

Es ist nichts dagegen einzuwenden, ab und an ein Stück Vollkornkuchen zu genießen. Im Rezeptteil finden Sie einige Anregungen dazu. Als Ersatz für Eier in einem Rezept eignet sich je Ei 1 EL Leinsamenschrot + 3 EL Wasser. (Leinsamenschrot im Kühlschrank oder im Tiefkühler aufbewahren; Sie können auch ganze Leinsamen kaufen und bei Bedarf selbst frisch schroten.) Verrühren Sie den Leinsamenschrot mit dem Wasser zu cremigem Brei und verwenden Sie diesen wie gewöhnliches Ei. Sie können es sich aber auch bequem machen und den Leinsamenschrot mit der nötigen Flüssigkeit für das Rezept einfach unter den Teig mischen. (Denken Sie aber daran, je EL Leinsamenschrot 3 EL Flüssigkeit an den Teig zu geben.) Auch handelsüblichen Ei-Ersatz (aus dem Naturkostladen oder Reformhaus) können Sie verwenden. Je nachdem, wofür Sie den Ei-Ersatz brauchen, werden Sie unterschiedliche Grundzutaten benötigen. Vor seiner Verwendung muss das Ersatzprodukt gründlich mit Flüssigkeit aufgeschlagen werden.

Backwaren, die Sie mit Ei-Ersatz herstellen, werden nicht so locker wie die konventionell produzierten und können außerdem feuchter sein; jeder Bissen schmeckt aber genauso gut wie die gewohnten Leckereien. Und sie haben den wunderbaren Vorzug, nicht schädlich zu sein.

Hören Sie auf Ihren Appetit

Zum Schluss noch ein paar Worte zur Essmenge. Bei einer pflanzenbasierten Ernährung ohne Öl, aber mit Vollkorngetreide, grünem Blattgemüse und den vielen bunten Gemüsesorten brauchen Sie nicht auf Ihr Gewicht zu achten. Sie müssen nicht groß rechnen oder Kalorien zählen. Mit der Umstellung der Ernährung nimmt praktisch jeder ab. Allerdings kann Ihr Gewicht langsam wieder ansteigen, falls der Anteil an Vollkornprodukten, stärkereichem Gemüse und Desserts bei Ihrer Kost überwiegt. In diesem Fall essen Sie weniger Getreide und Stärke, dafür aber mehr Grünzeug und buntes Gemüse. Lassen Sie den Nachtisch öfter mal weg.

Bedenken Sie auch: Bewegung tut not. Je mehr, desto besser. In den Jahren meiner Lehrtätigkeit ging ich laufen (oft abends) und trainierte mit Gewichten (meist vor dem Unterricht). Heute habe ich Zeit, an Yogakursen teilzunehmen, zu laufen oder Ski-Langlauf zu machen und mit Gewichten zu trainieren. Essy schwimmt täglich 1 Meile, trainiert mit Gewichten und ist 3-mal in der Woche mit dem Fahrrad unterwegs. Walking, Treppen steigen – Hauptsache Sie bewegen sich. Bewegung stärkt das Immunsystem, hilft beim Schutz vor Schlaganfall und Herzinfarkt, vor Osteoporose und Demenz, hemmt das Wachstum von Tumoren und hält natürlich auch Ihr Gewicht unten.

Die eigentliche Botschaft ist einfach – und toll für die vielen Menschen, die ihr Leben lang gegen Übergewicht gekämpft haben: Sobald Sie sich auf eine pflanzenbasierte, fettfreie Ernährung mit Vollkornprodukten umstellen, spielt sich Ihr Körper auf sein individuelles Idealgewicht ein. Sie werden dann nie mehr Gewichtsprobleme haben.

Hinweise für die deutschsprachige Ausgabe

Die Mengenangaben (Dose, TK-Paket etc.) beziehen sich auf amerikanische Produkte und stimmen nicht unbedingt mit den hiesigen Dosen- und Packungsgrößen überein. Bei den Gemüsezutaten können Sie die Menge frei variieren und auch bei den meisten anderen Zutaten macht es nichts, wenn Sie etwas mehr oder weniger als angegeben verwenden. Lediglich bei fetthaltigen Zutaten (z. B. Leinsamen, Nüsse) sollte die angegebene Menge nicht überschritten werden.
Die angegebenen Markenprodukte (wie Grape-Nuts, Bragg Liquid Aminos) sind auch hierzulande zum Teil in Geschäften oder über das Internet erhältlich. Wesentlich einfacher und preisgünstiger dürfte es jedoch sein, vergleichbare Produkte aus den Supermärkten oder Bioläden vor Ort zu nehmen. Bitte beachten Sie beim Einkauf die oben beschriebenen Regeln.

DIE ERSTE MAHLZEIT AM TAG

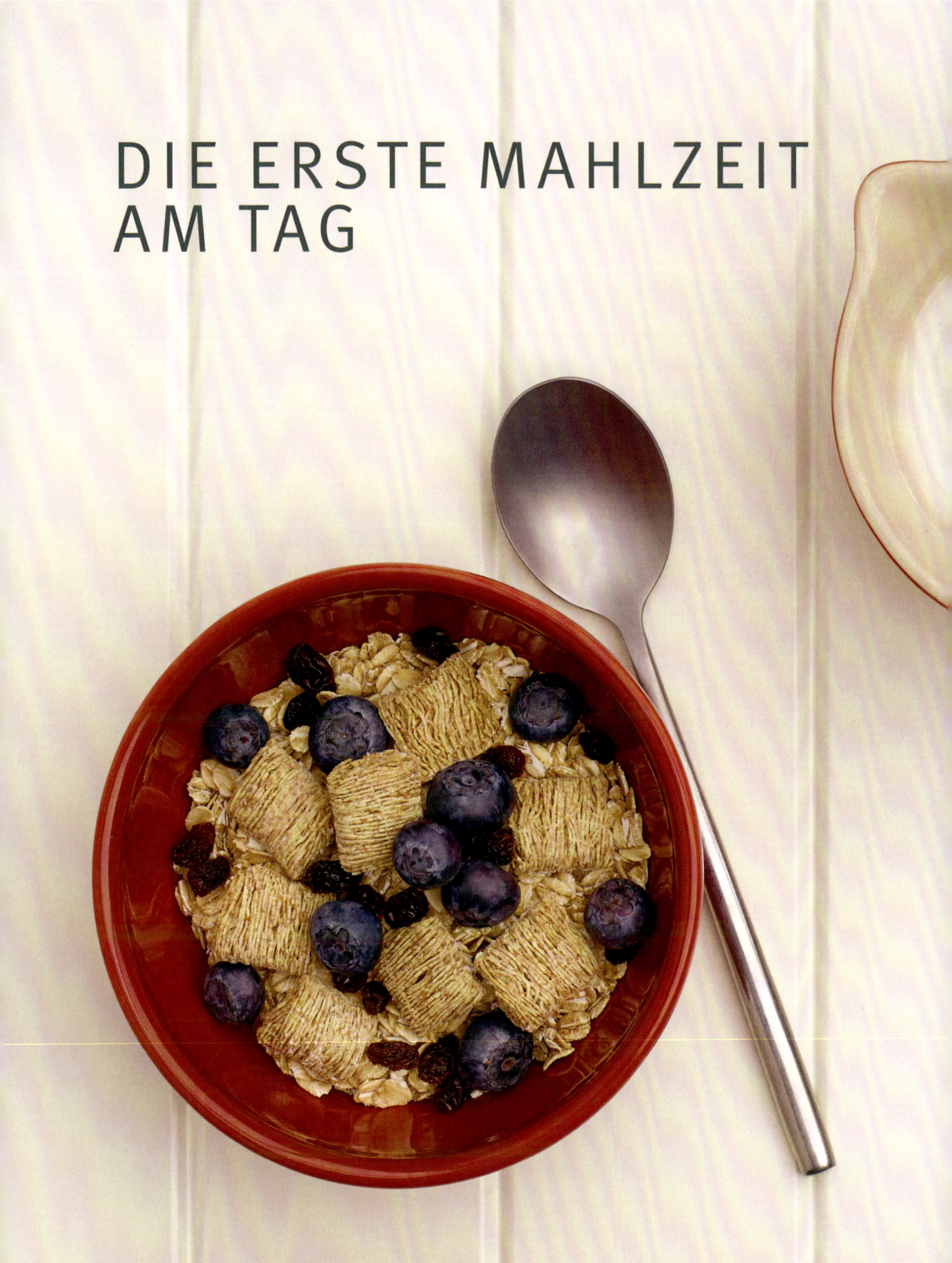

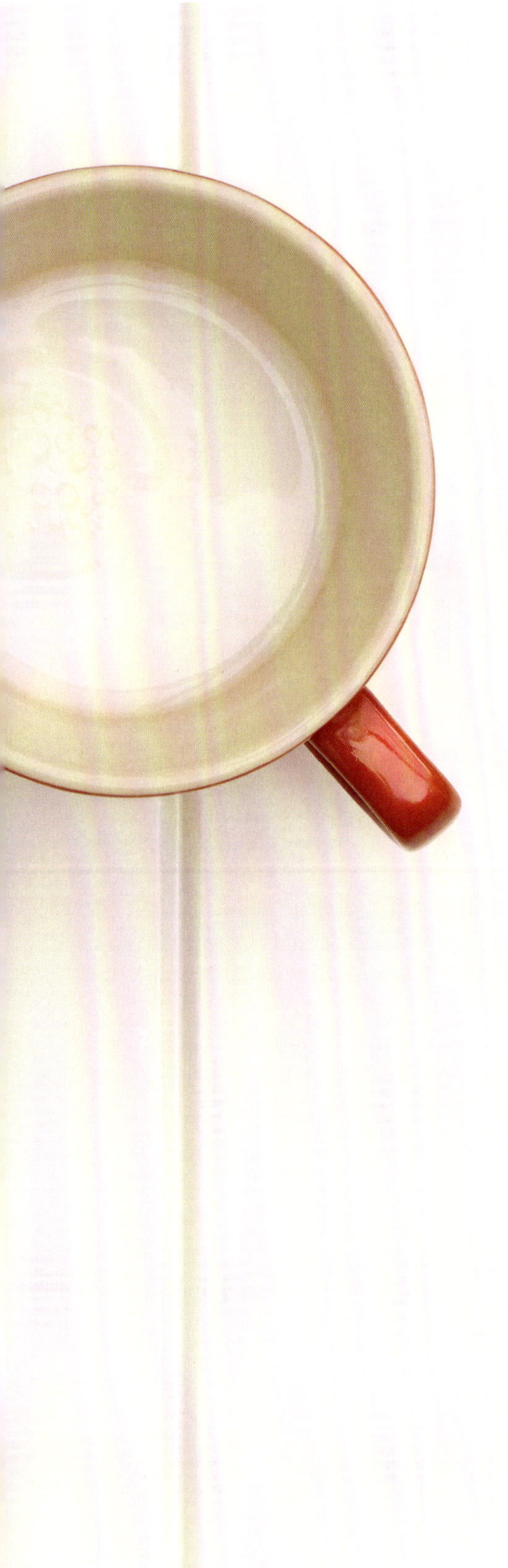

Auch wenn Sie es bisher nie getan haben: frühstücken Sie! Sie können dann voller Energie in den Tag starten. Viele von Essys ersten Patienten nehmen jeden Morgen das gleiche Frühstück zu sich. Don Felton braucht immer ¼ Tasse Haferkleie plus ¼ Tasse Hafermehl, die er mit Wasser 3 Minuten in der Mikrowelle erhitzt; Equal (= Süßstoff Aspartam plus Dextrose plus Maltodextrin) darüberstreuen, fertig. Auch Evelyn Oswick isst seit 20 Jahren das gleiche Frühstück. Sie hält es für »die beste Mahlzeit des Tages«.

Bei dem großen Angebot vorzüglicher Cerealien lässt sich heutzutage ein schnelles, einfaches und gesundes Frühstück problemlos zubereiten. Hafer ist dabei äußerst vielseitig verwendbar. Er lässt sich als Mehl mit Wasser zu Brei verrühren oder roh in Form von groben Haferflocken verzehren. Möglichst keine Schmelzflocken verwenden, sie sind zu stark verarbeitet. Wenn Sie es knusprig mögen, Grape-Nuts oder ein anderes reines Vollkornprodukt ohne Zucker- und Fettzusatz dazugeben.

Als Milchersatz können Sie Hafermilch, Mandelmilch oder fettfreie Sojamilch verwenden. Lecker sind stattdessen auch frisch gepresster Orangen- oder Grapefruitsaft. Auch Apfelsaft ist als Flüssigkeit zum Müsli gut geeignet.

Evelyns beste Mahlzeit des Tages

Bananen-Müsli

Für 2 Portionen

5 Min.

1 Banane • 1 Tasse grobe Haferflocken • einige Rosinen • 1 Tasse Apfelsaft

- In Scheiben geschnittene Banane in eine mikrowellentaugliche Schüssel geben. Eine Tasse grobe Haferflocken daraufschichten.

- Rosinen darüberstreuen und mit Apfelsaft begießen. Dann 1 Min. und 30 Sekunden in der Mikrowelle erwärmen.

Anthony braucht Gemüse zum Frühstück

Haferbrei mit Gemüse

Für 2 Portionen

10 Min.

1 Tasse grobe Haferflocken • 2 Tassen Wasser • 3 Handvoll frischer Spinat oder 2 Tassen TK-Mischgemüse • etwas salzarme Tamari (optional)

- Haferflocken, Wasser und Spinat in einer großen geeigneten Schüssel zugedeckt 4–5 Min. in der Mikrowelle garen.

- Mit etwas Tamari würzen.

Larrys Sonntagsfrühstück

Buchweizenpfannkuchen

Für 12 mittelgroße Pfannkuchen

30 Min.

½ Tasse Buchweizenmehl • ½ Tasse grobe Haferflocken • ½ Tasse Maismehl • 1 TL Backpulver • ½ TL Natron • 1 reife Banane • 2 EL Essig • 3 EL Ahornsirup (optional) • 2 Tassen Hafer-, Mandel- oder fettfreie Sojamilch

- Buchweizenmehl, Haferflocken, Maismehl, Backpulver und Natron in einer Schüssel vermischen.

- Banane in einer anderen Schüssel zerdrücken und mit Essig, Ahornsirup und Hafer-, Mandel- oder fettfreier Sojamilch verrühren. Mit den trockenen Zutaten vermengen.

- Antihaftbeschichtete Pfanne auf Mittelhitze erwärmen. Sobald ein paar Wasserspritzer darin zischen, ist die Pfanne bereit.

- Jeweils eine Portion Teig in der Pfanne verteilen. Sobald er brutzelt, wenden und wenige Min. weiterbacken.

- Fertige Pfannkuchen einfach so oder mit Obst oder Ahornsirup genießen.

Tipp Für etwas festere Pfannkuchen verwenden Sie weniger Flüssigkeit. Aus Teigresten können Sie mit ein paar Rosinen vermischt Muffins backen (20 Min. bei 180 °C im Ofen). Das Rezept stammt von Larry und Ann Wheat, die in San Francisco das berühmte vegane Millenium Restaurant betreiben. Zuhause bereitet Larry jeden Sonntag diese Pfannkuchen zu. Ann isst ihre mit Obst, Larry nimmt Ahornsirup.

Frühstück bei den Esselstyns

Crunchy-Müsli mit Obst

Für 2 Portionen

10 Min.

1 Tasse grobe Haferflocken • 2 EL Grape-Nuts oder Weizenschrot • 1–2 Tassen Hafer-, Mandel- oder fettfreie Sojamilch • 1–2 Tassen Obst (Bananenscheiben, Pfirsichstückchen oder Beeren) • einige Rosinen • einige Walnüsse (falls Sie nicht herzkrank sind)

- Die Basis sind die groben Haferflocken. Wenn es knusprig sein soll, Grape-Nuts, Weizenschrot oder anderes Vollkornmüsli ohne Zucker- und Fettzusatz dazugeben.

- Als Flüssigkeit Hafer-, Mandel- oder fettfreie Sojamilch nehmen. Auch Apfelsaft, Cidre, frisch gepresster Orangen- oder Grapefruitsaft (mit den Fruchtstückchen) eignen sich sehr gut.

- Obststückchen und Rosinen dazugeben und eventuell (nicht herzkrank) einige Walnüsse.

Tipp Egal wohin Sie reisen, fast immer finden sich Zutaten für dieses Frühstück. Unsere Kinder nahmen das Rezept für das Familienfrühstück übrigens mit, als sie zum Studium das Haus verließen. Immer wieder begegnen wir Freunden unserer Kinder und deren Kindeskindern, die von ihnen unser Frühstück übernommen haben. Das zeigt doch, dass es wirklich lecker und praktikabel ist.

Jeffs Frühstücksbrei

Haferflockenbrei mit Apfelsaft

1 Person

5 Min. (+ 20 Min. Ziehzeit)

½ Tasse grobe Haferflocken • 1 Handvoll Rosinen • 1 Prise Zimt • 1 Prise Muskatnuss • ½ Banane • ⅔ Tasse handwarmer Apfelsaft

- Haferflocken und Rosinen in eine Schüssel geben. Zimt und geriebene Muskatnuss zufügen. Darüber eine halbe Banane in Scheiben geben.

- Den Apfelsaft über die Mischung gießen, Schüssel zudecken und 20 Min. ziehen lassen. Umrühren und genießen.

Bernies Gemüsesaft

Frühstücks-Smoothie

2 Personen

10 Min.

1 Romanasalat • 1 Gurke • 4 Stangen Staudensellerie • 4 Tomaten

- Romanasalat waschen und zerkleinern, Gurke schälen und in Stücke schneiden, Staudensellerie und gewaschene Tomaten klein schneiden.

- Dann alle Zutaten im Mixer oder in der Küchenmaschine pürieren. Fertig. Eventuell noch ein wenig Balsamessig zufügen.

Auch lecker mit Obst

Gerste-Hafer-Pfannkuchen

Für 12 Pfannkuchen
30 Min.

1 Tasse Gerstenmehl • 1 Tasse grobe Haferflocken • 1 EL Backpulver • 2 Tassen Hafer-, Mandel- oder fettfreie Sojamilch • 1 TL Vanilleextrakt

● Trockene Zutaten in einer Schüssel vermischen. Mit den flüssigen Zutaten gleichmäßig verrühren. Falls der Teig zu fest wird, etwas Wasser zufügen.

● Antihaftbeschichtete Pfanne auf Mittelhitze erwärmen. Wenn ein Tropfen Wasser darin verzischt, können Sie Pfannkuchen beliebiger Größe backen.

● Pfannkuchen wenden, wenn er zu brutzeln beginnt. Pfannkuchen ist fertig, sobald die Unterseite zart gebräunt ist. Mit Obst, Apfelmus, Ahornsirup, Puderzucker oder Zimt genießen.

Variante Wenn die untere Teigschicht fest geworden ist, geben Sie Heidelbeeren, Bananenscheiben oder sonstiges Obst auf die noch leicht flüssige Oberseite und wenden den Pfannkuchen, sobald das Obst angebacken ist.

Mit Waldheidelbeeren besonders fein

Heidelbeer-Muffins

Für 8–10 Muffins
15 Min. (+ 25 Min. Backzeit)

1 Tasse Vollkornweizenmehl • 1 Tasse Hafermehl • 1 TL Backpulver • ½ TL Natron • 1 TL gemahlener Zimt • ½ TL geriebene Muskatnuss • ⅓ Tasse (oder weniger) Ahornsirup, Zucker oder Honig • ½ Tasse ungesüßtes Apfelmus • 2 TL Vanilleextrakt • 1 Tasse Hafermilch • 1 Tasse Heidelbeeren, frisch oder TK

● Ofen auf 200 °C vorheizen. Die ersten 6 Zutaten in einer Schüssel mischen. Die übrigen Zutaten in eine kleine Kuhle in der Mitte geben und vom Rand her vorsichtig vermischen. Nicht zu sehr rühren.

● Muffinteig in nicht haftende Muffinförmchen verteilen (evtl. pflanzliches Antihaftspray verwenden). Etwa 25 Min. backen, bis die Oberseite der Muffins zart gebräunt ist.

Nicht nur zum Frühstück köstlich

Zucchini-Rosinen-Muffins

Für 12 Muffins

15 Min. (+ 30 Min. Backzeit)

¼–½ Tasse Rosinen • ½ Tasse Haferkleie • ½ Tasse kochendes Wasser • 2 EL Leinsamenmehl • 6 EL Wasser • ½ Tasse Orangensaft • ⅓ Tasse Honig, Ahornsirup oder Zucker • 2 mittelgroße Zucchini, geraspelt • 1 Tasse Vollkornweizenmehl oder -gerstenmehl • ½ Tasse Maismehl • 4 TL Backpulver • 1 TL gemahlener Zimt

- Ofen auf 190 °C vorheizen. Rosinen und Kleie mit dem kochenden Wasser in kleiner Schüssel vermischen.
- Als Ei-Ersatz Leinsamenmehl mit Wasser verrühren. (Sie können auch einen anderen Ersatz für 2 Eier verwenden.)
- Orangensaft, Honig, Ei-Ersatz und Zucchini in große Schüssel geben und mit Rosinen-Kleie-Mischung verrühren.
- Mehl, Maismehl, Backpulver und Zimt in mittelgroßer Schüssel verrühren.
- Trockene und flüssige Zutaten zusammengeben und verrühren.
- Teig auf nicht haftende Muffinförmchen verteilen. 30 Min. backen oder bis an einem Holzspieß kein Teig mehr hängenbleibt.

Getoastet der Hit!

Das beste Bananenbrot

Für 1 Brot

15 Min. (+ 70 Min. Backzeit)

1 EL Leinsamenmehl • 1 EL Wasser • 1¼ Tasse Weizenvollkornmehl • 1 Tasse Gersten- oder Dinkelmehl • 1 TL Backpulver • 1 TL Natron • 1 TL gemahlener Zimt • 2 große reife Bananen • 1 Dose Pflaumen (Babynahrung) oder ½ Tasse Apfelmus • ⅓ Tasse (oder weniger) Ahornsirup, Honig oder Zucker • ½ Tasse Rosinen • 2 TL Vanilleextrakt • ¾ Tasse Hafer-, Mandel- oder fettfreie Sojamilch • 1 EL Zitronensaft

- Ofen auf 180 °C vorheizen. Leinsamenmehl mit Wasser als Ei-Ersatz verrühren.
- Die beiden Mehlsorten, Backpulver, Natron und Zimt in einer großen Schüssel vermengen.
- Bananen in passender Schüssel zerdrücken und mit den weiteren Zutaten und dem Ei-Ersatz vermischen.
- Bananenmasse zu den trocknen Zutaten geben und behutsam vermengen. Den Teig in eine Form mit den Maßen 23 × 13 cm füllen und etwa 70 Min. backen oder bis sich ein Holzstäbchen sauber aus dem Brot ziehen lässt.

Variante Backen Sie das Brot auch einmal mit reinem Vollkornweizenmehl oder mit reinem Gerstenmehl oder Dinkelmehl.

Tipp Wenn Sie kein Herzleiden haben, können Sie ½ Tasse gehackte Walnüsse untermischen.

SCHLEMMEN MIT SALAT

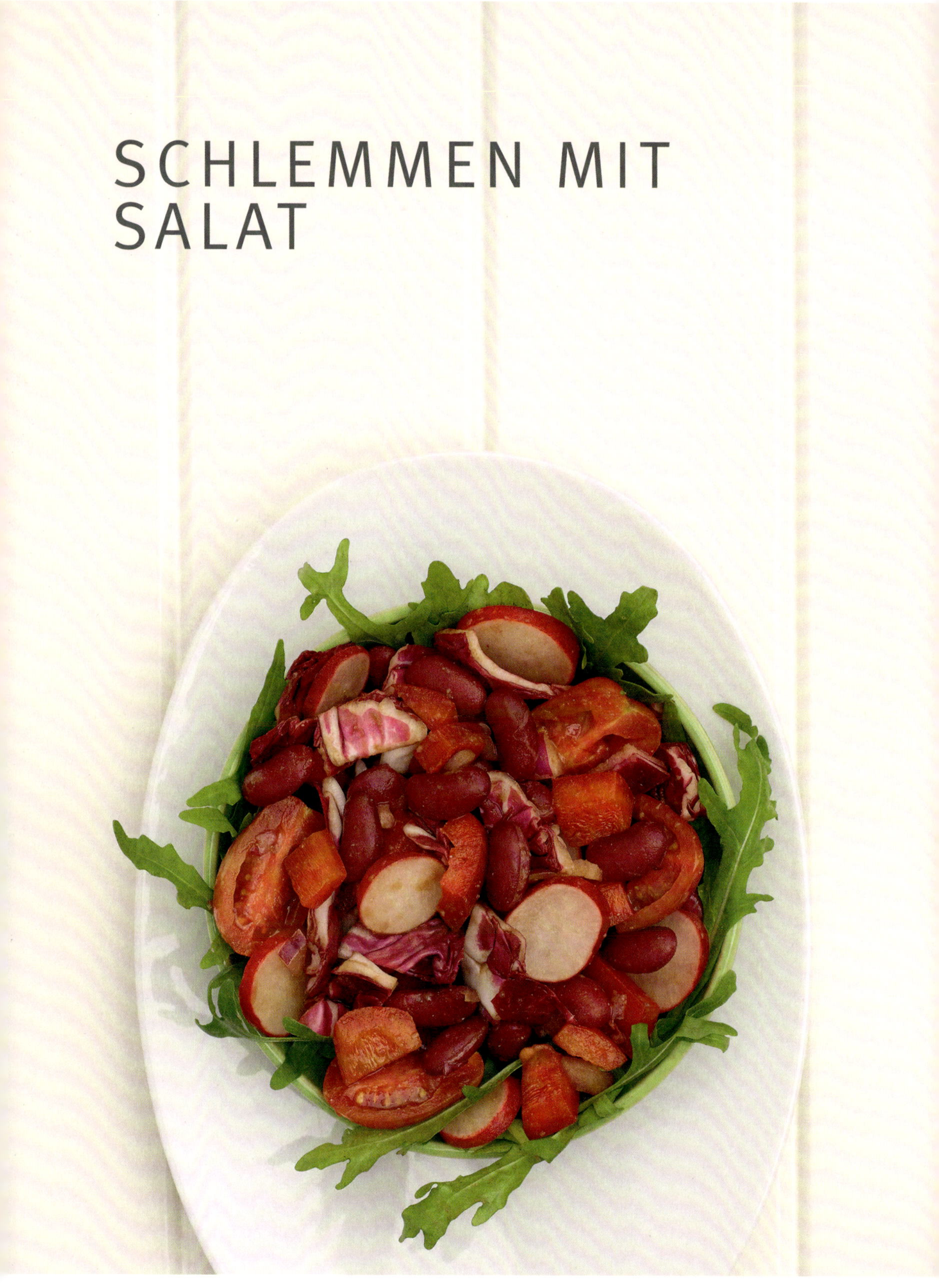

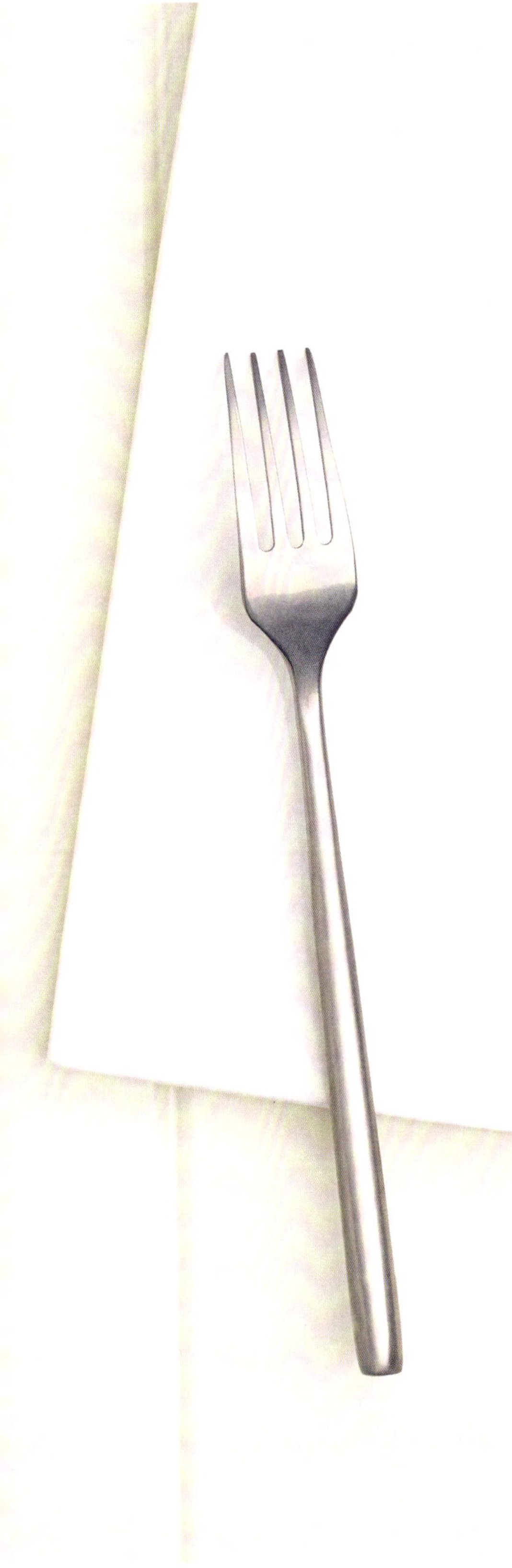

Essen Sie möglichst oft Salat, auch zum Frühstück. Salate müssen nicht aufwendig oder kompliziert sein. Einfacher Blattsalat mit einem Dressing Ihrer Wahl genügt (verzichten Sie jedoch auf Eisbergsalat, sein Nährwert ist gering). Salat kann aber auch das Hauptgericht sein mit reichlich Bohnen, Reis und buntem Gemüse. Vor allem im Sommer ist es einfach, als Abendessen nur Salat aufzutischen. Wenn die Tomaten Saison haben, essen wir praktisch zu jeder Mahlzeit dicke Scheiben Tomaten mit Basilikum und Balsamessig.

In diesem Kapitel finden Sie viele Salatrezepte. Bei jedem Rezept habe ich notiert, wie viele Portionen sich ungefähr ergeben, aber natürlich sind Portionsgrößen vom individuellen Geschmack abhängig. Essy und ich essen bei einer Mahlzeit so viel Salat wie 10 Gäste bei einer Dinnerparty! Gönnen Sie sich das Vergnügen, neue Ideen auszuprobieren. Wichtig ist nur, viel Grünzeug und möglichst oft jede Menge von Ihrem bunten Lieblingsgemüse zu verputzen.

Bei einigen der Salatrezepte ist das Dressing gleich mit enthalten. Im Kapitel Soßen, Dips und Dressings (Seite 134) finden Sie aber noch eine Fülle von Rezepten für Salatdressings, außerdem etliche Rezepte für Hummus – ohne die Sesampaste Tahini, die zu fetthaltig ist.

Bunt und sättigend

Salat mit Bohnen und Artischocken

Für 6 Portionen

20 Min. (+ 1–2 Std. Kühlzeit)

1 große Fleischtomate • 1 rote Paprika • 1 kleine rote Zwiebel • 1 Tasse Petersilie oder Koriander • 1 Dose rote Kidney-Bohnen (540 g) • 1 Dose Kichererbsen (425 g) • 1 Dose Artischockenherzen (400 g) • 2 EL Zitronensaft, frisch gepresst • 2 EL Balsamessig • 1½ TL (scharfer) Senf • 1 TL getrocknetes Basilikum • 1 TL getrockneter Oregano • 1 TL getrockneter Thymian • 1 Knoblauchzehe, fein gewiegt

- Tomate und Paprika waschen und klein schneiden. Zwiebel und Kräuter hacken.

- Bohnen und Kichererbsen waschen und abtropfen lassen. Artischockenherzen vierteln. Alle Gemüsezutaten in einer großen Schüssel mischen.

- Die übrigen Zutaten mit einem Schneebesen verrühren und die Soße über das Gemüse geben. Vor dem Servieren kühl stellen.

Nahrhaft und lecker

Ruckzuck-Bohnen-Salat

Für 4 Portionen

15 Min.

2 Dosen schwarze Bohnen (à 425 g) • 1 Dose Wasserkastanien in Scheiben (170 g) • 1 sehr große Fleischtomate, gehackt • 1 Packung TK-Mais (450 g) • ½ Gemüsezwiebel, gehackt • 1 Bund Koriander, gehackt • ½ Limette, Saft und Schale • 3–4 EL Balsamessig

- Bohnen gut abspülen und abtropfen lassen, damit der Salat nicht grau aussieht. Wasserkastanien waschen und abtropfen lassen.

- Bohnen, Tomatenstückchen, Mais, Zwiebelwürfel und Wasserkastanien in einer Schüssel vermischen.

- Koriandergrün, Limettensaft und Balsamessig zugeben und die Zutaten nochmals mischen. Zum Servieren sieht eine Glasschüssel besonders schön aus.

Tipp Für eine vollständige Mahlzeit können Sie zusätzlich mit Gurkenscheiben belegte Sandwiches servieren. Im Sommer könnten wir diesen Salat zu jeder Mahlzeit essen, sogar zum Frühstück. Ich bereite ihn gern zu, wenn ich etwas zu einem Fest mitbringen soll. Alle Gäste holen sich Nachschlag und er ist die beste Werbung für leckeres Essen ohne Öl. Das Rezept lässt sich leicht strecken, indem man weitere Tomaten oder mehr TK-Mais zugibt.

Am besten mit frischen Maiskolben

Black-Bean-Salat

Für 4 Portionen
15 Min.

1 Dose schwarze Bohnen (425 g) • 1 große Fleischtomate • ½ Packung TK-Mais (225 g) • 1 rote Paprika • 2 Stangen Staudensellerie • 1 Tasse Koriandergrün, gehackt • 1 Limette, Saft und Schale • 2–3 EL Balsamessig

- Bohnen gut abspülen und abtropfen lassen. Tomate würfeln.
- TK-Mais unter fließendem warmem Wasser auftauen oder stattdessen wenn verfügbar 2 frische Maiskolben kochen und die Körner verwenden.
- Paprika und Staudensellerie klein schneiden.
- Zutaten in der vorgegebenen Reihenfolge zusammenfügen und servieren.

Toll für heiße Sommertage

Black-Bean-Orangen-Salat

Für 6 Portionen
30 Min.

1 große Zwiebel • 1 rote Paprikaschote • 6 Orangen • 2 TL Orangenschale • ¼ Tasse frisch gepresster Orangensaft • 3 EL frischer Limettensaft • ½ TL gemahlener Kreuzkümmel • ¼–½ TL Tabasco • ½–1 Tasse gehacktes Koriandergrün • 2 Dosen schwarze Bohnen (à 425 g) • einige Blätter Rucola oder Babyspinat

- Zwiebel und Paprika würfeln und bei mittlerer Hitze in antihaftbeschichteter Kasserolle unter Rühren garen. Falls nötig, etwas Orangensaft oder Wasser zugeben. Beiseite stellen.
- Orangen schälen, filetieren (den Saft auffangen) und in eine große Schüssel geben. Orangenschale, Orangensaft, Limettensaft, Kreuzkümmel und Tabasco in einer Schüssel verrühren.
- Bohnen abspülen und abtropfen lassen.
- Zwiebel-Paprika-Gemisch, Koriandergrün und Bohnen zu den Orangenfilets geben und Saftmischung unterheben. Auf Rucola- oder Babyspinatblättern anrichten.

Variante Zwiebel und Paprika nicht garen, sondern mit etwas Balsamessig marinieren; Tabasco weglassen.

Mit Brot eine vollständige Mahlzeit

Bunter Brokkoli-Salat

Für 6 Portionen

30 Min. (+ 1–2 Std. Kühlzeit)

2 Stiele Brokkoli • 2 große Zwiebeln • 1 rote Paprika • 3 kleine Pak Choi • 4 Frühlingszwiebeln • ¼ Tasse Reisessig • 2 EL Nährhefe • 1 TL Senf • 1 Limette, Saft und Schale

- Brokkoli in Röschen zerteilen und Stiele in Scheiben schneiden, al dente dämpfen (Brokkoli ist leuchtend grün) und in eine große Schüssel geben.
- Zwiebeln vierteln, Schichten auseinandernehmen auf einem Backblech mit Backpapier ausbreiten. Im Ofen von beiden Seiten bräunen. Zum Brokkoli dazugeben.
- Pak Choi in ca. 2,5 cm breite Streifen schneiden, sowohl grüne als auch weiße Teile verwenden. Paprika würfeln und Frühlingszwiebeln in Ringe schneiden. Alles Gemüse vermischen.
- Essig, Nährhefe, Senf, Limettensaft und -schale verrühren und über das Gemüse geben. Gekühlt servieren.

Tipp Ergibt mit Weizenvollkornbrot eine vollständige Mahlzeit. Wenn Sie reichlich Dressing mögen, verdoppeln Sie die Menge Reisessig, Nährhefe, Senf und Limettensaft.

Lieblingssalat von unserem Sohn Rip

Butterbohnen-Salat mit Basilikum

Für 6 Portionen

15 Min.

3 Dosen Butterbohnen (à 425 g) • 2 Knoblauchzehen • ½ Tasse (oder mehr) Basilikum • 1 Packung TK-Mais (450 g) • 1 Packung Kirschtomaten • 1 kleine rote Zwiebel, gehackt • 1 Zitrone, Saft und Schale • ¼ Tasse Balsamessig

- Bohnen waschen und abtropfen lassen, Knoblauch fein hacken, Basilikum grob hacken.
- Mais unter fließendem Wasser auftauen lassen.
- Alle Zutaten mischen und auf eine Platte oder in eine Schüssel geben.
- Rundherum mit rohen oder gegarten Spinatblättern und anderem Gemüse garnieren.

Würzig und sättigend

Yams-Kartoffel-Salat

Für 10 Portionen
30 Min. (+ mind. 1 Std. Kühlzeit)

5 Tassen Yams, gewürfelt • 5 Tassen Kartoffeln (mehlig kochend), in Würfeln • 350 g Seidentofu light • ¼ Tasse Hummus (ohne Tahini) • 4 EL Balsam- oder Apfelessig • 1–2 Limetten, Saft • 3 EL Nährhefe • 1 mittelgroße rote Zwiebel • 2 Knoblauchzehen • 3–4 Stangen Staudensellerie • 3 EL Kapern • 1 Handvoll Basilikum • einige Blätter Rucola oder Blattsalat

- Yams und Kartoffeln in getrennten Töpfen kochen, abkühlen lassen, schälen und würfeln.
- Tofu, Hummus und Essig in der Küchenmaschine zu einem glatten Brei verrühren. Mit dem Limettensaft und der Nährhefe weiter mixen.
- Zwiebeln und Staudensellerie klein schneiden, Knoblauch fein hacken; mit Yams- und Kartoffelwürfeln in eine Schüssel geben. Gehacktes Basilikum, Kapern und die Tofumasse dazugeben und unterheben. Mindestens 1 Stunde kühl stellen.
- Auf einem Salatbett anrichten und mit einigen Basilikumblättern dekorieren.

Tipp Dieser Salat lässt sich auf viele verschiedene Arten aufpeppen, je nach Geschmack eignen sich etwa: Frühlingszwiebeln, rote Paprika, halbierte Kirschtomaten, Koriander, Petersilie, Safran für herrliche goldgelbe Farbe usw.

Gern mit frischem Mais zubereiten

Maissalat

Für 3–4 Portionen
10 Min.

1 große rote Paprika • 3–4 Frühlingszwiebeln • 1 Bund Koriander oder Petersilie • 1 Packung TK-Mais (450 g) • 1–2 Limetten, Saft und Schale • 1–3 EL Balsamessig • einige Blätter Salat

- Paprika waschen, entkernen und würfeln. Frühlingszwiebeln (grüne und weiße Teile) klein schneiden. Kräuter hacken.
- TK-Mais mit heißem Wasser auftauen oder 4 frische Maiskolben kochen und die Körner abschaben.
- Gemüse und Kräuter in einer Schüssel vermischen, Limettensaft und -schale zugeben und Essig löffelweise zufügen, bis der Geschmack stimmt. Auf einem Salatbett anrichten.

Herrlich erfrischend

Melonen-Tomaten-Salat

Für 6 Portionen

10 Min.

2 Schalen Kirschtomaten • 1 Bund Koriander • 3 Frühlingszwiebeln • ½ mittelgroße Wassermelone • 3 EL Zitronensaft • 1 Zitrone, Schale • 3 EL Balsamessig oder Sherryessig

- Tomaten waschen, halbieren und in eine große Schüssel geben. Koriander und Frühlingszwiebeln (weiße und grüne Teile) hacken und daruntermischen.

- Das Fruchtfleisch der Wassermelone in Kügelchen herausschälen (z. B. mit einem Eisportionierer).

- Vor dem Servieren Melonenbällchen, Zitronensaft und -schale sowie Essig zugeben und durchmischen.

Schmeckt umwerfend lecker!

Soba-Nudelsalat mit Ingwer

Für 4–5 Portionen.

20 Min. (+ 1–2 Std. Kühlzeit)

1 Paket (225 g) Vollkorn-Soba-Nudeln (Buchweizennudeln) • 3 EL Reisessig • 2 EL salzarme Tamari oder Bragg Liquid Aminos • 1 Stück frischer Ingwer • 2 Knoblauchzehen • ½–1 grüne Jalapeños • 2 Frühlingszwiebeln • ¼–½ Tasse Koriander

- Soba-Nudeln nach Packungsanweisung kochen. Abgießen und gründlich abspülen.

- Knoblauch, Ingwer und Jalapeños fein hacken, Frühlingszwiebeln und Koriander klein schneiden und alles mit der Tamari und dem Reisessig verrühren.

- Nudeln mit der Soße in einer großen Schüssel vermischen. Eventuell mit 1 TL geröstetem Sesam bestreuen. Kühl stellen.

Von der Expertin Antonia Demas

Roter Linsensalat

Für 4 Portionen

25 Min.

1 Tasse rohe rote Linsen • 1 rote Zwiebel • 1 rote Gemüsepaprika • ½ Bund Petersilie oder Koriander • 2 EL Wein- oder Apfelessig • 2 Knoblauchzehen • 2 EL Dijon-Senf • 2–3 EL Zitronensaft • 2 EL gehackter Dill

- 2 Tassen Wasser zum Kochen bringen. Die abgespülten rohen Linsen hineingeben und 15 Min. köcheln, bis sie gar sind, aber noch Biss haben. (Eventuell in feines Sieb schütten.)

- Zwiebel und Paprika würfeln, Petersilie hacken und zu den warmen Linsen geben.

- Knoblauch mit einer Knoblauchpresse zerdrücken und zum Essig geben. Senf, Zitronensaft und Dill hinzufügen und verrühren. Über das noch warme Gemüse geben und gut durchmischen.

Tipp Der Geschmack dieses Salats wird kräftiger, wenn Sie ihn durchziehen lassen. Keine Sorge, falls Sie die Linsen eine Spur zu lange gekocht haben. Der Salat schmeckt trotzdem lecker. Sollte etwas übrig bleiben, ergibt das mit einem Blatt grünem Salat und einer Scheibe Tomate einen guten Belag für Sandwiches aus Vollkornbrot. Mit roten Linsen sieht der Salat besonders verlockend aus, aber diese zerfallen leicht. Braune Linsen sind formbeständiger.

Süßlich und doch herzhaft

Mango-Bohnensalat

Für 2 Portionen

10 Min.

1 Mango • ½–1 rote Zwiebel • 1 Dose Cannellini-Bohnen (425 g) • ½–1 Tasse Koriandergrün • 1 Limette, Saft und Schale • einige Blätter Pflücksalat oder Rucola

- Mango schälen und das Fruchtfleisch würfeln. Zwiebel würfeln. Bohnen abspülen und abtropfen lassen. Koriander hacken.

- Sämtliche Zutaten gut miteinander vermischen und auf einem Bett von Salatblättern anrichten.

Rezept aus unserer Gemüsekiste

Scharf-saurer Kohlsalat

Für 4 Portionen

10 Min.

½ Chinakohl • 1 Frühlingszwiebel • ¼ Tasse Gewürzessig oder Reisessig • 1 EL frischer Ingwer, fein gewiegt • 1 TL Zucker (optional) • ½–¾ TL rote Chiliflocken

- Kohl hacken und Frühlingszwiebel in dünne Scheiben schneiden. Beides in eine große Schüssel geben.

- Essig, Ingwer, Zucker (optional) und Chiliflocken in einer kleinen Pfanne bei Mittelhitze aufkochen und rühren, bis sich der Zucker gelöst hat. Die heiße Soße über den Kohl geben und unterheben.

Röter geht's nimmer

Rohkostsalat

Für 8 Portionen

15 Min. (+ 1–2 Std. Kühl- und Ziehzeit)

1 Bund Radieschen • ½ Kopf Rotkohl • 1 Schale Kirschtomaten • 2 Dosen rote Kidney-Bohnen (à 425 g) • 1 große rote Paprika • ½ große rote Zwiebel • 2 EL Hummus ohne Tahini • 1 Zitrone, Saft und Schale • 2 EL Balsamessig • einige Blätter Pflücksalat oder Rucola

- Radieschen waschen und klein schneiden. Rotkohl hacken oder raspeln. Kirschtomaten waschen und halbieren.

- Bohnen spülen und abtropfen lassen. Paprika waschen, entkernen und würfeln. Zwiebel würfeln. Alles in einer Schüssel vermischen.

- Hummus, Zitronensaft und -schale und Essig als Dressing anrühren, über das Gemüse geben und unterheben. Kühl stellen.

- Kurz vor dem Servieren eine flache Salatschüssel mit Rucola- oder Pflücksalatblättern auslegen und den Salat darauf anrichten.

Tipp Dieser farbintensive und sättigende Salat schmeckt noch besser, wenn Sie ihn vor dem Servieren gut durchziehen lassen. Falls Sie reichlich Dressing mögen, bereiten Sie davon die doppelte Menge.

Mit Aprikosen-Tamari-Dressing

Asia-Reissalat

Für 8 Portionen

45 Min.

2 Tassen Rundkornnaturreis • 4 Tassen Wasser • 1 Karotte • 3 Stangen Staudensellerie • 1 Bund Frühlingszwiebeln • 1 große rote Paprika • 1 Packung TK-Mais (450 g) • 1 Tasse TK-Erbsen • 1 Dose Wasserkastanien (225 g)

Für das Dressing:

¼ Tasse Tamari oder Braggs Liquid Aminos • ¾ Tasse Reisessig • ¾–1 Tasse Ananassaft • ¼ Tasse zuckerarme Aprikosenmarmelade • 2 TL feingewiegter Knoblauch • 1 TL Knoblauchpulver • 1 TL Zwiebelpulver • 1 TL Senfmehl • 2 EL fein geraspelter frischer Ingwer • 1½ TL Fünf-Gewürze-Pulver (optional)

- Den Reis 40 Min. in 4 Tassen Wasser garen, bis er alles Wasser aufgenommen hat.

- Karotte schälen und raspeln. Sellerie würfeln. Frühlingszwiebeln in Scheiben schneiden. Paprika waschen, entkernen und würfeln. Tiefkühlgemüse unter fließendem warmem Wasser auftauen lassen. Wasserkastanien in Scheiben schneiden. Alles Gemüse in eine Schüssel geben.

- Alle Zutaten für das Dressing im Mixer verarbeiten, bis der Ingwer püriert ist.

- Vermischen Sie Gemüse, Reis und Dressing gut miteinander. Bei Zimmertemperatur servieren.

Auch gut mit frischen Tomaten

Salat mit Süßkartoffeln

Für 6 Portionen
20 Min.

2 mittelgroße Süßkartoffeln • 2 Tassen grüne Bohnen • 1 Tasse TK-Mais

- Süßkartoffeln etwa 15 Min. dämpfen, bis sie gar sind; etwas abkühlen lassen, schälen und würfeln.

- Grüne Bohnen waschen, putzen, in Stücke schneiden und etwa 6 Min. garen. TK-Mais unter fließendem warmem Wasser auftauen.

- Alles Gemüse in eine große Schüssel geben und mit einem Dressing der Wahl durchmischen. (Ich empfehle besonders das Dressing mit Balsamessig in Kapitel 20.)

Tipp Jede der Zutaten kann auch in größeren Mengen verwendet werden. Nehmen Sie die ganze Packung Mais oder 2–3 Tomaten oder anderes Gemüse, das gerade zur Hand ist. Auch Reste von Naturreis oder Wasserkastanie eignen sich gut.

Kühler und sättigender Salat

Bunter Süßkartoffel-Limetten-Salat

Für 4 Portionen
20 Min.

3 große Süßkartoffeln und/oder Yamswurzeln • 1 Bund Frühlingszwiebeln, gehackt • 1 rote Paprika • ½ süße Zwiebel • 4 Stangen Staudensellerie • 2 EL Balsamessig • 1–2 Limetten, Saft und Schale • ½ Tasse Petersilie oder Koriander

- Süßkartoffeln 10–12 Min. dämpfen, bis sie gar, aber noch bissfest sind; oder bei 200 °C im Backofen garen. Schälen und in Würfel schneiden. In eine Schüssel geben.

- Frühlingszwiebeln, Paprika, Zwiebel und Sellerie klein schneiden und dazugeben.

- Für das Dressing Kräuter fein hacken und mit Essig, Limettensaft und -schale anrühren. Über den Salat geben und gut mischen.

Tipp Ich koche immer mehr Yams und Süßkartoffeln, als ich gerade für ein Rezept brauche, denn man kann sie sehr gut kalt in anderen Rezepten verwenden. Wenn Sie Yams und Süßkartoffel kombinieren, wird der Salat farblich attraktiver.

Salat nach arabischer Art

Gemüse-Taboulé

Für 10 Portionen

30 Min. (+ 2–3 Std. Kühl- und Ziehzeit)

1 Tasse Bulgur • 1 Tasse kochendes Wasser • 2 große Tomaten • 1 Bund Petersilie • 1 große Knoblauchzehe • 4 Frühlingszwiebeln • 1 kleine süße Zwiebel • 1 Gurke, geschält und gewürfelt • ¼ Tasse frische Minze • 1–2 Zitronen, Schale • ½ Tasse frischer Zitronensaft • ¼ Tasse Balsamessig • einige Blätter Rucola, Spinat oder Romanasalat

- Bulgur in feinem Drahtsieb mit Wasser abspülen, in eine große Schüssel geben und mit kochendem Wasser bedecken. Zudecken und ziehen lassen.

- Tomaten in Würfel schneiden. Bulgur abtropfen lassen und zurück in die Schüssel geben. Die gewürfelten Tomaten gut mit dem Bulgur vermischen, der den Saft der Tomaten aufsaugt.

- Petersilie fein hacken, Knoblauch hacken, Frühlingszwiebeln klein schneiden, süße Zwiebel hacken und Gurke schälen und würfeln. Zum Bulgur geben.

- Dressing aus gehackter frischer Minze, abgeriebener Zitronenschale, Zitronensaft und Balsamessig anrühren und über das Taboulé geben.

- Im Kühlschrank 2–3 Stunden oder besser über Nacht ziehen lassen. Auf einem Salatbett anrichten.

Raffiniert: mit Rosinen und Sesam

Zebs Reissalat

Für 6 Portionen

20 Min.

2 Tassen Naturreis, gekocht • 2 Maiskolben • 2 mittelgroße Tomaten • 1 Gurke • ¼ Tasse Rosinen • 4 Tassen Mesclun (oder andere Salatmischung) • 2 EL Sesamsaat (optional)

- Mais garen und Körner abschaben, Tomaten waschen und klein schneiden, Gurke schälen, halbieren und in Scheiben schneiden. Blattsalat waschen.

- Alle Zutaten (außer Sesam) in eine Schüssel geben.

- Sesam im Mörser grob zerreiben und in beschichteter Pfanne bräunen.

- Bevorzugtes Dressing (Probieren Sie dazu das Orangen- und Limettensaft-Dressing aus Kapitel 20) unter den Salat mischen, mit dem Sesam bestreuen und servieren.

Tipp Unser Sohn Zeb, der in Kalifornien lebt, isst diesen Salat jeden Abend. Wir waren überrascht, wie gut er schmeckt. Außerdem ist er eine komplette Mahlzeit. Die Rosinen darin geben eine unerwartete Süße, und der geröstete Sesam hat etwas Magisches.

Mit Ingwer-Orangen-Dressing

Blumenkohl-Möhren-Salat

Für 8 Portionen
15 Min.

2 Tassen Baby-Möhren • 1 Blumenkohl • 2 Tassen Zuckererbsen • ½ Tasse Orangensaft, frisch gepresst • 1 TL abgeriebene Orangenschale • 1½ EL Zitronensaft • 2 TL geriebener Ingwer • ½ TL gemahlener Pfeffer

- Möhrchen in kochendes Wasser geben und etwa 6 Min. garen. Abgießen und unter kaltem Wasser abkühlen.

- Blumenkohl in Röschen zerteilen und etwa 4 Min. in kochendem Wasser garen.

- Die Zuckererbsen etwa 30 Sekunden in kochendes Wasser geben.

- Die restlichen Zutaten in einer kleinen Schüssel gut verrühren und direkt vor dem Servieren über das Gemüse geben.

Rezept von Essys erstem Patienten

Nudelsalat mit Senf-Relish

Für 4–6 Portionen
30 Min.

225 g Vollkornweizennudeln • 2 Paprika (grün und rot oder gelb) • einige Frühlingszwiebeln • 1 Zucchini (oder gelber Kürbis, Brokkoli, Blumenkohl usw.) • 2 Tomaten • 1 Dose Bohnen • Vidalia sweet mustard Relish (oder anderes Zwiebel-Senf-Relish)

- Nudeln nach Anweisung auf der Packung kochen. Abgießen und abkühlen lassen.

- Gemüse in mundgerechte Stücke schneiden und zu den Nudeln geben. Bohnen waschen und abtropfen lassen und zu den Nudeln geben.

- Mit dem Relish würzen. Vor dem Servieren durchmischen.

Tipp Nachdem Essys erster Patient Joe Crowe und seine Frau Mary Lind bei uns zum Abendessen waren, bekamen wir von Mary Lind ein Päckchen mit diesem Rezept und einem Glas Vidalia Sweet Mustard Relish. Mary Lind verwendet es als Dressing für Kartoffelsalat, Reis- und Nudelsalat.

SOSSEN, DIPS UND DRESSINGS

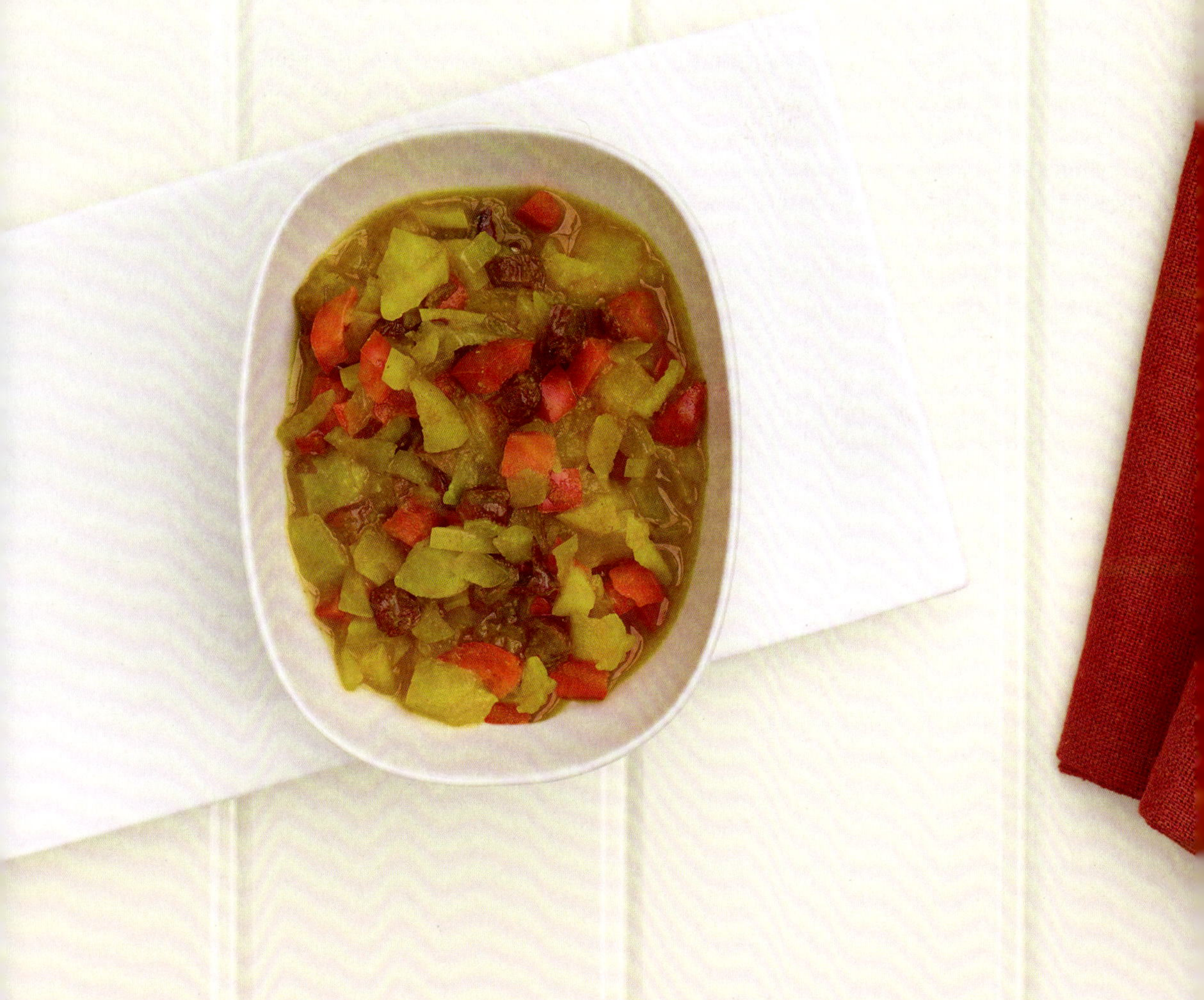

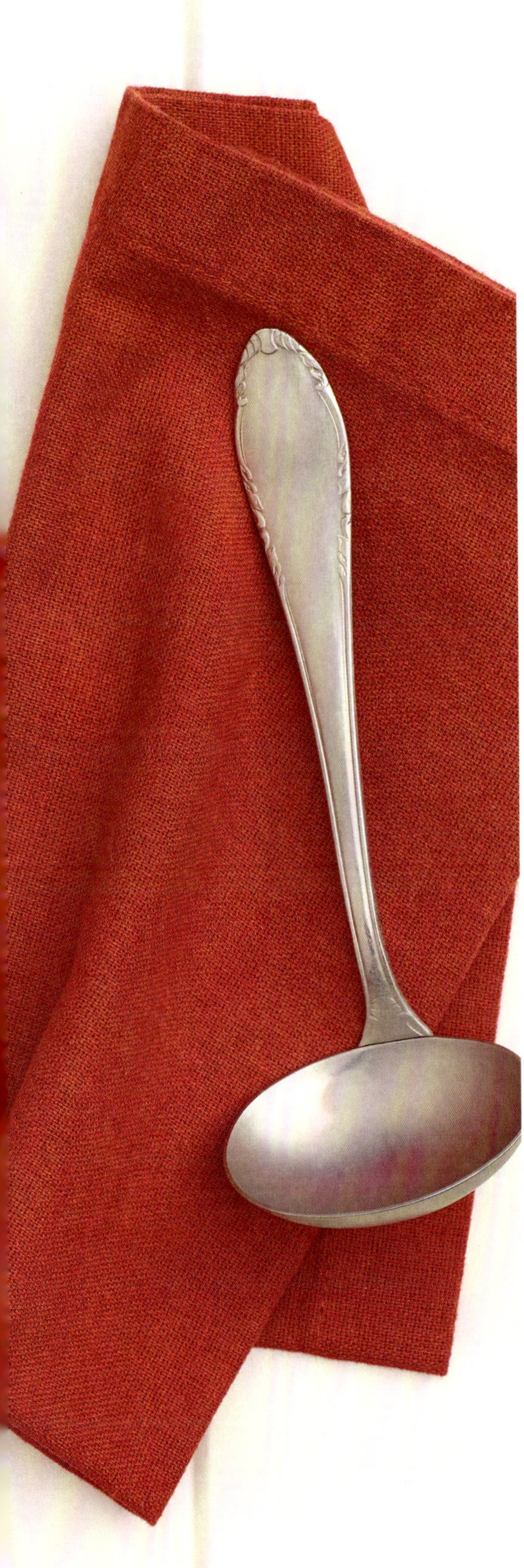

Zunächst ein paar Worte zu Hummus. Hummus – ohne das fettreiche Tahini – spielt bei vielen unserer Rezepte eine Rolle, sei es als Belag für Sandwiches oder Cracker, als Dip für Gemüse oder in unseren Lieblingssalatdressings. Hummus ohne Tahini gibt es auch fertig im Handel. Falls Ihnen nichts Geeignetes begegnet, probieren Sie selbst verschiedene Rezepturen aus: Als Basis dienen Kichererbsen, Knoblauch und Zitrone, dazu kleine Mengen anderer Zutaten – Paprika, Gurke, Zwiebel, Blumenkohl, Sellerie, Karotten, Jalapeños, Koriander, Petersilie, Essig, Cayennepfeffer, Gewürze. Wenn Sie die richtige Rezeptur herausgefunden haben, stellen Sie größere Mengen her, um immer was zur Hand zu haben.

Da Sie oft und viel Salat essen sollten, ist es wichtig, dass Sie Dressings kennen, die Ihnen wirklich schmecken. Sie sind leicht zuzubereiten. Beispielsweise können Sie Orangensaft, Limettensaft und Balsamessig an Blattsalate geben, ohne sie zuvor zu mischen. Oder Sie richten Erdbeeren, Himbeeren und Orangenscheiben mit ihrem Saft auf einem Bett von Pflücksalat an und aromatisieren mit ein wenig Himbeeressig. Nachstehend finden Sie noch weitere Vorschläge für Dressings. Denken Sie sich aber auch selbst welche aus. Im Handumdrehen wird Olivenöl für Sie kein Thema mehr sein!

Auf Brot oder als Dip

Grundrezept Hummus

Ergibt 2 Tassen

10 Min.

2 Tassen gekochte Kichererbsen (oder 1 Dose, 425 g) • 2 Knoblauchzehen, gehackt • 1 Zitrone, Schale • 2–3 EL Zitronensaft • 4 EL Gemüsebrühe (oder Wasser) • 1 TL Tamari oder Bragg Liquid Aminos (optional)

- Kichererbsen, gehackten Knoblauch, Zitronensaft und -schalenabrieb sowie die Gemüsebrühe im Mixer glatt pürieren. Etwas mehr Flüssigkeit zugeben, falls das Hummus zu dick wird.

- Abschmecken mit möglichst wenig Tamari. (Ist wahrscheinlich überflüssig, wenn Sie 3 EL Zitronensaft verwenden.)

Variante Geben Sie eine knappe Tasse Koriander oder Petersilie zum Hummus. Verwenden Sie anstelle von Kichererbsen Cannellini-Bohnen.

Tipp Mit Essig vermischt als Salatdressing oder mit Gemüse wie Rosenkohl, Brokkoli, Blumenkohl oder Spargel.

Auch zum Naschen lecker!

Allround-Hummus

Ergibt 3 Tassen

15 Min.

1 Dose Kichererbsen (425 g) • 1 Zitrone, Saft und Schale • 3 EL Kichererbsenbrühe, Gemüsebrühe oder Wasser • 3 kleine Karotten • 2 gehäufte EL rote Paprika, gehackt • 2 gehäufte EL Zwiebel, gehackt • 1 TL Jalapeños, entkernt und gehackt • 2 EL Staudensellerie, gehackt • 3 EL Gurke, geschält und gehackt • 1 TL Bragg Liquid Aminos oder Tamari • 2 EL Koriander oder Petersilie

- Alle Zutaten im Mixer glatt pürieren.

Tipp Schmeckt auf Sandwiches, als Dip oder mit Balsam- oder Haushaltsessig verrührt als Salatdressing.

Leckere Füllung für Kartoffeln

Hummus mit Frühlingszwiebeln

Ergibt 1 Tasse

5 Min.

¾ Tasse Hummus ohne Tahini • ½ Tasse Frühlingszwiebel, gehackt • 2 TL Dijon-Senf

- Alle Zutaten in eine Schüssel geben und gründlich miteinander verrühren.

Das passt dazu Gemüse, Kartoffeln oder Cracker.

Besonders fein zu Gemüse

Artischocken-Dip

Ergibt 3 Tassen
10 Min.

1 Dose Artischockenherzen in Wasser (400 g) • 1 Dose weiße Bohnen (425 g) • 1 Knoblauchzehe • 2 Frühlingszwiebeln • 2 EL Zitronensaft • Pfeffer nach Geschmack • Cayennepfeffer nach Geschmack

- Artischockenherzen und Bohnen abspülen und abtropfen lassen. Knoblauchzehe und Frühlingszwiebeln hacken.

- Mit Zitronensaft und Gewürzen in der Küchenmaschine pürieren.

Schnell gemacht, aber sooo gut!

Black-Bean-Salsa

Ergibt 4 Tassen
5 Min.

1 Glas Salsa (450 g) • 1 Dose schwarze Bohnen (425 g) • ½ Limette, Saft • 1 Bund Koriander

- Bohnen gründlich abspülen und abtropfen lassen, mit der Salsa, dem Limettensaft und dem gehackten Koriander vermengen.

Das passt dazu Vollkornweizen-Pitabrot oder fettfreie Vollkorn-Cracker. Schmeckt auch gut zu Reis.

Tipp Wir verwenden diese Salsa immer für Hors d'Œuvres, und nie bleibt was übrig!

Verboten lecker

Ananas-Salsa

Ergibt 6 Tassen
20 Min.

1 Ananas • 1 reife Mango • 1 große Tomate • 4 Knoblauchzehen • 1–3 Jalapeños • 3–4 EL Koriander, gehackt

- Ananas schälen und in knapp 1½ cm dicke Ringe schneiden. Diese von beiden Seiten hellbraun braten und anschließend klein schneiden.

- Mango schälen und das Fruchtfleisch klein schneiden. Tomate waschen und zerkleinern. Knoblauch fein zerhacken. Jalapeños entkernen und fein zerhacken.

- Ananasscheiben klein schneiden und mit den restlichen Zutaten vermischen. Über Nacht kühl stellen, damit die Aromen sich mischen, oder gleich verspeisen, falls Sie nicht abwarten können. Schmeckt so oder so köstlich.

Das passt dazu Burritos, Kartoffeln, Cracker oder Currygerichte – eigentlich alles. Ein Hingucker über Naturreis und schwarzen Bohnen.

Tipp Etwaige Reste unter Rühren erwärmen und ein wenig dunklen Reisessig zugeben.

Delikat zu Naturreis

Chutney spezial

Ergibt 1 Tasse

30 Min.

1 EL Rosinen • 1 kleine Zwiebel • 1 kleiner Apfel • 1/3–1/2 Tasse Ananas • 1/4 Tasse rote Paprika • 1 TL Madras Currypulver • 1/2 Tasse Reisessig • etwas Pfeffer

- Rosinen in heißem Wasser quellen lassen, abgießen und fein hacken.

- Zwiebel fein hacken und in beschichteter Pfanne 2 Min. glasig dämpfen. Notfalls etwas Wasser zugeben.

- Apfel, Ananas und Paprika fein würfeln und dazugeben; Rosinen und Currypulver hinzufügen und alles 1–2 Min. in der Pfanne schwenken, bis das Obst weich, aber nicht matschig ist.

- Mit dem Reisessig aufkochen, bis die Flüssigkeit auf die Hälfte reduziert ist. Bei Bedarf mit Pfeffer abschmecken.

Das passt dazu Vollkornreis oder Currygerichte.

Zu Gemüse oder Getreidegerichten

Süße Maissoße

Ergibt 1 1/2 Tassen

30 Min.

5 Maiskolben oder 450 g TK-Mais • 1 kleine Zwiebel • 1/2 Tasse Gemüsebrühe oder Wasser

- Die Maiskolben kochen und die Körner abschaben, den Saft dabei mit auffangen. Falls Sie TK-Mais verwenden, tauen Sie ihn unter fließendem Wasser auf.

- Zwiebel hacken und mit den Maiskörnern und der Gemüsebrühe im Mixer zu einem glatten Brei pürieren.

- Das Püree in einer Pfanne kochen, bis es andickt. Eventuell ein wenig Wasser zugeben.

Tipp Eine dünnere Soße passt besser zu Gemüse, eignet sich aber auch gut als Salatsoße. Für den Geschmack können Sie etwas Essig, Zitronen- oder Limettensaft zugeben. Dekorieren Sie das Gericht mit Petersilie, Koriander oder Dill.

Basis für vielfältige Soßen

Weiße Grundsoße

Ergibt 1 Tasse
⏲ 10 Min.

1 EL Vollkornweizenmehl • 1 EL Maisstärke oder Arrowroot • 1 EL Tamari • etwas Pfeffer • ½ Tasse Gemüsebrühe • ½ Tasse Hafer-, Mandel- oder fettfreie Sojamilch

- Die ersten 4 Zutaten in einem kleinen Topf mischen.

- Allmählich Gemüsebrühe und Milchersatz zufügen, dabei fleißig rühren, um Klümpchen zu vermeiden.

- Bei mittlerer Hitze die Soße glattrühren, bis sie andickt.

Variante Für eine Zitronensoße rühren Sie 2 EL Zitronensaft und die Schale einer Zitrone unter. Für weiße Knoblauchsoße ½ TL Knoblauchpulver, 1 EL Zwiebelpulver und 2–3 EL gehackten Schnittlauch unterrühren. Für eine Pilzsoße zur weißen Knoblauchsoße 1 Tasse geschmorte Pilzscheiben dazugeben.

Schmackhaft zu Nudeln oder Reis

Currysoße

Ergibt 3 Tassen
⏲ 10 Min.

1 Tasse gekochter Naturreis • 2 Tassen Wasser • ¼ Tasse Nährhefe • 1 EL weißes Miso (optional) • 1 TL Knoblauchpulver • 1–2 TL Currypulver

- Gekochten Reis mit dem Wasser in der Küchenmaschine zu glattem Brei verarbeiten; dauert 1–2 Minuten.

- Mit den übrigen Zutaten weiterpürieren. Dann in Kochtopf geben und unter ständigem Rühren erhitzen, bis die Soße Blasen wirft.

Das passt dazu Reis, Nudeln oder Gemüse wie Brokkoli, Blumenkohl, Spargel.

Zum Dippen oder als Brotbelag

Erbsenguacamole

Ergibt 2 Tassen

15 Min. (+ 10 Min. Ziehzeit)

2 Tassen TK-Erbsen • 1½ EL Zitronensaft • ½ TL feingewiegter Knoblauch • 1 Handvoll Koriander • 1 kleine rote Zwiebel • ½ Tasse Tomatenwürfel • etwas Pfeffer • einige rote Chiliflocken

- TK-Erbsen unter warmem Wasser antauen, bis sie weich, aber noch kalt sind. Gut abtropfen lassen.

- Erbsen, Zitronensaft, Knoblauch und Koriander in einer Küchenmaschine sehr glatt pürieren. In eine mittelgroße Schüssel geben.

- Zwiebel und Tomaten klein schneiden und mit Pfeffer und Chiliflocken unterrühren. 10 Min. ruhen lassen. Innerhalb von 1–2 Stunden servieren. (Wenn die Guacamole länger steht, wird die leuchtende Farbe matt – der köstliche Geschmack bleibt aber erhalten.)

Der Hit zu grünen Bohnen

Sesam-Honig-Tamari-Soße

Ergibt 2 Esslöffel

10 Min.

2 EL Sesamsamen • 1 TL Honig • 2 TL salzarme Tamari

- Sesamsamen im Ofen oder in einem Pfännchen rösten, ohne dass sie verbrennen. In einem Mörser zerreiben.

- Den zerriebenen Sesam in einer kleinen Schüssel mit dem Honig und der Tamari verrühren, bis alles gut vermischt, aber noch krümelig ist.

Tipp Zu gekochten grünen Bohnen oder beliebigem Gemüse geben. Die Menge reicht für etwa 1½ Pfund grüne Bohnen, denn die Soße sollte sparsam verwendet werden, weil die Sesamsamen Fett enthalten und die Tamari sonst vorschmeckt.

Veredelt Kohlgerichte

Delikate Walnuss-Soße

Ergibt ½–1 Tasse

5 Min.

½ Tasse Walnüsse • 1 Knoblauchzehe • 1–2 TL salzarme Tamari • ½–1 Tasse Wasser

- In einer Küchenmaschine eine Handvoll Walnüsse, eine Knoblauchzehe oder mehr (je nach individueller Verträglichkeit) und eine kleine Menge Tamari geben und pürieren.

- Zum Mixen so viel Wasser zufügen wie nötig (etwa ½ Tasse), um die richtige sämige Konsistenz zu erreichen. Die Soße darf relativ flüssig sein und ist ergiebig.

Tipp Wenn wir unseren Sohn Rip in Austin/Texas besuchen, speisen wir immer im Casa de Luz, einem makrobiotischen Restaurant, das wir lieben, vor allem die Walnusssoße zu Kohl. Bis dahin hatten wir nicht oft Kohl gegessen. Wir baten den Koch um das Soßenrezept, und dabei lernten wir zweierlei. Erstens: Kohl muss in sehr viel Wasser gekocht werden (seit wir das tun, mögen wir Kohl auch ohne Soße!). Zweitens: Die Soße besteht aus nur 3 Zutaten: Walnüsse, Knoblauch und Tamari. Kombiniert sind diese Zutaten unglaublich delikat und geschmacklich etwas völlig Neues. Die Soße passt aber nicht nur zu Kohl, sondern auch zu vielen anderen Gerichten. Vorsicht jedoch, wenn Sie herzkrank sind, dann dürfen Sie nur sehr wenig von dieser Soße nehmen.

Gut zu allen Blattsalaten

Hummus-Dressing

Ergibt ¼ Tasse

2 Min.

2 gehäufte EL Hummus ohne Tahini • 2 EL Balsamessig oder anderen Essig • ½ TL Senf

- Gut mischen und über Blattsalat geben.

Tipp Wenn Sie lieber helles Dressing mögen, verwenden Sie Balsamessig aus Weißwein. Das Hummus-Dressing ist unser Lieblingsdressing, nachdem wir jahrelang unseren Salat ohne Dressing oder nur mit Balsamessig aßen. Sie können das Dressing mit Limetten-, Zitronen- oder Orangensaft, Knoblauch oder Ingwer aufpeppen. Falls Sie kein Hummus ohne Tahini haben, versuchen Sie es mit gleichen Teilen Nährhefe und Weinessig.

Lecker zu grünem Salat

Hummus-Orangensaft-Dressing

Ergibt ½ Tasse

5 Min.

2–3 gehäufte EL Hummus ohne Tahini • 2 EL Balsamessig • 3 EL Orangensaft • 1 TL Senf • ½ TL fein gehackter frischer Ingwer

- Alles vermischen und über grünen Salat geben.

Kreation von unserem Sohn Rip

Rips Salatdressing

Ergibt ½ Tasse

2 Min.

1 Zitrone, Limette oder Orange • 1 TL salzarme Tamari oder Sojasoße (optional) • 1 EL Nährhefe • 1 TL Senf • 1–3 EL Balsamessig oder anderen Essig • einige Tropfen Mintsoße oder 1 TL Melasse oder Honig (optional)

- Den Saft der Zitrusfrucht auspressen und mit Tamari, Nährhefe, Senf und Balsamessig verrühren.

- Es kann auch noch etwas Mintsoße, Melasse oder Honig zugegeben werden. Das Dressing über den Salat geben und genießen.

Tipp Unser Sohn Rip hat sich dieses Rezept ausgedacht. Seit wir auf Öl verzichteten, war sein Dressing das erste, mit dem wir Salat wieder wirklich mochten. Den Unterschied macht die Nährhefe – gibt's im Bioladen.

Würzig und ergiebig

Fettfreie Vinaigrette

Ergibt ½ Tasse

2 Min.

½ Tasse gewürzter Reisessig • 1–2 TL steingemahlene Senfsaat oder Dijon-Senf • 1 Knoblauchzehe, zerdrückt oder gepresst

- Zutaten mit dem Schneebesen verrühren.

Leichtes Dressing zu allen Salaten

Zitrus-Ingwer-Dressing

Ergibt ½ Tasse

3 Min.

⅓ Tasse Orangensaft • 1 TL klein gehackter Ingwer • 1 Limette, Saft und Schale • 2 EL Himbeer-Balsamessig

- Zutaten gut mischen und über den Salat geben.

Tipp Falls Sie keinen Himbeer-Balsamessig finden, nehmen Sie gängigen Balsamessig oder einen Essig Ihrer Wahl.

Dressing unserer Tochter Jane

3-2-1-Salatdressing

Ergibt ⅓ Tasse

2 Min.

3 EL Balsamessig • 2 EL Senf • 1 EL Ahornsirup

- Alle Zutaten in einer kleinen Schüssel vermischen und glattrühren.

Tipp Immer wenn wir bei unserer Tochter Jane Salat essen, fragen wir: »Was ist das für ein köstliches Dressing?« Das Rezept ist ganz einfach, und Sie können es nach Ihrem Geschmack abwandeln.

Dicke Soße zu Kartoffelmus

Braune Gravy

Ergibt 2 Tassen

20 Min.

3 EL Vollkornweizenmehl • 2 Tassen Wasser • 1 EL Bragg Liquid Aminos oder salzarme Tamari • 1 TL Zwiebelpulver • 1 TL Knoblauchpulver • 1/8 TL getrockneter Majoran • 1/4 TL gemahlene Gelbwurz • 1 TL getrocknete Petersilie

- Vollkornmehl in beschichteter Pfanne unter ständigem Rühren bräunen. Nicht anbrennen lassen. Dann langsam Wasser einrühren.

- Restliche Zutaten zufügen und 15 Min. unter ständigem Rühren simmern lassen.

Tipp Diese dicke Soße verleiht Stampfkartoffeln, Linsenbraten, Füllungen und allen Gratins ein wunderbares Aroma. Beginnen Sie bei der Herstellung einer Gravy mit dem Bräunen von Zwiebeln und Knoblauch – und dann werden Sie kreativ.

Die Allround-Pilzsoße

Pilz-Gravy

Ergibt 4 Tassen

30 Min.

1 Zwiebel • 2–3 Knoblauchzehen • 1 Packung Pilze • etwas Gemüsebrühe, Wein oder Wasser • 2 Tassen Wasser • 2 EL Vollkornweizenmehl • 1 EL Miso, salzarme Tamari oder Bragg Liquid Aminos • 2 EL Sherry (optional) • etwas schwarzer Pfeffer

- Zwiebel hacken und in einer schweren Pfanne bei Mittelhitze anbraten, eventuell etwas Brühe oder Wasser zugeben. Zwiebel leicht bräunen, vom Pfannenboden lösen, Flüssigkeit zugeben, Zwiebel weiter bräunen, aber nicht anbrennen lassen.

- Knoblauch fein hacken und Pilze in Scheiben schneiden, zu den Zwiebeln geben und garen. Gemüsebrühe, Wein oder Wasser angießen, damit nichts anbrennt.

- Dann 1 Tasse Wasser angießen und weiterkochen.

- Vollkornweizenmehl und Miso in der restlichen Tasse Wasser verrühren, zu den Pilzen geben und umrühren. Sherry unterrühren (optional).

- Weiter köcheln, bis die Soße dick wird. Mit Pfeffer würzen. Bei sehr geringer Hitze warm halten, bis gegessen wird.

Das passt dazu Kartoffelpüree, Ofenkartoffeln, Reis, Hirse, Linsenbraten, sogar Toast.

Tipp Für mehr Geschmack können Sie noch etwas Miso oder salzarme Tamari zugeben.

GEMÜSE – EINFACH UND LECKER

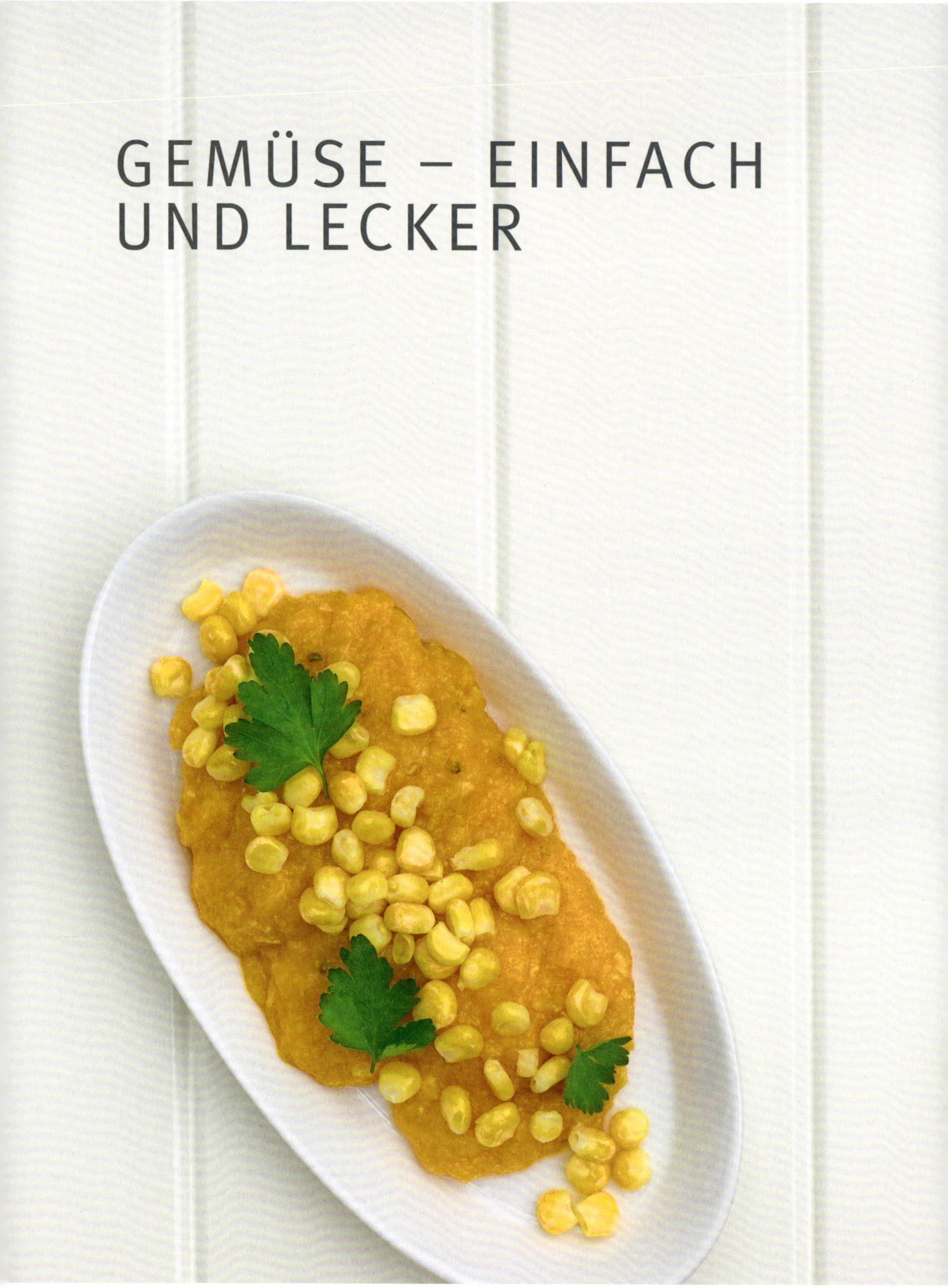

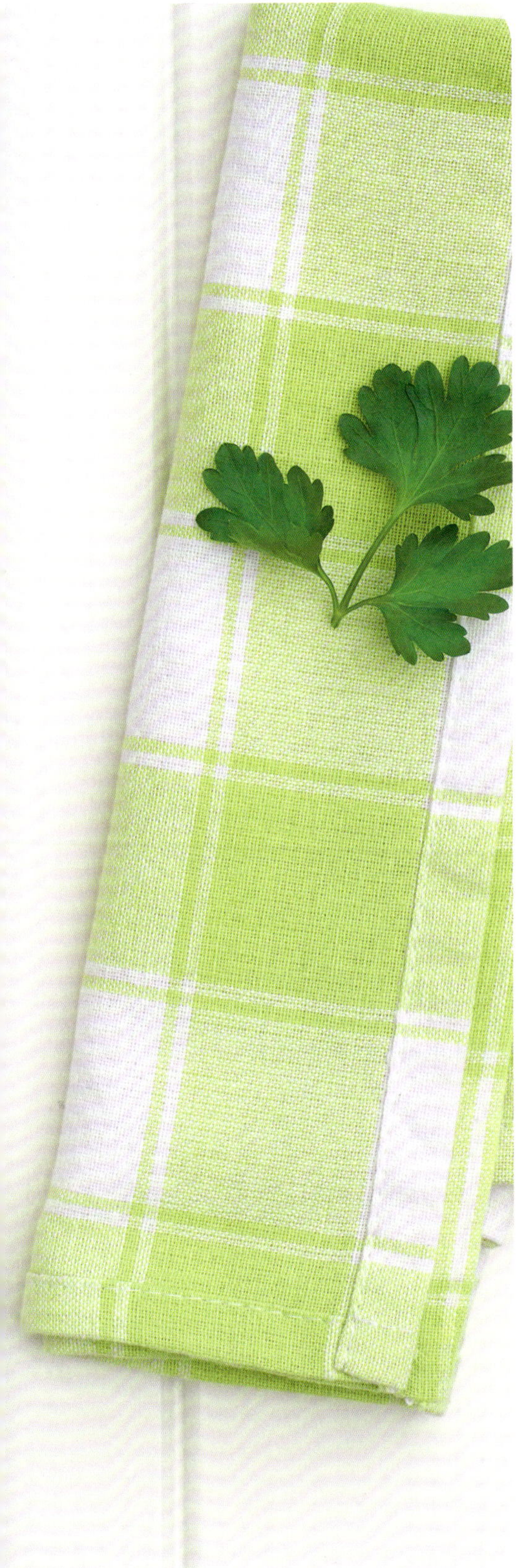

Zu jedem Abendessen gehört gedämpftes Gemüse. Bringen Sie Gemüse der Saison auf den Tisch – Spargel im Frühjahr, frischen Mais oder Tomatenscheiben mit Basilikum im Sommer und Kürbis im Herbst –, außerdem Brokkoli, Blumenkohl, grüne Bohnen, Zuckererbsen, Zucchini, Rosenkohl usw. Die Gemüse schmecken einfach so oder mit Zitrone, etwas Balsam- oder Reisessig oder auch mit etwas salzlosem Mrs. Dash gewürzt.

Wenn Sie Gemüse dämpfen, schütten Sie das Wasser nicht weg, sondern nutzen Sie es als Suppenbasis oder als Brühe, in der Sie andere Zutaten zubereiten können. Falls Gemüse übrig geblieben ist, können Sie es am folgenden Tag mit etwas von der Brühe zu einem Salat anrichten.

Es macht auch Spaß, klassische Gemüserezepte (z. B. gebackener Blumenkohl) oder bisher eher seltene Gemüsesorten (z. B. Rote Bete mit dem Grün) auf klassische Art zuzubereiten. Und hier noch ein Tipp: TK-Gemüse wie Erbsen und Mais »kochen« Sie am einfachsten, indem Sie diese in einem Sieb unter fließendes heißes Wasser halten.

Knollen und Blätter verwenden

Rote Bete mit Zitrone

Ergibt 6 Portionen
35 Min.

2 Bund Rote Beten mit Grün • 1 Zitrone, Saft und Schale

- Schneiden Sie das Grün von den gewaschenen Beten und bringen Sie diese in einem großen Topf mit Wasser zum Kochen. Hitze verringern und die Knollen etwa 30 Min. köcheln, bis sie gar sind.

- Das Grün putzen, gelbe und welke Blätter verwerfen. Das Grün gründlich waschen und mit den Fingern oder einem Messer in etwa 5 cm große Stücke zerteilen. Nach Belieben ein paar Blattadern aufheben. Das Grün etwa 5 Min. oder nach Geschmack dämpfen.

- Dann wird es lustig! Die gekochten Beten werden unter fließendem kaltem Wasser abgeschreckt, dann lässt sich die Schale ganz entfernen, dass es nur so flutscht! Schürze vorbinden!

- Rote Beten in Scheiben schneiden und ringsum auf einer Platte anordnen. Das Grün mit Zitronensaft und -schale in einer kleinen Schüssel in die Mitte der Servierplatte stellen.

Tipp Ganz besonders lecker schmecken die rosafarbenen Chioggia-Beten! Kinder sind übrigens ganz wild darauf, die Schalen von den Roten Beten zu quetschen. Auf diese Weise sind sie auch eher bereit, ungewohntes Essen zu kosten.

Da nimmt jeder gern nach

Rote Bete mit Balsamessig

Ergibt 6 Portionen
35 Min.

2 Bund Rote Beten • 1½ EL Balsamessig • ¼ rote Zwiebel • 1 EL gehackter Schnittlauch • 1 EL gehackte Petersilie

- Die Roten Beten kochen, wie im vorhergehenden Rezept beschrieben, schälen, in Scheiben schneiden und in eine Schüssel geben.

- Zwiebel fein würfeln und mit dem Balsamessig unterheben. Mit Schnittlauch und Petersilie bestreuen.

Als Beilage oder Hauptgericht

Grüne Bohnen

Ergibt 4 Portionen
10 Min. (+ 10–20 Min. Garzeit)

750 g grüne Bohnen • etwas Zitronensaft

- Die Bohnen waschen und putzen. Einfach so oder mit Zitronensaft bissfest dämpfen.

Tipp Mischen Sie die selbst gemachte Sesam-Honig-Tamarisoße unter die heißen Bohnen. Wow!

Mit Orangensaft und Knoblauch

Brokkoli aus dem Wok

Ergibt 6 Portionen
20 Min.

1 Brokkoli • ½ Tasse Orangensaft • 3 EL in Scheibchen geschnittene Knoblauchzehen • ¼ TL rote Chiliflocken • 1 Orange, Schale

- Die zähe Haut vom Stiel schälen und den Brokkoli in Röschen zerteilen. Den Stiel in 0,5 cm dicke Scheiben schneiden. Insgesamt brauchen Sie etwa 7 Tassen Brokkoli.

- Einen Wok auf Mittelhitze erwärmen und 2–4 EL Orangensaft oder Wasser hineingeben. Darin den Knoblauch unter Rühren etwa 5 Min. leicht bräunen lassen. Chiliflocken einrühren. Alles in eine Schüssel geben und beiseite stellen.

- Im selben Wok den Brokkoli mit ¼ Tasse Orangensaft bei starker Hitze zugedeckt garen. Alle paar Min. umrühren, bis der Brokkoli gar und der Orangensaft verkocht sind.

- Geriebene Orangenschale zur Knoblauchmischung geben und mit dem Brokkoli vermengen.

Schmeckt überraschend nussig

Blumenkohl aus dem Ofen

Ergibt 4 Portionen
10 Min. (+ 25–35 Min. Ofenzeit)

1 Blumenkohl • etwas Pfeffer • etwas Mrs. Dash Gewürzmischung oder andere Kräuter • etwas Balsamessig • wenig Bragg Liquid Aminos oder salzarme Tamari (optional)

- Ofen auf 230 °C vorheizen. Blumenkohl in Röschen zerteilen; diese längs halbieren, um flache Seitenflächen zu erhalten.

- Röschen mit Wasser abspülen und in eine Schüssel geben. Mit Pfeffer und Mrs. Dash Gewürzmischung oder Kräutern nach Wahl, Balsamessig und evtl. Bragg Liquid Aminos gut vermischen.

- Die vorbereiteten Röschen mit der flachen Seite nach unten auf einem Backblech verteilen und 25–35 Min. rösten, bis sie gebräunt sind; zwischendurch einmal wenden.

Tipp Unser Sohn Rip – er ist Feuerwehrmann in Austin, Texas – bereitete den gerösteten Blumenkohl für sein Team in der Feuerwache zu und gab uns das Rezept. Als ich dieses überraschend nussig schmeckende Rezept erstmals zubereitete, aßen Essy und ich alles auf!

Mit Hummus statt Käse

Überbackene Auberginen

Ergibt 3–4 Portionen

15 Min. (+ 13–15 Min. Backzeit)

1 Aubergine • etwas Knoblauchgranulat oder -pulver • etwas Zwiebelflocken • 1 Dose Hummus ohne Tahini (gekauft oder selbst gemacht) • 2 Tomaten • etwas Koriander oder Petersilie

- Ofen auf 230 °C vorheizen. Aubergine schälen, in 1,5–2 cm dicke Scheiben schneiden und auf ein Backblech legen. Jede Scheibe mit Knoblauch und Zwiebelflocken bestreuen.

- Auf jede Auberginenscheibe einen großzügig bemessenen Teelöffel von dem Hummus geben.

- Die Tomaten so in Scheiben schneiden, dass auf jede Auberginenscheibe eine Scheibe Tomate zu liegen kommt. Die jeweiligen Durchmesser sollten möglichst zueinander passen.

- 13–15 Min. backen (das Hummus schlägt Blasen und die Auberginenscheiben sind weich). Mit gehackten Kräutern dekoriert servieren.

Tipp Irgendwann im Sommer hatten wir noch eine Aubergine im Kühlschrank. Essy kam vom Einkaufen mit 10 Dosen Bio-Hummus mit roter Paprika ohne Tahini, und ich hatte einen großen Korb Tomaten gekauft. Damit wurde dieses Rezept erfunden! Das Hummus schmilzt wie Käse.

So mögen wir auch Fenchel

Fenchel-Äpfel-Blech

Ergibt 8 Portionen

10 Min. (+ 40 Min. Ofenzeit)

2 Fenchelknollen • 2 Äpfel, z. B. Boskop • 2 TL Honig • ¼ Tasse Gemüsebrühe • wenig Pfeffer • wenig salzarme Tamari oder Bragg Liquid Aminos

- Ofen auf 200 °C vorheizen. Fenchel waschen, putzen und in gut ½ cm breite Spalten schneiden. Äpfel vom Kerngehäuse befreien und in 1½ cm breite Spalten schneiden.

- Sämtliche Zutaten in eine große Schüssel geben und gründlich mischen. Auf einem Backblech ausbreiten.

- 20 Min. backen, wenden und weitere 20 Min. backen, bis alle Zutaten goldgelb und gar sind.

Lieblingsgemüse unseres Enkels Flinn

Rosenkohl mit Hummus

Für 4 Portionen

12 Min.

1 kg Rosenkohl • 1 Tasse Hummus ohne Tahini

- Den Rosenkohl putzen, alle welken Blättchen entfernen, längs halbieren und im Dampfkochtopf etwa 7–9 Min. garen.

- In Hummus stippen und genießen.

Mit oder ohne Soße superb

Grünkohl am Abend

Ergibt 4 Portionen
⏲ 5 Min. (+ 10 Min. Garzeit)

2 Grünkohl

● Grünkohlblätter waschen, klein schneiden und in kochendes Wasser geben. Etwa 10 Min. köcheln lassen, bis der Grünkohl gar ist. Sehr lecker!

Tipp Grünkohl zählt zu den gesündesten Gemüsen und schmeckt sogar ohne alle Gewürze überraschend gut, aber auch mit Zitrone oder Weinessig, in Suppen oder auch mit einer Soße Ihrer Wahl. Probieren Sie süße Maissoße dazu oder, sofern Sie nicht herzkrank sind, Walnuss-Soße.

Schmeckt so ähnlich wie Blattspinat

Mangold

Für 2–4 Portionen
⏲ 10 Min.

1 kg Mangold

● Mangold gründlich waschen und in dünne Streifen schneiden. Die Mittelrippen können entfernt oder auch mitverwendet werden (schmecken sehr gut).

● In kochendem Wasser etwa 5 Min. bissfest blanchieren. Pur oder mit Maissoße genießen.

Wir lieben dieses Rezept!

Gegrillte rote Paprika

Ergibt 6 Portionen
⏲ 10 Min. (+ 20–30 Min. Ofenzeit + 30 Min. Marinierzeit)

6 rote Paprika • 3 EL Rotweinessig oder Balsamessig • 2 TL Knoblauch, fein gewiegt • 1 TL getrocknetes Basilikum • 1 TL getrockneter Thymian • 1 TL getrockneter Rosmarin • 1 TL getrockneter Majoran • 1 TL getrockneter Oregano

● Schalten Sie den Grill im Backofen an. Paprikaschoten aufs Backblech legen und rösten, bis die obere Seite schwarz wird. Wenden und weitergrillen, bis alle Seiten schwarz sind.

● Paprika unter fließendem kaltem Wasser häuten, entkernen und in Streifen schneiden. Paprikastreifen mit den restlichen Zutaten vermischen und mindestens 30 Min. marinieren.

Tipp Diese Paprika schmecken sagenhaft ohne alles, auf Toast, auf einem Sandwich oder in einem Salat. Wenn Sie den Grillsaft auffangen, gibt dies Salatdressings einen Hauch von Würzöl-Aroma. Sie gewinnen den Grillsaft am einfachsten, indem Sie die Paprika abkühlen und vor dem Häuten mehrfach einstechen. Sammeln Sie den Saft in der gleichen Schüssel, in die Sie auch die Paprika legen.

Sättigendes Feiertagsessen

Festliches Kürbisgericht

Für 6 Portionen

5 Min. (+ 50–55 Min. Ofenzeit)

1 Kürbis (Delicata oder Eichel) • 2–4 TL Ahornsirup

- Ofen auf 180 °C vorheizen. Den Kürbis in 2 Hälften schneiden, Samen entfernen und mit der Schnittseite nach unten in eine Ofenform geben, die etwa 2,5 cm hoch mit Wasser gefüllt ist. (Der Kürbis kann auch im Ganzen im Ofen gegart werden, um ihn anschließend zu halbieren und die Samen zu entfernen.)

- Für etwa 45 Min. in den Ofen geben, bis der Kürbis gar ist.

- Kürbishälften herausnehmen und umdrehen, sodass die offene Seite oben ist. Beide Hälften jeweils mit 1–2 TL Ahornsirup beträufeln und für 5–10 Min. nochmals in den Ofen schieben, bis der Sirup brodelt und der Kürbis zu bräunen beginnt.

Variante Geben Sie einen Klacks Hummus in den ausgehöhlten Kürbis und füllen ihn mit TK-Erbsen, Perlzwiebeln oder einer Kombination von beiden.

Tipp Probieren Sie verschiedene Sorten wie Eichelkürbis, Butternuss und Delicata, der auch als Süßkartoffelkürbis bekannt ist.

Köstlichkeit aus Butternusskürbis

Gebackene Kürbiscreme mit Mais

Für 6 Portionen

30 Min. (+ 2 Std. Ofenzeit + min. 30 Min. Kühlzeit)

1 mittelgroßer Butternusskürbis • 1 Dose Mais (425 g) • 4 frische Maiskolben oder 1 Packung TK-Mais (450 g) • 1 TL Mrs. Dash Gewürzmischung Knoblauch und Kräuter • etwas Koriander oder Petersilie

- Ofen auf 180 °C vorheizen. Butternusskürbis auf ein Backblech setzen, mehrfach mit scharfem Messer hineinstechen und 1½ Stunden backen.

- Frische Maiskolben kochen und die Körner abschaben oder TK-Mais auftauen.

- Kürbis aus dem Ofen nehmen und mindestens 30 Min. abkühlen. (Kann einen Tag zuvor erfolgen.) Kürbis halbieren, Samen herauskratzen und Kürbisfleisch in einen Mixer geben.

- Dosenmais abgießen und abspülen, in den Mixer füllen und mit dem Kürbisfleisch pürieren.

- In eine Schale geben und frische Maiskörner und Mrs. Dash unterrühren. Feuerfeste Schüssel mit der Mischung füllen und Deckel oder Alufolie darüberlegen.

- 30 Min. backen, bis alles durcherhitzt ist. Mit Koriander oder Petersilie garnieren.

Das passt dazu Gebratene Champignons mit grünen Bohnen und Salat.

Süßer Leckerbissen

Gebackene Zwiebeln

Für 2–4 Portionen
5 Min. (+ mehrere Std. Ofenzeit)

2 Gemüsezwiebeln • etwas Balsamessig • wenig Bragg Liquid Aminos oder salzarme Tamari (optional)

- Zwiebeln schälen und quer halbieren. Ofen auf 150 °C vorheizen.

- Zwiebeln in eine ofenfeste Form geben und mit Balsamessig beträufeln, eventuell auch ein wenig Bragg Liquid Aminos oder salzarme Tamari darübergeben.

- Zugedeckt (Alufolie) ein paar Stunden backen. Noch besser ist es – falls Sie genügend Zeit haben –, die Zwiebeln während des Nachmittags bei 120 °C zu schmoren! Das ergibt reines Ambrosia zum Abendessen! Die Zwiebeln werden umso süßer, je länger sie backen.

Das passt dazu Einfach pur genießen oder zu Naturreis oder gebackenen Kartoffeln.

Variante Schneller geht es, wenn Sie die Zwiebeln in dicke Scheiben schneiden und auf einem Backblech etwa 20 Min. bei 200 °C rösten, bis sie schön gebräunt sind. Für einen noch kräftigeren Geschmack rösten Sie frisch geschnittene Knoblauchscheibchen mit.

Umwerfend gut!

Gebratene Zucchini

Für 2–4 Portionen
15 Min.

2 mittelgroße Zucchini • Bragg Liquid Aminos oder salzarme Tamari • Knoblauchpulver • Zwiebelpulver • Pfeffer

- Enden entfernen und Zucchini längs in Scheiben schneiden.

- In einer großen antihaftbeschichteten Pfanne wenig Bragg Liquid Aminos verteilen und die Zucchinischeiben mit beiden Seiten durch die Würze ziehen. Die Zucchini so in der Pfanne anordnen, dass alle schön gebräunt werden.

- 5 Min. bei mittlerer Hitze braten, dann vorsichtig wenden. Falls Flüssigkeit benötigt wird, etwas Wasser oder wenig Tamari zufügen.

- Die gebratene Seite mit Knoblauchpulver, Zwiebelpulver und Pfeffer bestreuen und weitere 5 Min. braten, eventuell noch etwas Wasser zufügen, bis beide Seiten gebräunt sind.

SUPPEN: SÄMIG UND LECKER

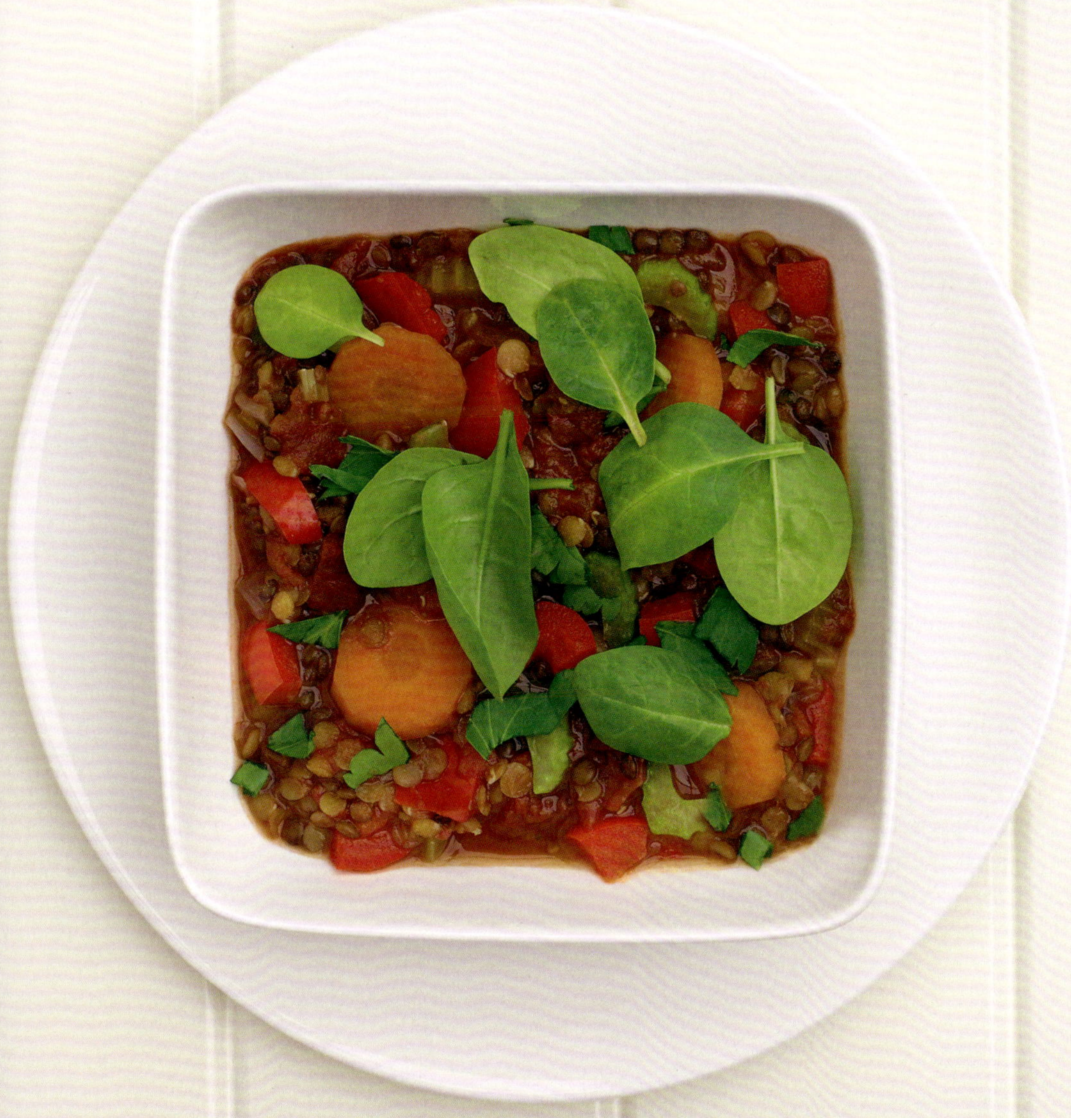

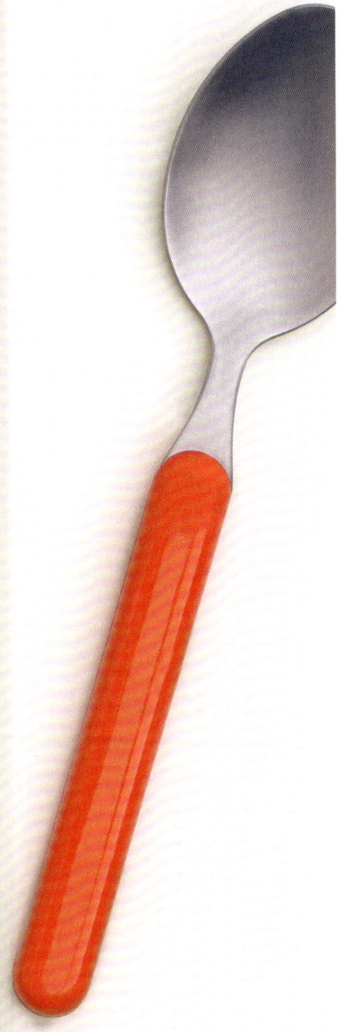

Wir mögen Suppe, vor allem bei kaltem Wetter. Die Basis stellt immer eine gute Gemüsebrühe dar. Es gibt auch einige akzeptable Fertigprodukte. Achten Sie darauf, dass kein Fett zugesetzt und der Salzgehalt nicht zu hoch ist: Lesen Sie die Zutatenliste. Am besten kochen Sie Ihre Gemüsebrühe selbst:

Nehmen Sie beim Kochen von Bohnen mehr Wasser als gewöhnlich und geben noch Zwiebeln, Sellerie mit dem Grün, Karotten, Knoblauch, Porree und Lorbeerblätter dazu. Diese Brühe im Kühlschrank für späteren Gebrauch aufbewahren oder einfrieren. Oder braten Sie Zwiebeln, Karotten, Sellerie, Knoblauch und Porree 1 Stunde lang in einer schweren Bratpfanne bei 230 °C. Dann geben Sie das Gemüse mit 8 Tassen Wasser in einen Topf, bringen es zum Kochen und lassen es 1 Stunde simmern. Die erhaltene Brühe ist delikat und aromatisiert alles von der Suppe bis zum Pfannengerührten. Am einfachsten ist es, wenn Sie die Flüssigkeit, die ja beim Dämpfen von Gemüse Geschmack bekommt, für Suppen und Soßen verwenden.

Geben Sie möglichst viel Grünzeug in Ihre Suppen. Wenn Ihnen Koriander missfällt, verwenden Sie stattdessen Petersilie, Rosmarin oder Minze. Kochen Sie in den letzten Min. etwas Grünkohl mit. Oder geben Sie Spinatblätter kurz vor dem Servieren in die Suppe.

Köstliche kalte Suppe

Rote-Bete-Suppe

Für 3–4 Portionen

⏲ 15 Min. (+ 40–50 Min. Kochzeit)

1 Bund Rote Bete • 1 Bund Chioggia (oder andere Beten) • ½–1 Tasse Orangensaft • 1 Zitrone, Schale • 2–3 EL Zitronensaft • 6 Minzeblätter • Pfeffer

● Die Roten Beten je nach Größe 40 Min. oder länger kochen, bis sie weich sind. Schälen. Mit Saft, Zitronenschale, Minze und Pfeffer in der Küchenmaschine gründlich pürieren.

● Kosten und eventuell noch etwas Orangen- oder Zitronensaft zumischen. Kühl stellen. Mit Minzeblättchen garniert servieren.

Tipp Falls Sie nur die Chioggia-Beten verwenden, färbt sich die Suppe wunderschön pink. Die nährstoffreichen Blätter der Roten Beten nicht wegwerfen, sondern dämpfen oder pfannenrühren und mit etwas Zitronensaft oder süßer Maissoße anrichten.

Da steckt viel Gutes drin

Black-Bean-Suppe

Für 7–9 Portionen

⏲ 1 Std.

3 Dosen schwarze Bohnen (insgesamt 1275 g) • 4 Tassen Wasser oder Gemüsebrühe • 1 große Zwiebel, gehackt • 10 Knoblauchzehen, gehackt • 2 TL Kreuzkümmel, gemahlen • 2 mittelgroße Karotten, gewürfelt • 1 Tasse Pak Choi, gehackt • 1 große Paprika, gehackt • 1½ Tassen Orangensaft • 2 mittelgroße Tomaten, gewürfelt • 1 große Süßkartoffel, gedämpft und gewürfelt • schwarzer Pfeffer • Cayennepfeffer • 1 Frühlingszwiebel, gehackt • 1 Bund Koriander • Salsa

● Zwiebeln, die Hälfte des Knoblauchs, Kreuzkümmel und Karotten in einem Wok pfannenrühren, bis sie knapp gar sind. Pak Choi, restlichen Knoblauch und Paprika zugeben und weitere 10–15 Min. pfannenrühren, bis alle Zutaten gar sind.

● Bohnen spülen und abtropfen lassen, mit der Gemüsemischung in einen Suppentopf geben. Wasser oder Brühe, Orangensaft, gewürfelte Tomaten und Süßkartoffel unterrühren. Schwarzen Pfeffer und Cayennepfeffer zufügen.

● Einen Teil oder die gesamte Suppe mit einem Stabmixer pürieren.

● Bei geringer Hitze 10–15 Min. köcheln lassen. In Suppenteller füllen und gehackte Frühlingszwiebel, Koriander und Salsa daraufgeben. Die Salsa gibt der Suppe Pfiff!

Brians Geheimtipp

Gersten-Suppe mit Miso

Für 10 Portionen
1 Std. 20 Min.

6 Tassen Wasser • 1½ Tassen geschälte Gerste • 1 große Zwiebel, gehackt • 2 Stangen Sellerie, gehackt • 225 g Pilze, gehackt • 2 große rote Paprika, gehackt • 2 Zucchini, gehackt • 1 Süßkartoffel, gewürfelt • 4 rote Kartoffeln • 1 Blattkohl (collard greens), gehackt • 2 EL Sherry oder Portwein (optional) • 1 TL Knoblauchpulver • 4 Tassen Gemüsebrühe • 2–4 EL weißes Miso

- Wasser in Suppentopf zum Kochen bringen. Gerste hineinschütten, Hitze verringern, etwa 1 Stunde köcheln oder bis die Gerste gar ist. Abseihen, Kochwasser aufheben.

- Zwiebel in beschichteter Pfanne wenige Min. dünsten, bis sie weich zu werden beginnt. Sellerie, Pilze und rote Paprika hinzugeben und wenige Min. pfannenrühren. Beiseite stellen.

- Süßkartoffel und rote Kartoffeln dämpfen oder knapp gar kochen. Abgießen und beiseite stellen. Kohlblätter dämpfen oder kochen bis sie gar sind. Beiseite stellen.

- Zwiebelmischung, Kartoffeln und Kohl mit der Gerste mischen. Knoblauchpulver und 3 Tassen Brühe zufügen und bei mittlerer Hitze kochen, bis die Suppe dick wird.

- Miso mit 1 Tasse warmer Gemüsebrühe verrühren und mit dem Sherry oder Portwein, in die Suppe einrühren.

Würzige grüne Suppe

Brokkolisuppe

Ergibt 6 Portionen
30 Min.

2 große Zwiebeln, gehackt • 4 Knoblauchzehen, gehackt • 12 Tassen Brokkoliröschen • 4 Tassen Gemüsebrühe • Miso, Bragg Liquid Aminos oder salzarme Tamari (optional) • Pfeffer

- Zwiebeln, Knoblauch, Brokkoli und Gemüsebrühe in einem Suppentopf aufkochen. Bei verringerter Hitze 10–15 Min. weiterköcheln, bis der Brokkoli gar ist.

- Portionsweise im Mixer pürieren, bis die Mischung glatt und leuchtend grün ist. Geht auch mit elektrischem Handrührgerät im Suppentopf.

- Miso zufügen und, falls gewünscht, mit etwas Bragg Liquid Aminos oder salzamer Tamari würzen und pfeffern.

Variante Vor dem Servieren ein paar Handvoll Spinat oder gehackte rote Paprika und TK-Mais für die Farbe zugeben, dann ist die Suppe noch nährstoffreicher.

Kalte Gemüsesuppe

Gazpacho

Für 4 Portionen

25 Min.

3 mittelgroße Tomaten • 1 Gurke, geschält • ½ Paprika • 1 große Stange Sellerie • ½ große Jalapeño, entkernt • ½ kleine Zwiebel • 2 Knoblauchzehen • 1 Dose gewürfelte Tomaten (410 g) • ½ Tasse Petersilie oder Koriander, gehackt • 2–3 EL Balsamessig • 1 Limette • Pfeffer • Frühlingszwiebel oder Schnittlauch

- Die ersten 4 Zutaten separat in einer Küchenmaschine gleichmäßig zerkleinern.
- Jalapeño, Zwiebel und Knoblauch zusammen in der Maschine zerhacken.
- Alles in eine große Schüssel geben. Die stückigen Tomaten aus der Dose, den gehackten Koriander, Essig, Limettensaft und -schale sowie den Pfeffer untermischen.
- Gut gekühlt mit gehackten Frühlingszwiebeln oder Schnittlauch servieren.

Variante mit in Gemüsebrühe, Wein oder Wasser knapp gegarten Pilzscheiben; 1 Dose Palmherzen, abgetropft und gehackt; pfannengerührten Zucchinistücken; Pak Choi, geriebenen Karotten, gehacktem Rucola.

Genuss nach griechischer Art

Linsensuppe

Für 6 Portionen

40 Min.

1 Packung braune Linsen (450 g) • 6 Tassen Wasser • 2 große Zwiebeln • 5–6 Knoblauchzehen • 1 Dose fettfreie Tomatensoße (410 g) • Pfeffer • Oregano • 3 EL Sherry • 1 EL Rohrzucker (optional)

- Linsen in reichlich Wasser kochen; abgießen und abspülen. Diesen Schritt sorgfältig beobachten, sonst werden die Linsen nicht weich.
- Die abgespülten Linsen mit 6 Tassen Wasser, gehackten Zwiebeln, gehacktem Knoblauch, Tomatensoße, reichlich Pfeffer und Oregano in einem Topf aufkochen.
- Hitze verringern und Suppe circa 10 Min. weiterköcheln, bis sie dick wird.
- Sherry und Rohrzucker (optional) zufügen und weitere 20 Min. köcheln.

Nach Antonia Demas

Bunte Linsensuppe

Für 6 Portionen

45 Min.

1 mittelgroße Zwiebel • 3 Knoblauchzehen • 1 Paprika • 3 Karotten • 2 Stiele Staudensellerie • 2 Tassen stückige Tomaten aus der Dose • 2 Tassen Linsen • 4 Tassen Gemüsebrühe oder Wasser • 1/8 TL rote Chiliflocken • Bragg Liquid Aminos oder salzarme Tamari (optional) • 1/2 Tasse gehackte Blattpetersilie oder Koriander • reichlich Babyspinat

- Zwiebel würfeln und in einer großen beschichteten Pfanne unter Rühren weichdünsten, dann Knoblauch, Paprikawürfel, Karottenscheiben, Selleriestücke und Tomaten aus der Dose noch ein paar Min. mitdünsten.

- Linsen, Brühe und Chiliflocken zufügen und alles aufkochen. Hitze verringern und die Suppe zugedeckt etwa 30 Min. köcheln lassen, bis das Gemüse gar ist.

- Kräuter und Spinat zufügen und die heiße Suppe servieren.

Tipp Falls Sie einen Dampfdrucktopf besitzen, braten Sie zuerst die Zwiebel an und kochen dann die Suppe 5 Min. bei voller Hitze. Als leckeres Hauptgericht servieren Sie die Suppe über Rundkornnaturreis, mit gedämpftem Spinat garniert.

Rezept von einem Tramp

Marokkanische Linsensuppe

Für 6 Portionen

1 Std.

1 Zwiebel • 4 Stiele Staudensellerie • Wasser oder Gemüsebrühe • 1 Lorbeerblatt • 1–2 EL frischer Ingwer • 1/2 TL Zimt • 1/2 TL Kurkuma • 6 Tassen Gemüsebrühe • 4 Roma-Tomaten • 1 Tasse rote Linsen • 1 Dose Kichererbsen (425 g) • 2 EL Zitronensaft • 1 Bund Koriander

- In einem großen Suppentopf die gehackte Zwiebel und die Selleriestücke in etwas Wasser oder Gemüsebrühe weichdünsten.

- Lorbeerblatt, gehackten Ingwer, Zimt, Kurkuma, Gemüsebrühe, klein geschnittene Tomaten, Linsen und Kichererbsen hinzufügen.

- Aufkochen, Hitze reduzieren und zugedeckt 45 Min. köcheln lassen, bis die Linsen gar sind. Gelegentlich umrühren.

- Zum Servieren gehackten Koriander und Zitronensaft unterrühren.

Tipp Vor einiger Zeit kam ein Mann zu Rip in die Feuerwache von Austin, Texas, der sich seit 30 Jahren vegan ernährt. Ein ehemaliger Tramp mit einer Begabung als Koch und Ratgeber, der Rip dies Rezept gab, das er so beschrieb: »Es ist ein Eintopfgericht mit Aromen, die einen abheben lassen. Man fühlt sich in einen marokkanischen Pavillon versetzt, auf seidene Kissen gebettet; eine sanfte Brise trägt würzige Düfte heran und bauscht die zarten Vorhänge ringsum. Ganz in der Nähe leuchten Blumen in Fülle und Sie fühlen sich warm und gelöst.«

Mit delikatem Pilzgeschmack

Gerstensuppe mit Pilzen

Für 10–12 Portionen

⏲ 30 Min. (+ 1 Std. Kochzeit)

15 g getrocknete Steinpilze • 1 große gelbe Zwiebel • 1 Karotte • 1 Stiel Sellerie • 340 g frische Champignons • 6 mittelgroße frische Shiitake-Pilze • 3 l Gemüsebrühe • 2 Tassen geschälte Gerste oder Gerstengraupen • 1 Lorbeerblatt • 4 EL Balsamessig • Pfeffer • Petersilie oder Koriander • 3–4 Handvoll Spinat

- Steinpilze etwa 30 Min. in warmem Wasser einweichen, bis sie weich sind. Abgießen, ausdrücken (Einweichwasser für die Suppe aufheben) und klein schneiden.

- Karotte raspeln, Sellerie und Zwiebel hacken und frische Pilze in Scheiben schneiden. Zwiebelwürfel in einem Suppentopf anschwitzen, Karotten, Sellerie und Pilze zufügen. Wenige Min. kochen.

- Gemüsebrühe, Gerste, Lorbeerblatt und die Einweichflüssigkeit der Steinpilze zufügen und alles zum Kochen bringen. Suppe bei reduzierter Hitze 1 Stunde köcheln lassen, gegebenenfalls etwas Flüssigkeit hinzufügen.

- Mit Essig und Pfeffer abschmecken. Vor dem Servieren Koriander oder Petersilie und den Spinat hinzufügen.

Tipp Geschälte Gerste (Bioladen) ist die am wenigsten verarbeitete Gerste mit der höchsten Nährstoffdichte. Die Kochzeit beträgt etwa 1 Stunde, ist aber kürzer, wenn Sie das Getreide über Nacht einweichen.

Eine meiner Lieblingssuppen

Schälerbsensuppe

Für 8–10 Portionen

⏲ 15 Min. (+ 1 Std. Kochzeit)

3 Tassen getrocknete Schälerbsen • 8 Tassen Wasser • 1 Lorbeerblatt • 1 TL Senfsamen • 1 große Zwiebel • 4–5 Knoblauchzehen • 3 Stiele Staudensellerie • 3 Karotten • 5 kleine Kartoffeln • Pfeffer • 3–4 EL Rotwein- oder Balsamessig • 1 große reife Tomate, gewürfelt (1 Tasse) • reichlich Koriander oder Petersilie, gehackt

- Schälerbsen, Wasser, Lorbeerblatt und Senfkörner in einem schweren Suppentopf zum Kochen bringen. Hitze reduzieren und alles teilweise zugedeckt etwa 20 Min. köcheln lassen.

- Zwiebel hacken, Knoblauchzehen zerdrücken, Sellerie hacken, Karotten würfeln, Kartoffeln schälen und in Stifte schneiden (wie für Pommes frites) und hinzufügen.

- Zugedeckt etwa 40 Min. köcheln lassen, gelegentlich umrühren. Falls Ihnen die Suppe zu dick ist, etwas Wasser zugießen.

- Mit Pfeffer und Essig abschmecken und mit Tomatenwürfeln und Koriander oder Petersilie garniert servieren.

Tipp Schneller können Sie die Suppe im Dampfdrucktopf zubereiten. Dazu die Zwiebel in dem Topf anbräunen, die übrigen Zutaten hineingeben, dann bei starker Hitze 8 Min. kochen.

Wenn es deftig sein soll

Würzige Kartoffelsuppe

Für 8 Portionen
1 Std. 10 Min.

1 große Zwiebel • 4 Knoblauchzehen • 2 Lorbeerblätter • 1 Karotte • 2 Stiele Sellerie • 1 große rote oder gelbe Paprika • 10–12 rote Kartoffeln • 8 Tassen Brühe oder Wasser • 1 TL schwarzer Pfeffer • 1 TL getrockneter Rosmarin • ¼–½ TL rote Chiliflocken • reichlich Spinat oder Grünkohl • Frühlingszwiebeln • Koriander

- Zwiebel würfeln, Knoblauchzehen pressen, Karotte in dünne Scheiben schneiden, Sellerie und Paprika würfeln und in einem Topf mit Lorbeerblättern und etwas Wasser bei starker Hitze 5 Min. pfannenrühren.

- Nach und nach ein wenig Wasser zufügen, damit das Gemüse nicht anbrennt. Rühren, bis alles gar ist.

- Kartoffeln in 2½ cm große Würfel schneiden, mit Wasser oder Brühe hinzufügen und bei geringer Hitze etwa 30 Min. köcheln lassen, bis die Kartoffeln gar sind.

- Die Hälfte der Suppe in einen Mixer schöpfen, pürieren und in den Topf zurückgeben. Die Gewürze hinzufügen und weitere 15 Min. köcheln lassen.

- Reichlich frischen Spinat oder Grünkohl zufügen und köcheln, bis das Grünzeug zusammenfällt. (Grünkohl braucht etwas mehr Zeit als Spinat.)

- Mit gehackten Frühlingszwiebeln und/oder gehacktem Koriander bestreuen.

Tabasco macht den Unterschied

Kürbis-Linsen-Suppe

Für 8–10 Portionen
50 Min.

1 große Zwiebel • 2–6 Knoblauchzehen • 3 Stiele Sellerie • 3 Karotten • 2 Tassen rote Linsen • 7–8 Tassen Gemüsebrühe oder Wasser • 1 große Dose Kürbis (ohne Zucker) • ¼ TL Majoran, getrocknet • ¼ TL Thymian, getrocknet • viel Tabasco

- Zwiebel hacken, Knoblauch würfeln, Sellerie hacken, Karotten hacken und mit den Linsen und der Brühe oder Wasser in einem Suppentopf zum Kochen bringen.

- Hitze verringern und alles zugedeckt 30 Min. köcheln lassen oder bis die Gemüse gar und die Linsen zerkocht sind.

- Kürbis und Gewürze zufügen und köcheln lassen, bis sich alle Zutaten vermischt haben.

- Mit reichlich Tabasco würzen. Nur Mut!

Verführerisch und sämig

Süßkartoffel-Linsen-Suppe

Für 4–6 Portionen

15 Min. (+ 30–40 Min. Kochzeit)

1 Stange Lauch • 6 Knoblauchzehen • 100 g frische Shiitake-Pilze • 4 Tassen Gemüsebrühe • 2 Tassen Wasser • 1½ Tassen Linsen • 1 große Süßkartoffel • 1 Lorbeerblatt • ¼ Tasse frisches Basilikum • Pfeffer

- Lauch (nur Weißes) in dünne Scheiben schneiden, Knoblauch fein hacken, Pilze in Scheiben schneiden und in einem großen Suppentopf 3–4 Min. pfannenrühren, bis der Lauch gar ist.

- Süßkartoffel gut unter Wasser abbürsten und mit Schale würfeln.

- Gemüsebrühe, Wasser, Linsen, Süßkartoffel und Lorbeerblatt in den Suppentopf geben und aufkochen.

- Hitze verringern, die Zutaten im offenen Topf 30–40 Min. köcheln lassen, bis die Linsen und die Süßkartoffel gar sind.

- Lorbeerblatt herausfischen und 2 Tassen von der Suppe im Mixer glatt pürieren (oder mit elektrischem Handrührgerät); in den Topf zurückgeben und Basilikum (gern auch mehr) sowie Pfeffer nach Geschmack unterrühren. Wenn Ihnen die Suppe zu dickflüssig ist, noch Wasser zugeben.

Tipp Statt der frischen Shiitake-Pilze können Sie auch getrocknete nehmen, die Sie vorher 30 Min. in warmem Wasser einweichen. Falls Sie keinen Lauch zur Hand haben, verwenden Sie Zwiebeln.

Auch gut als Pasta-Soße

Tomaten-Basilikum-Suppe

Für 6 Portionen

15 Min. (+ 1½ Std. Kochzeit)

1 große Zwiebel • 5 Knoblauchzehen • 1 Tasse frisches Basilikum • 225 g Pilze • 1½ kg stückige Tomaten aus der Dose • ½ Tasse Wasser • 1½ Tassen salzarmer Tomatensaft • Pfeffer • TK-Mais (optional) • frischer Spinat (optional)

- Zwiebel und Knoblauch hacken, Pilze in Scheiben schneiden und mit Tomaten, Wasser und Basilikum in einem Suppentopf zum Kochen bringen.

- Hitze reduzieren und Gemüse zugedeckt 1½ Stunden köcheln lassen.

- Gegen Ende der Kochzeit Pfeffer nach Geschmack zufügen, TK-Mais und frischen Spinat in beliebigen Mengen unterrühren.

Kalte Lauch-Kartoffel-Suppe

Vichyssoise

Für 6 Portionen

35 Min. (+ Kühlzeit)

3 Tassen Kartoffeln, gewürfelt • 3 Stangen Lauch oder 3 Zwiebeln • 2 Tassen Gemüsebrühe • ¼ Tasse frisches Basilikum • Pfeffer • 1 Tasse Hafermilch oder fettfreie Sojamilch • Schnittlauch oder Frühlingszwiebeln

- Kartoffelwürfel, gehackten Lauch, Gemüsebrühe und Basilikum zum Kochen bringen.
- Hitze verringern, Gemüse zugedeckt 20 Min. köcheln lassen, bis die Kartoffeln und der Lauch gar sind.
- Gemüse im Mixer (oder mit elektrischem Handrührgerät im Topf) pürieren. Mit Milchersatz nach Wahl verrühren und in eine Schüssel geben.
- Zugedeckt abkühlen lassen. Vor dem Servieren mit Schnittlauchröllchen oder gehackten Frühlingszwiebeln bestreuen.

Tipp Die Suppe ist auch heiß ein Genuss.

Strotzt vor Vitalstoffen

Gemüsesuppe mit Wildreis

Für 6 Portionen

20 Min. (+ 40 Min. Kochzeit)

1 Tasse Wildreis • 1 Zwiebel • 3 Stangen Staudensellerie • 3 Karotten • 225 g Champignons • 4 Tassen Gemüsebrühe • 2 Tassen Wasser • 1½ EL Maisstärke • 1 EL vegane Worcestersoße • Chilisoße • Pfeffer • reichlich Koriander oder Petersilie • 3–4 Handvoll Spinat

- Zwiebel und Selleriestangen hacken, Karotten streichholzfein stiefteln (oder raspeln), Pilze in Scheiben schneiden und mit Wildreis in einem Suppentopf unter Rühren erhitzen, bis das Gemüse knapp gar ist.
- Brühe und Wasser zufügen, unter Rühren aufkochen. Hitze reduzieren, Topfinhalt zugedeckt 40 Min. köcheln lassen, bis der Reis aufgegangen und gar ist.
- Maisstärke in einer kleinen Tasse mit etwas Wasser anrühren und zu der Suppe geben. Ein paar Min. weiterkochen, bis die Suppe sämig wird.
- Worcestersoße und Chilisoße unterrühren, mit Pfeffer abschmecken und noch ein paar Min. kochen. (Falls Sie Tabasco verwenden, beginnen Sie mit 10 Spritzern.)
- Vor dem Servieren geben Sie Koriander oder Petersilie und den Spinat in die Suppe, damit Sie möglichst viel Grüngemüse verzehren.

SANDWICHES FÜR JEDE GELEGENHEIT

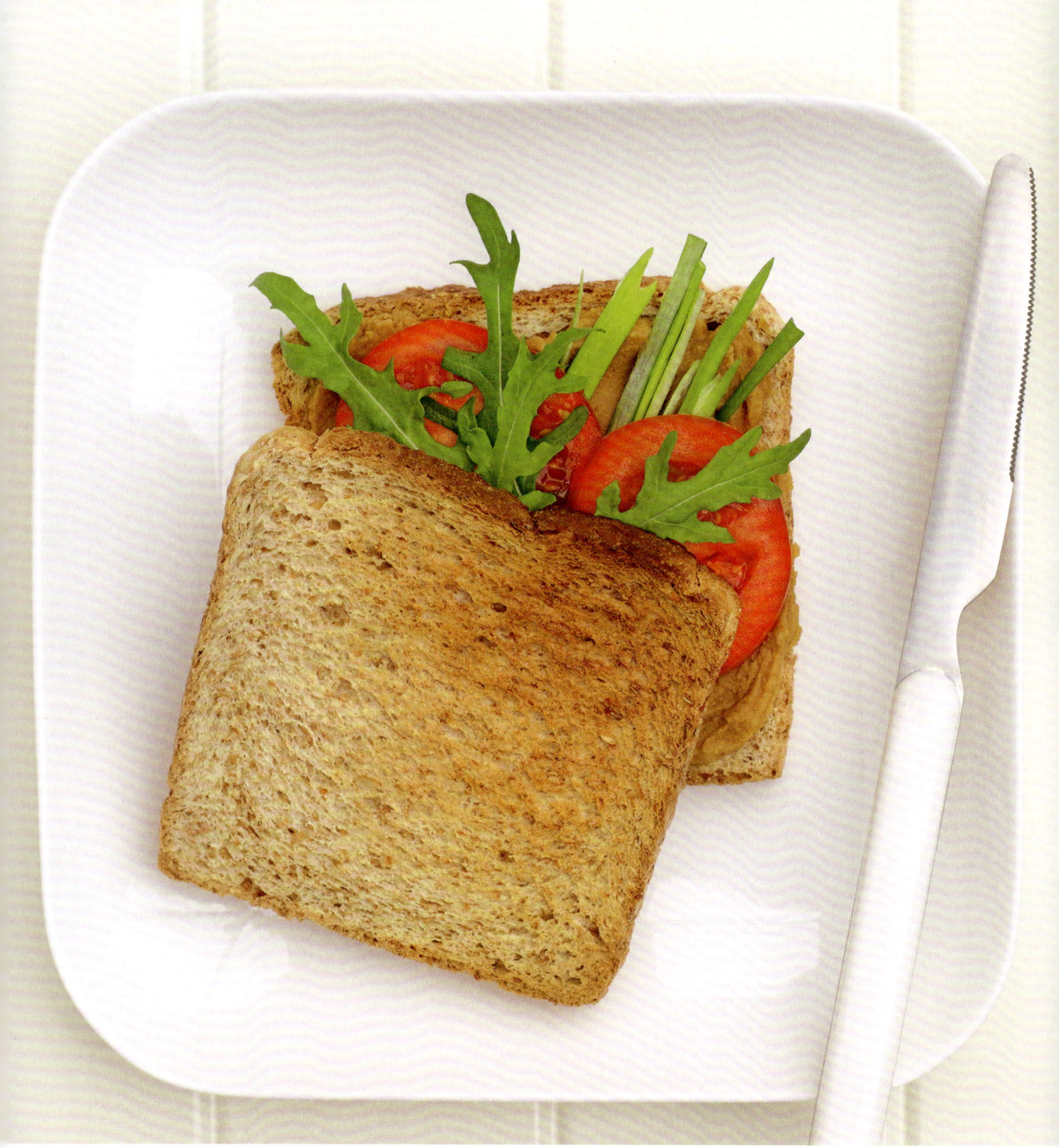

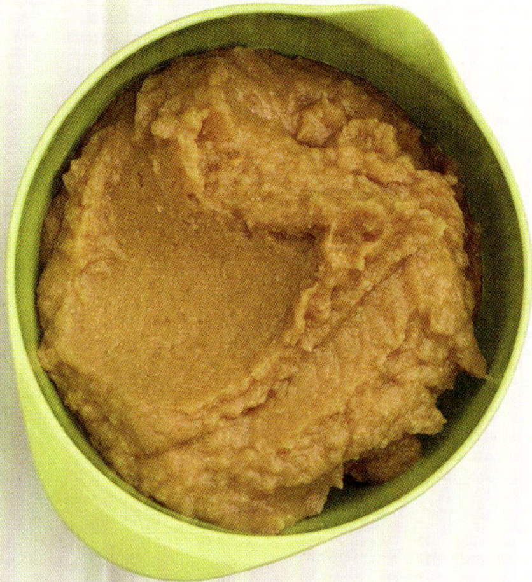

Als wir unsere Ernährung auf pflanzenbasierte Kost umstellten, hatten wir zunächst Probleme, einen guten Ersatz für Mayonnaise zu finden. Dann entdeckten wir das Hummus ohne Tahini und sogleich schmeckten uns die Sandwiches wieder gut, wenn nicht noch besser als zuvor. Wir mögen auch Senf, und eine Firma namens Hudson Valley Homestead hat Senfsorten im Programm, die fast so lecker sind wie Mayonnaise. Es gibt viele Senfsorten ohne Öl; informieren Sie sich.

Vorsicht bei vegetarischen Burgern. Fast alle Markenprodukte enthalten Öl. Ein ganz unbedenkliches Produkt ist der vegane Bio-Burger von Whole Foods.

Jahrelang bestand Essys Mittagessen aus Vollkornweizen-Pitabrot, gefüllt mit den Resten vom Abendessen tags zuvor. Es war immer spannend, mit was das Pitabrot gefüllt sein würde! Auch Sie können Ihre Lieben mit dem Pitabrot überraschen. Auch wenn Sie Brot – wunderbares Vollkornbrot – toasten, schmeckt es wieder ganz anders.

Schnell gemacht

Frisches Sandwich

2 Portionen

5–15 Min.

2 Scheiben Vollkornbrot • Hummus ohne Tahini • 1 Frühlingszwiebel (optional) • 2 kleine Tomaten oder ½ Gurke • Petersilie oder Koriander • Pfeffer • Paprikapulver

- Brot toasten und mit reichlich Hummus ohne Tahini bestreichen.

- Nach Belieben mit gehackten Frühlingszwiebeln und gehackten frischen Kräutern bestreuen. Mit Gurken- oder Tomatenscheiben belegen.

- Mit Pfeffer und Paprikapulver oder Gewürzen nach Wahl bestreuen.

Tipp Der Clou sind gebratene Paprikastückchen, die Sie noch zusätzlich obendrauf legen oder Sie belegen das Brot nur mit einer Mischung aus gebratenen Paprikastückchen und frischen Spinatblättern oder gebratenen Champignonscheiben. Zu Tomatenscheiben passt frisches Basilikum besonders gut. Sehr lecker sind auch einige Rucolablätter on Top.

Leckerer »Käse«-Ersatz

Überbackenes »Käse«-Brot

Für 4 Portionen

10 Min. (+ Ofenzeit)

Brot und Belag:

8 Scheiben Vollkornbrot • 1 Tomate • Koriander • 1 kleine Karotte

Für die »Käse«-Mischung:

⅔ Tasse Wasser • ¼ Tasse Nährhefeflocken • 2 EL Vollkornmehl • 2 EL Zitronensaft, frisch gepresst • 2 EL Hummus ohne Tahini • 1½ EL Ketchup oder Tomatensoße • 2 TL Maisstärke • 1 TL Zwiebelpulver • ¼ TL Knoblauchpulver • ¼ TL Kurkuma • 1 TL Senf

- Tomate in dünne Scheiben schneiden, Koriander hacken, Karotte fein raspeln.

- Alle Zutaten für den Käse-Ersatz in einem kleinen Topf gut verrühren und unter Rühren mit einem Schneebesen zum Kochen bringen. Hitze reduzieren und weiterrühren, bis die Mischung dick und sämig wird. Von der Kochstelle nehmen.

- Vier Brotscheiben in eine Pfanne legen und mit der Mischung, einer dünnen Tomatenscheibe, einem Häufchen gehacktem Koriander und ein paar Karottenraspeln belegen. Jeweils eine Scheibe Brot drauflegen und wenige Min. backen, bis die untere Brotscheibe gebräunt ist.

- Jetzt das Sandwich wenden und von der anderen Seite bräunen. (Um Zeit zu sparen, können Sie das Brot toasten, bevor Sie die Mischung darauf verteilen.)

Mit Black Beans statt Hack

Veggie-Burger

Für 6 Burger
⏲ 20 Min.

Für die Frikadellen:
1 Dose schwarze Bohnen (425 g) • 1 Dose Tomaten mit würzigen Chilis (400 g) • 1 Knoblauchzehe • 1 TL Zwiebelpulver • 2 Frühlingszwiebeln • 1 Tasse kleingeschnittene Karotten • 1 Tasse Koriander oder Petersilie • 2 Tassen kernige Haferflocken
Brötchen und Belag:
6 Vollkorn-Burger-Brötchen • Salatblätter • 2 Tomaten • 1 kleine Zwiebel • Senf, Ketchup oder Hummus ohne Tahini

• Ofen auf 200 °C vorheizen. Alle Zutaten bis auf die Haferflocken in der Küchenmaschine zerkleinern, zu den Haferflocken geben und gut verrühren.

• Aus der Masse kleine Fladen formen, auf ein Backblech legen und 8 Min. backen.

• Bei etwas größerer Hitze weitere 2 Min. backen, bis die Fladen schön gebräunt sind. (Sie können diese auch in einer beschichteten Pfanne oder auf dem Grill von beiden Seiten braun braten.)

• Servieren Sie die Veggie-Frikadellen auf den Brötchen mit Salatblättern, Tomatenscheiben, Zwiebelringen, Senf, Ketchup oder Hummus ohne Tahini.

Bei Gelüsten auf »Fleisch«

Seitan-Burger

Für 4 Portionen
⏲ 15 Min.

225 g Seitan • Ingwer-Limetten-Marinade oder beliebige Barbecuesoße • 4 Weizenkeim-Hamburger, fettfrei, oder 8 Scheiben Vollkornbrot • 4 Scheiben Tomate • 4 dünne Zwiebelscheiben • Blattsalat oder Spinat

• Seitan abtropfen lassen, in eine Schüssel legen und mit Marinade oder Barbecuesoße bedecken. Ein paar Min. stehen lassen.

• Seitan mit der Marinade in beschichtete Pfanne geben und bei mäßiger Hitze erwärmen, bis er leicht gebräunt ist. Nicht aus den Augen lassen. Falls der Seitan am Pfannenboden klebt, etwas Wasser angießen.

• Eine Hälfte des Brötchens mit Seitan belegen, darauf Tomatenscheibe, Zwiebelscheibe und Salat- oder Spinatblätter geben. Die obere Hälfte des Brötchens darauflegen und leicht festdrücken. (Sie können auch noch Senf oder Hummus zufügen, aber der Seitan schmeckt an sich schon würzig.)

Tipp Seitan wird aus Weizengluten hergestellt und sieht aus wie Streifen von Rindfleisch. Achten Sie beim Kauf darauf, dass der Seitan keinen Zusatz von Fetten erhält.

Mit Pitabrot als Pizzaboden

Gemüse-Pizza

Für 4 Portionen

20 Min. (+ Ofenzeit)

4 große Vollkornweizen- oder Dinkel-Pitabrote • 1 große Zwiebel • Gemüsebrühe, Wasser oder Wein • 280 g Champignons • 2 Tassen fettfreie Pastasoße • 3 gegrillte rote Paprika • Nährhefe

- Zwiebel halbieren und in Scheiben schneiden, Pilze in Scheiben schneiden, gegrillte Paprika in Streifen schneiden.

- Pitabrote mit einem Sägemesser halbieren. Bei 180 °C 3–5 Min. aufbacken, bis die Ränder leicht kross sind. (Falls das Pitabrot hart wird und zu stark gebacken scheint, ist es immer noch gut – wenn nicht sogar besser!)

- Zwiebel im Wok pfannenrühren. Falls nötig, etwas Brühe, Wasser oder Wein angießen; Zwiebel auf separate Platte geben.

- Die Pilze im Wok pfannenrühren, bis sie gar sind; eventuell etwas Flüssigkeit zufügen.

- Pita großzügig mit Pastasoße bestreichen, gleichmäßig Zwiebeln, Pilze und Paprika darauf verteilen.

- Mit Nährhefe bestreuen und backen, bis die Pita schön kross und die Gemüse heiß sind. Kontrollieren, dass nichts anbrennt.

Tipp Nährhefe, die Sie im Bioladen bekommen, sieht wie Käse aus, verändert aber nicht den Geschmack dieser leckeren Pizza.

Toll zu Suppe oder Salat

Getoastete Knoblauchbrötchen

für 6 Portionen

10 Min. (+ 45 Min. Ofenzeit)

2 Knoblauchknollen • 4–6 EL Gemüsebrühe • 2 EL Petersilie oder Koriander, gehackt • 6 Vollkornbrötchen

- Ofen auf 200 °C vorheizen. Knoblauch zerteilen und schälen, die Knoblauchzehen in Pergamentpapier wickeln, 2 EL Brühe darübergeben und fest in Alufolie gewickelt etwa 45 Min. in den Ofen legen. Etwas abkühlen lassen.

- Knoblauch in einer Schüssel zerdrücken. Langsam mit der Gemüsebrühe und den gehackten Kräutern verrühren, bis das Gemisch die Konsistenz weicher Butter hat.

- Auf getoastete Brötchen oder Vollkornbrot streichen. Noch besser: Vollkornbrot leicht toasten, mit der Knoblauchcreme bestreichen und erneut überbacken!

Tipp Sie können den Knoblauch auch durch die Knoblauchpresse in eine kleine Schüssel drücken und mit etwas Flüssigkeit (Essig, Zitronensaft) zu einer Paste verrühren. Dieses Knoblauchpüree auf Brötchenhälften oder Toast streichen und im Ofen überbacken, bis sie schön gebräunt sind.

Erstaunlich sättigend

Polentapizza

Für 4–6 Portionen

30 Min. (+ 45 Min. Ofenzeit)

Für die Polenta:

- 3⅓ Tassen Wasser
- 1 Tasse Maismehl
- 1 TL Knoblauchpulver
- 1 TL Oregano, getrocknet
- 1 TL Basilikum, getrocknet

Für den Belag:

- 1 rote Paprika
- 1 große Zwiebel
- 2 große Champignons (Portobello)
- 1½ Tassen Brokkoliröschen
- 1 Packung gehackter TK-Spinat (450 g)
- 4 Knoblauchzehen
- 2 Tassen fettfreie Pastasoße
- 1 Tasse Ananasstückchen

- Ofen auf 200 °C vorheizen. Zwiebel halbieren und in Scheiben schneiden, Champignons in Scheiben schneiden. Brokkoli zerkleinern. Knoblauch hacken

- Drei Tassen Wasser in einem mittelgroßen Topf zum Kochen bringen.

- Das Maismehl mit der restlichen ⅓ Tasse Wasser in einer kleinen Schüssel zu einer glatten Masse verbinden. Mit dem kochenden Wasser zu einem glatten Brei verrühren.

- Hitze stark reduzieren und die Polenta etwa 15 Min. immer wieder rühren, sodass ein dicker Brei entsteht.

- Knoblauchpulver, Oregano und Basilikum unterrühren, dann die Masse auf einen Pizzastein oder ein Backblech verteilen, zu Pizzaboden formen und mit einem Teigschaber oder, während die Polenta abkühlt, mit den Fingern einen Rand bilden. Die Polenta so dünn oder dick formen, wie Sie mögen, und 15 Min. backen.

- Die ganze Paprikaschote mit Zwiebelscheiben und Pilzen auf einem Backblech auf die oberste Schiene in den Ofen schieben und grillen. Dabei die Paprika mehrfach wenden. Die Pilze, die zuerst gar werden, auf einen kleinen Teller legen. Die Zwiebeln wenden und noch etwas länger grillen. Sobald sie gebräunt sind, auf einen anderen kleinen Teller legen und die Paprika so lange grillen, bis sie ringsum schwarz ist.

- Die schwarze Paprika aus dem Ofen nehmen, zum Abkühlen unter kaltes Wasser halten, häuten, halbieren, entkernen und in Streifen schneiden.

- Brokkoli knapp dämpfen und abgießen.

- In einer beschichteten Pfanne den Knoblauch mit etwas Gemüsebrühe, Wein oder Wasser dünsten, den aufgetauten Spinat zufügen und pfannenrühren, bis die Flüssigkeit verdampft ist.

- Verteilen Sie den Spinat über der Polenta, und geben darüber die Pastasoße; legen Sie das restliche Gemüse in Streifen auf den Polentaboden und backen das Ganze 25–30 Min. bei 200 °C.

HAUPTGERICHTE

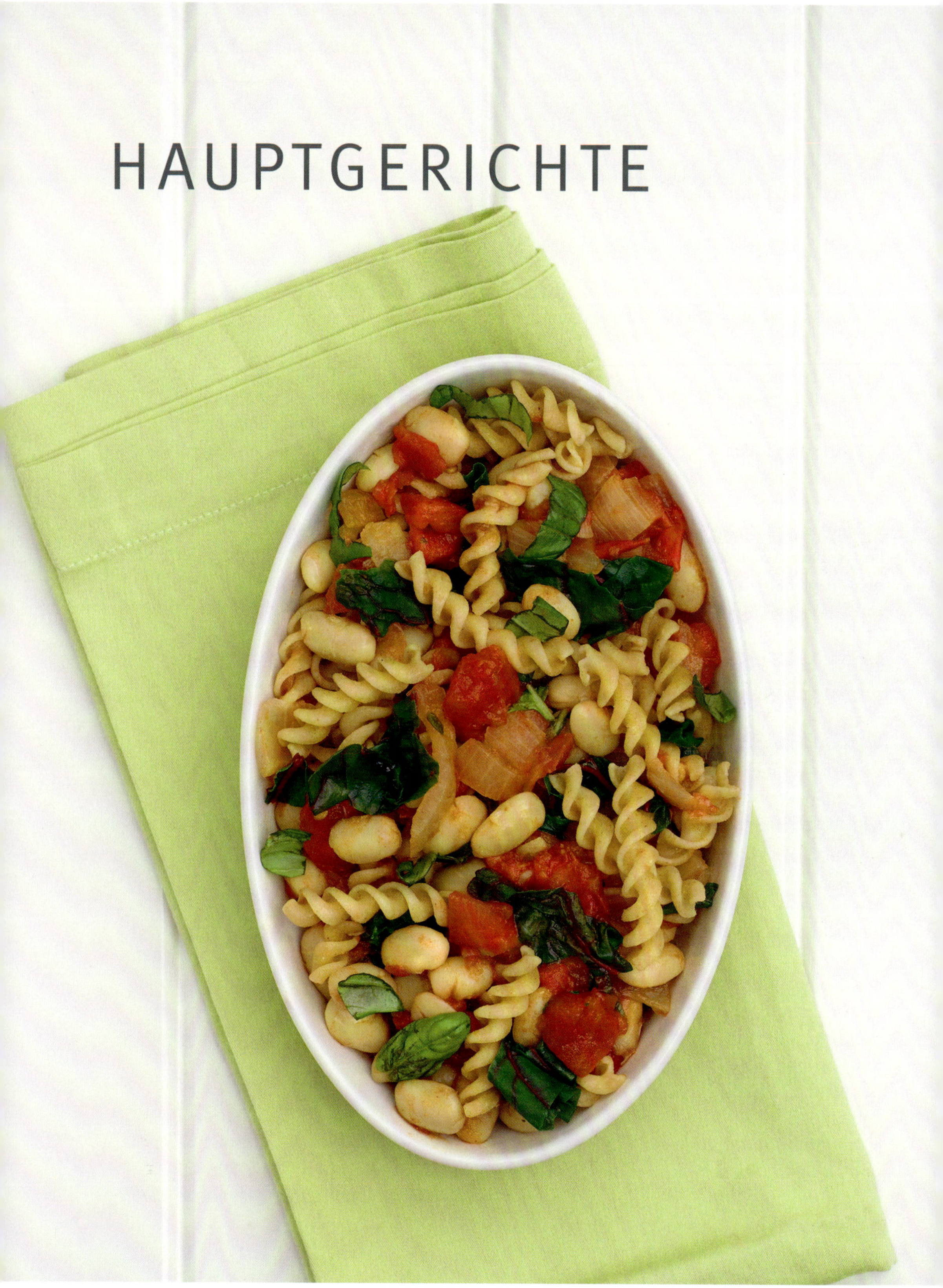

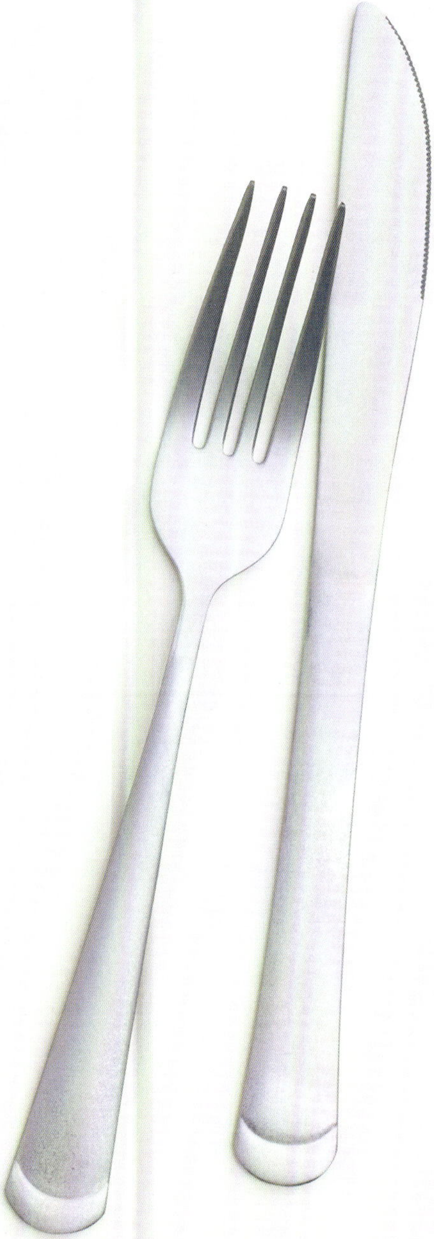

Als Hauptgericht können Sie alles essen, was Sie mögen. Sie finden Sie im Folgenden viele Vorschläge. Entwickeln Sie eigene Versionen von den Rezepten, die Ihnen besonders gut schmecken.

Kochen Sie immer mit Naturreis (Vollkornreis). Er ist am nährstoffreichsten, da nur der Spelz entfernt wurde, und es gibt ja viele Sorten. Gekochter Langkornreis ist trocken und körnig. Mittelkornreis ist dünner, wird aber nicht so weich wie der Rundkornreis, den wir besonders mögen. Probieren Sie ein bisschen, bis Sie Ihre Lieblingssorten gefunden haben. Natürlich sollten Sie auch den sogenannten Wildreis, ein Rispengras, versuchen. Im Allgemeinen wird eine Tasse Reis mit 2 Tassen Wasser gekocht, und das reicht, je nach dem, was Sie sonst noch auftischen, für 2–4 Portionen.

Bohnen können Sie auf mehrere Arten zubereiten. Einfach aus der Dose, mit der Flüssigkeit erhitzt, schmecken sie schon klasse. Falls Sie es salzarm vorziehen, schütten Sie den Doseninhalt durch ein feines Sieb, spülen alles gründlich unter fließendem Wasser und erwärmen dann die Bohnen in etwas frischem Wasser. Schwarze Bohnen aus der Dose sollten Sie auf jeden Fall gründlich mit Wasser spülen, damit die anderen Zutaten keinen »Grauschleier« bekommen.

Unser erstes Lieblingsessen

Schwarze Bohnen mit Reis

Für 6 Portionen

⏲ 20 Min. (+ Kochzeit Reis)

2 Tassen Naturreis • 3 Dosen schwarze Bohnen (je 425 g) • 2–3 Tomaten • 1 Zwiebel • 1 Packung TK-Mais (450 g) • 1–2 Paprika • 1 Tasse geraspelte Karotten • 1 Dose Wasserkastanien (225 g) • 1 Bund Koriander • 1 Bund Rucola • salzarme Tamarisoße oder Bragg Liquid Aminos • Salsa

- Naturreis nach Anleitung auf der Packung kochen. Tomaten, Zwiebel und Paprika klein schneiden, TK-Mais auftauen, Karotten raspeln, Koriander und Rucola hacken und jeweils in einzelnen Schüsseln anrichten.

- Bohnen in ihrer Flüssigkeit oder in wenig Wasser erhitzen.

- Zum Servieren geben Sie jeweils eine Portion Reis auf den Teller, dazu Bohnen, und häufen das Gemüse darüber. Das Ganze mit Salsa, einem Spritzer Tamarisoße oder Bragg Liquid Aminos krönen.

Variante Je Dose schwarze Bohnen mit der Flüssigkeit 1 TL gemahlenen Kreuzkümmel, ½ TL gemahlenen Zimt, eine Handvoll Rosinen und 2 EL Orangensaftkonzentrat unterrühren.

Tipp Falls etwas übrig bleibt, können Sie am nächsten Tag mit ein wenig Balsamessig einen Salat daraus zubereiten. Reste eignen sich aber auch als Sandwichbelag oder mit Hummus ohne Tahini, einer Scheibe Tomate und einem Blatt Salat als Füllung für Fladenbrot. Sehr lecker!

Sehr schnelles, leckeres Rezept!

Brazilian Black Beans

Für 6 Portionen

⏲ 20 Min.

1 große Zwiebel • Gemüsebrühe, Wasser, Saft oder Wein • 2–4 Knoblauchzehen • 1 EL geriebenen Ingwer • 2 Dosen schwarze Bohnen (je 425 g) • 2 Dosen stückige Tomaten (je 400 g) • ⅛–½ TL zerdrückte rote Chiliflocken • Koriander oder Petersilie

- Die Zwiebeln klein schneiden und in einer beschichteten Pfanne mit ein wenig Gemüsebrühe, Wasser, Saft oder Wein glasig dünsten. Fein gehackten Knoblauch und geriebenen Ingwer zufügen und wenige Min. mitgaren.

- Bohnen, Tomaten und Chiliflocken zufügen und unter Rühren 5–10 Min. erhitzen. Gehackten Koriander erst zum Schluss zufügen.

Das passt dazu Naturreis mit Erbsen oder Grünkohl mit Zuckermaissoße.

Variante Sie können auch Mais, klein geschnittenen Pak Choi oder anderes Gemüse, das Sie mögen, verwenden.

Mit Mango-Salsa der Hit!

Caribbean Black Beans

Für 4 Portionen
30 Min.

1 große Zwiebel • 3 Knoblauchzehen • 1–2 EL geriebener Ingwer • 1 TL frischer Thymian (½ TL getrocknet) • ½ TL gemahlener Piment • 3 Dosen schwarze Bohnen (je 425 g) • 1 Tasse Orangensaft • Pfeffer

- Zwiebel hacken, Knoblauchzehen durch die Presse drücken und in einer beschichteten Pfanne mit wenig Brühe, Wasser, Wein oder anderer Flüssigkeit 5 Min. anbraten, bis die Zwiebeln weich werden.

- Geriebenen Ingwer, gehackten Thymian und Piment zufügen und weitere 5 Min. garen, bis die Zwiebeln sehr weich sind.

- Bohnen und Orangensaft zufügen und bei geringer Hitze etwa 15 Min. köcheln lassen, gelegentlich umrühren, bis das Ganze etwas dicklich wird.

- Einige Bohnen zum Andicken mit dem Löffelrücken zerdrücken. Abschmecken und mit Pfeffer würzen.

Das passt dazu Naturreis mit Mango-Salsa und knusprigen Maistortillas.

Nur reife Mangos nehmen

Mango-Salsa

4 Portionen
15 Min. (+ 10 Min. Ziehzeit)

2 Mangos • 1 kleine Gurke • 1 Tomate • 1 Limette, Saft und Schale • ½–1 kleine frische Chilischote (oder Chilisoße) • 1–2 EL gehackter Koriander

- Mangos schälen, das Fruchtfleisch vom Kern lösen und klein schneiden. Gurke schälen, entkernen und würfeln. Tomate klein schneiden. Chilischote sehr fein hacken.

- Alle Zutaten gut vermischen und 10 Min. ruhen lassen, damit sich die Aromen entwickeln können.

Schnelle Reisbeilage

Black Beans mit Salsa

Für 2–3 Portionen
5 Min.

1 Glas Salsa (450 g) • 1 Dose schwarze Bohnen (425 g) • ½ Limette oder Zitrone, Saft • reichlich gehackter Koriander

- Alle Zutaten mischen und zu aufgewärmtem Reis reichen.

Selbst Küchlein sind möglich!

Black Bean Cakes

Für 8 Portionen

25 Min. (+ 30 Backzeit)

Bohnenkuchen:

- 6 Dosen schwarze Bohnen (je 425 g)
- 1 rote Paprika
- 3 Frühlingszwiebeln
- 2 Karotten
- 1 TL Knoblauchpulver
- 1 TL Zwiebelpulver
- 1 TL Chilipulver
- 2 TL gemahlener Kreuzkümmel
- ½ Tasse Salsa

Belag:

- 1 Packung TK-Mais (450 g)
- 3 Zwiebeln
- 1 Glas Salsa (450 g)
- 1 Beutel Spinat
- ½ Tasse gehackter Koriander

- Ofen auf 180 °C vorheizen. Paprika und Frühlingszwiebeln klein schneiden, Karotten raspeln und mit den Bohnen in eine große Schüssel geben.

- Restliche Zutaten für den Bohnenkuchen zufügen, alles gut vermischen und mit den Händen verkneten. Ein Kartoffelstampfer tut es auch.

- Den Teig auf einer Arbeitsplatte oder einem Backbrett zu einem knapp 1½ cm dicken Fladen ausrollen. Mit einem Glas oder einer Ausstechform runde Kuchen ausstechen und auf einem Backblech anordnen.

- Mit Alufolie bedecken und 20 Min. backen. Folie abnehmen und die kleinen Kuchen noch 10 Min. backen, bis sie leicht gebräunt sind.

- Den Mais auf einem Kuchenblech rösten, bis er braun wird. In eine Schüssel geben.

- Zwiebeln halbieren, in Scheiben schneiden und bräunen. In eine Extra-Schüssel geben.

- Die Schüsseln mit dem Mais, den Zwiebeln, der Salsa, dem Spinat, dem Koriander und die Platte mit den Bohnenkuchen auf den Esstisch stellen.

Tipp Servieren Sie Spinat, darauf 1 oder 2 Bohnenkuchen, die mit geröstetem Mais und Zwiebeln belegt werden, obendrauf Salsa und Koriander.

Lecker und sättigend

Burritos mit Bohnenfüllung

Für 4 Portionen

15 Min. (+ 30 Min. Backzeit)

1 große Zwiebel • 2 Knoblauchzehen • Gemüsebrühe oder Wasser • 2 Dosen Pintobohnen (je 425 g) • 1–2 Gläser milde Salsa oder fettfreie Pastasoße (je 450 g) • 4 fettfreie Tortillas • 2–3 Tomaten • Koriander oder Petersilie

- Ofen auf 180 °C vorheizen. Zwiebel und Knoblauch hacken und in einem beschichteten Kochtopf in wenig Brühe oder Wasser unter Rühren garen.

- Pintobohnen und etwas Pastasoße zugeben, (mit Kartoffelstampfer) zerdrücken und ein paar Min. kochen. (Falls Sie mehr Füllung wünschen, können Sie Reste von Reis, Mais oder anderem Gemüse mit verarbeiten.)

- Den Boden einer Backform mit Pastasoße bedecken. Die Tortillas mit dem Bohnenpüree bestreichen, zusammenrollen und dicht nebeneinander in die Backform legen.

- Mit Salsa (oder Pastasoße) bedecken. Tomaten in Scheiben schneiden und obendrauf legen.

- 30 Min. backen oder auch länger, wenn die Burritos knusprig werden sollen. Vor dem Verzehr mit gehacktem Koriander oder Petersilie bestreuen.

Auch gut zum Einfrieren

Janes Burritos

Für 4–6 Portionen

30 Min. (+ mind. 12 Min. Backzeit)

1 große Zwiebel • Gemüsebrühe oder Wasser • 2 kleine Zucchini • 2 kleine gelbe Kürbisse • 1 große rote Paprika • ½ Tasse Brokkoliröschen • 2 große Blätter Pak Choi • 2 Dosen fettfreies mexikanisches Bohnenpüree (je 425 g) • 1 Dose Pintobohnen (425 g) • 2 Tassen gekochter Naturreis • 1 Bund Koriander • 6 fettfreie Vollkorntortillas • Salsa

- Ofen auf 180 °C vorheizen. Gehackte Zwiebel in einer beschichteten Pfanne mit wenig Brühe oder Wasser andünsten.

- Klein geschnittene Zucchini, Kürbis, Paprika, Brokkoli und Pak Choi dazugeben und 3–4 Min. pfannenrühren, bis sie knapp gar sind.

- Bohnenpüree und Pintobohnen 1 Min. miterhitzen. Reis und die Hälfte des gehackten Korianders unterrühren.

- Auf jeden Burrito ein paar Esslöffel dieses Pürees geben, von 2 Seiten zusammenfalten und so dicht aneinander in die Backform legen, dass sie geschlossen bleiben.

- 12 Min. backen oder bis die Tortillas kross sind. Mit reichlich Salsa und dem restlichen Koriander servieren.

Tipp Die fertig gebackenen Burritos lassen sich gut einfrieren. Bei 180 °C 10 Min. oder länger aufbacken und schon ist eine leckere Mahlzeit zubereitet.

Schmeckt auch ohne Zwiebeln

Schnelles Chili

Für 4 Portionen

20 Min.

1 große Zwiebel • 2–3 Knoblauchzehen (oder 1 TL Knoblauchgranulat) • 2 Dosen schwarze Bohnen (je 425 g) • 1 Glas Salsa (450 g) • 1 Bund Frühlingszwiebeln • 1 Packung TK-Mais (450 g) • ½–1 Tasse gehackten Koriander

- Zwiebel hacken und in einem großen beschichteten Topf bei mittlerer Hitze unter Rühren dünsten, bis sie zu bräunen beginnen. Gehackten Knoblauch zufügen und noch 1 Min. weiterdünsten.

- Bohnen, Salsa und gehackte Frühlingszwiebeln zugeben. Bei mittlerer Hitze zugedeckt etwa 10 Min. köcheln lassen, gelegentlich umrühren.

- Mais zufügen und unter Rühren erhitzen.

- Erst vor dem Auftischen den Koriander zufügen, damit er seine Farbe behält.

Das passt dazu Gedünsteter Spinat mit gehackten Frühlingszwiebeln und gerösteten Maistortillas.

Rezept von Lori Perry

Reis-Chili

Für 6 Portionen

15 Min. (+ 1 Std. Kochzeit)

1 große gelbe Zwiebel • 2 Stangen Sellerie • 1 Jalapeñoschote • 1 EL Knoblauch • 1 Dose stückige Tomaten (400 g) • 1 Dose schwarze Bohnen (425 g) • 1 Dose Kidney-Bohnen (425 g) • 1 Glas fettfreie Pastasoße (720 g) • 1 Tasse Wasser • ¾ Tasse Naturreis • 1 EL Chilipulver • Koriander oder Petersilie

- Zwiebeln, Sellerie, Jalapeño und Knoblauch klein schneiden und in einer beschichteten Pfanne mit wenig Wasser garen.

- Übrige Zutaten außer dem Koriander zufügen und aufkochen. Hitze reduzieren und alles zugedeckt etwa 1 Stunde köcheln lassen. Häufig umrühren.

- Gehackte Kräuter erst kurz vor dem Servieren zufügen.

Das passt dazu Grünes Gemüse oder eine große Portion grüner Salat.

Scharfe oder milde Salsa nehmen

Schicht-Tortilla

Für 4–6 Portionen
15 Min. (+ 1 Std. Backzeit)

1 große Zwiebel • 1 große Paprika • 1 große Tomate • 5–6 fettfreie Maistortillas • 2–3 Dosen schwarze Bohnen (je 425 g) • 2 Gläser Salsa (je 450 g) • 1 Packung TK-Mais (450 g)

- Backofen auf 180 °C vorheizen. Zwiebel fein hacken und sanft garen. Paprika und Tomate klein schneiden.

- Die Hälfte der Tortillas auf einem großen Backblech anordnen. Damit sie auf das Blech passen, müssen einige entsprechend zerteilt werden.

- Bohnen auf den Tortillas verteilen, dann die Hälfte der Salsa, den Mais, die gedünsteten Zwiebeln, die Paprika- und die Tomatenstücke dazugeben. Mit den restlichen Tortillas bedecken und Salsa darauf verteilen. Falls nötig, noch zusätzlich etwas Salsa verwenden.

- Eine Stunde offen backen. Je länger, desto besser wird der Geschmack!

Mit Zitronensoße

Gemüse-Reis-Torte

Für 3–5 Portionen
25 Min. (+ 20–30 Min. Backzeit)

1 TL Knoblauchgranulat • 1 TL Mrs. Dash Zitronenpfeffergewürz • 2 Tassen gekochter Naturreis • 1 Tomate • 1 Bund Frühlingszwiebeln • 280 g Champignons • 1 EL Miso • 1 Tasse Zitronensoße • 3 Tassen Brokkoli • 1 Bund Blattkohl (oder Grünkohl oder Spinat)

- Ofen auf 180 °C vorheizen. Tomate in dünne Scheiben schneiden, Frühlingszwiebeln hacken, Pilze in Scheiben schneiden. Blattkohl klein schneiden und dämpfen. Brokkoli zerkleinern und kurz dämpfen.

- Knoblauch und Zitronenpfeffer mit dem gekochten Naturreis vermischen, gleichmäßig auf dem Boden einer großen Springform verteilen und leicht andrücken.

- Tomatenscheiben auf dem Reis auslegen und eine Handvoll Frühlingszwiebeln darüberstreuen.

- Pilze und restliche Frühlingszwiebeln mit wenig Gemüsebrühe, Wein oder Wasser in einem beschichteten Topf halbgar dünsten.

- Miso in einer kleinen Schüssel mit 2 EL Brühe oder Wasser anrühren und zu den Pilzen geben.

- Brokkoli und Blattkohl zu den Pilzen geben, Zitronensoße unterrühren und nach Geschmack mit Pfeffer würzen. Brokkoli-Pilz-Mischung über den Tomatenscheiben verteilen, alles 20–30 Min. backen.

Mild säuerlich

Zitronensoße

Ergibt 1 Tasse

10 Min.

1 EL Weizenvollkornmehl • 1 EL Maisstärke oder Arrowroot • 1 EL salzarme Tamari • 1–2 EL Zitronensaft • 1 Zitrone, Schale • etwas Pfeffer • ½ Tasse Gemüsebrühe • ½ Tasse Hafer-, Mandel- oder fettfreie Sojamilch

- Die ersten 5 Zutaten in einem kleinen Topf verrühren.
- Langsam die Brühe und den Milchersatz zugeben und rühren, bis sich alle Klümpchen aufgelöst haben.
- Bei Mittelhitze unter ständigem Rühren köcheln, bis die Soße dick und geschmeidig geworden ist.

Das passt dazu Gemüse-Reis-Torte; die Zitronensoße passt gut zu verschiedenem Gemüse.

Rezept stammt aus Litauen

Anas Gemüseeintopf

Für 6 Portionen

25 Min.

1 große Zwiebel • Gemüsebrühe, Wasser oder Wein • 4 Stangen Staudensellerie • 4 Karotten • 1 Dose Kichererbsen (425 g) • 1 Packung TK-Erbsen (450 g)

- Zwiebel, Sellerie und Karotten klein schneiden. In einem beschichteten Topf Zwiebel mit Brühe, Wasser oder Wein andünsten, dann Sellerie und Karotten zufügen.
- Die aufgetauten Erbsen in der Küchenmaschine pürieren. Kichererbsen zugeben und mit der Gemüsemischung verrühren. Erhitzen und zu Naturreis essen oder einfach so.

Tipp Sie können für fast jedes Gericht, das angedickt werden soll, pürierte TK-Erbsen verwenden. Die reinste Zauberei!

Edles Gericht, super zu Reis

Pilz-Ratatouille

Für 6–8 Portionen
15 Min. (+ mind. 50 Min. Kochzeit)

2 große Zwiebeln • 3 Knoblauchzehen • 450 g frische junge Champignons • 200 g Shiitake-Pilze • 1 Aubergine • 3 Tomaten • 1 TL getrockneter Thymian • 1 TL getrockneter Basilikum • 1 TL Pfeffer • ½ Tasse Gemüsebrühe oder Wasser • reichlich Koriander oder Petersilie, gehackt

- Ofen auf 190 °C vorheizen. Zwiebeln, Knoblauch und Tomaten hacken, kleine Champignons so verwenden, größere halbieren, Shiitake-Pilze in dicke Scheiben schneiden.

- Aubergine schälen und in ca. 2,5 cm große Würfel schneiden. Frische Kräuter hacken.

- Alle Zutaten bis auf Koriander/Petersilie in einen Bräter oder eine tiefe Pfanne geben und unter Rühren 50 Min. ohne Deckel kochen. Längeres Kochen verbessert nur den Geschmack.

- Sollte die Ratatouille etwas trocken geraten, brauchen Sie nur ein wenig Brühe oder Wasser einzurühren. Vor dem Servieren reichlich Koriander oder Petersilie unterrühren.

Tipp Falls Sie keine Shiitake-Pilze bekommen, nehmen Sie einfach eine andere Sorte.

Leichte Gemüsemahlzeit

Bunter Sommereintopf

Für 4 Portionen
25 Min.

1 mittelgroße rote Zwiebel • Gemüsebrühe, Wasser, Wein oder Orangensaft • 2 Tassen Brokkolistückchen • 2 Stangen Staudensellerie • 1 rote Paprika • 1 gelber Sommerkürbis • 1 Tasse Gemüsebrühe • 110 g Zuckererbsen • 1 EL klein geschnittener Ingwer • 3 EL salzarme Tamari oder Bragg Liquid Aminos • 1 EL Limettensaft • 2 TL Maisstärke • 2 EL gehackter Koriander

- In einem beschichteten Topf die gehackte Zwiebel unter Zugabe von ein wenig Flüssigkeit – Brühe, Wasser, Wein oder Orangensaft – andünsten.

- Brokkoli klein schneiden, Sellerie in schräge Stücke schneiden, Paprika in schmale Streifen schneiden und Kürbis halbieren und in 1½ cm breite Streifen schneiden; alles zu den Zwiebeln geben und etwa 5 Min. unter ständigem Rühren kochen, bis der Brokkoli weich zu werden beginnt.

- Die Brühe, die Zuckererbsen und den Ingwer unterrühren und zum Kochen bringen. Hitze verringern und etwa 5 Min. köcheln lassen, bis die Gemüse knackig gar sind.

- In einem Schüsselchen Tamari, Limettensaft und Maisstärke zusammenrühren.

- Den Topf von der Kochstelle nehmen und die Tamari-Mischung unterrühren. Den Topfinhalt bei Mittelhitze etwa 1 Min. aufkochen, bis alles brodelt und leicht andickt, dann den Koriander unterrühren.

Schnelles Reisgericht

Reis-Allerei

Für 6–8 Portionen
15 Min.

2 große Champignons (Portobello) • 1 rote Zwiebel • 2–3 EL Bragg Liquid Aminos oder salzarme Tamari • 1 Packung TK-Erbsen oder TK-Mischgemüse (450 g) • 4 Tassen gekochter Naturreis • Petersilie • 2 EL gehackte Pimientos

- Pilze und Zwiebel hacken und in einem Wok oder in einer beschichteter Pfanne etwa 5 Min. andünsten.

- Zu dem gedünsteten Gemüse 1–2 EL Bragg Liquid Aminos oder Tamari und so viel Flüssigkeit geben wie nötig. TK-Gemüse zufügen und unter Rühren durcherhitzen.

- Den Reis ein paar Min. mitkochen. Mit gehackter Petersilie und noch 1 EL Tamari oder Bragg Liquid Aminos (nach Geschmack) nachwürzen und die gehackten Pimientos obendrauf streuen.

Mit geschmorten Zwiebeln

Süßer Erbsen-Reis

Für 4 Portionen
50 Min.

1 rote Zwiebel • 1 Tasse Rundkornnaturreis • 4 Knoblauchzehen • 1 Packung TK- Erbsen (450 g)

- Zwiebel hacken und bei starker Hitze in beschichteter Pfanne weich garen, dann Hitze reduzieren und noch etwa 40 Min. simmern lassen. Falls nötig, etwas Wasser zufügen und umrühren.

- Naturreis mit 2 Tassen Wasser im Reiskocher oder auf der Herdplatte garen. Dauert in beiden Fällen etwa 40 Min.

- Kurz bevor der Reis gar ist, den gepressten Knoblauch zu den Zwiebeln geben und ein paar Min. pfannenrühren.

- Fertigen Reis und TK-Erbsen in die Pfanne geben, unterrühren und erhitzen.

Das passt dazu Salat, gebackene Portobellopilze, Spargel und Brot.

Tipp Wenn Sie die Erbsen nur kurz erhitzen, bewahren sie ihre leuchtend grüne Farbe. Wenn Sie mögen, können Sie vor dem Essen noch gehackten Koriander zum Würzen verwenden.

Für besondere Gelegenheiten

Pilaw mit Wildreis und Pilzen

Für 6–8 Portionen

30 Min. (+ 50–55 Min. Kochzeit)

2–4 EL Gemüsebrühe, Wasser oder Wein • 1 große Zwiebel • 3 Stangen Staudensellerie • 2 Knoblauchzehen • 1 TL Thymian, getrocknet • ¾ Tasse Wildreis • ¾ Tasse Naturreis • 3 Tassen Gemüsebrühe • 500 g Champignons • ½–1 Tasse Petersilie oder Koriander • 1–2 EL Balsamessig • Pfeffer

- Zwiebel und Sellerie klein schneiden, Knoblauch fein hacken, Champignons vierteln, frische Kräuter hacken.
- Gemüsebrühe, Wasser oder Wein in einem schweren Kochtopf erwärmen. Zwiebeln und Sellerie darin 4–6 Min. dünsten, dabei häufig rühren.
- Knoblauch und Thymian einrühren, etwa 30 Sekunden. Dann mit dem Reis und der Gemüsebrühe zum Kochen bringen.
- Zugedeckt 50–55 Min. köcheln lassen, bis die Flüssigkeit weitgehend gebunden ist. Am Boden des Topfes steht nur noch wenig Flüssigkeit.
- Brühe, Wasser oder Wein in einem großen beschichteten Topf mit etwas mehr als Mittelhitze erwärmen. Die Pilze darin 4–6 Min. braten, bis sie gebräunt und gar sind; gelegentlich umrühren.
- Die fertig gegarten Pilze zu dem Reis geben. Petersilie oder Koriander, Essig und Pfeffer unterrühren. Mit einer Gabel auflockern und genießen.

Probieren Sie mal diese Mischung

Ananas-Gemüse-Pfanne

Für 4–6 Portionen

30 Min.

1 große Zwiebel • 3 Knoblauchzehen • 2 TL gehackter Ingwer • 280 g Champignons • 2 rote Paprika • 2 Zucchini • 2–4 Blätter Pak Choi • 1 frische Ananas • 1 Jalapeño-Schote • 2 EL Naturreisessig • Pfeffer

- Alle Gemüsezutaten klein schneiden, Ingwer, Knoblauch und Jalapeño fein hacken, frische Ananas schälen und würfeln.
- In einem beschichteten Topf Zwiebel, Knoblauch und Ingwer in etwas Ananassaft, Wasser oder Essig andünsten, bis die Zwiebel weich zu werden beginnt.
- Pilze zufügen und wenige Min. erhitzen, bis sie weich werden.
- Rote Paprika, Zucchini und Pak Choi zufügen und durcherhitzen, bis sie gar werden.
- In einer kleinen Schüssel Ananas, Jalapeño, Pfeffer und Essig verrühren und zu dem Gemüse im Topf geben. Das Ganze kurz aufkochen.

Das passt dazu Naturreis oder anderes Vollkorngetreide, das Sie mögen.

Zu Nudeln/Reis oder einfach so

Pilzpfanne mit Pak Choi

Für 4–6 Portionen
30 Min.

2 große Zwiebeln • 3 Knoblauchzehen • 1½ EL gehackter Ingwer • 600 g Champignons • 8 große Stiele Pak Choi • 6 Frühlingszwiebeln • 1 große rote Paprika • ½ Tasse Wasser • 3 EL Maisstärke • 1–2 EL salzarme Tamari oder Bragg Liquid Aminos • Pfeffer • Koriander

- Gemüse und Koriander klein schneiden, Knoblauch und Ingwer fein hacken.
- Zwiebeln, Knoblauch und Ingwer etwa 5 Min. mit etwas Wasser bei Mittelhitze in einer beschichteten Pfanne schmoren, bis die Zwiebel weich wird.
- Pilze zufügen und 5 Min. weiterkochen. Pak Choi und Frühlingszwiebeln weitere 2–3 Min. mitkochen. Die rote Paprika zufügen.
- Wasser, Maisstärke, salzarme Tamari oder Bragg Liquid Aminos in einer kleinen Schüssel zusammenrühren.
- Herd auf Mittelhitze stellen, die angerührte Maisstärke zu dem Gemüse geben und das Ganze zugedeckt noch ein paar Min. köcheln lassen, bis die Flüssigkeit gebunden ist und die Gemüse gar sind.
- Pfeffer und Koriander nach Belieben zufügen und genießen.

Das passt dazu Soba-Nudeln (aus Buchweizenmehl) oder Reis.

Einfaches Rezept, fix gemacht

Reis mit Zitronen-Mangold

Für 2 Portionen
15 Min.

Gemüsebrühe, Wein oder Wasser • 4 Knoblauchzehen • 1–2 Mangold • 1 Zitrone, Saft und Schale • 2–3 Tassen gekochter Naturreis

- Mangold mit dem Stiel klein schneiden, Knoblauch fein hacken. Etwas Gemüsebrühe, Wein oder Wasser in einer beschichteten Pfanne erhitzen und den Knoblauch 1 Min. darin dünsten.
- Mangold zufügen und eventuell noch etwas Flüssigkeit zugeben. Kochen, bis der Mangold zusammenfällt und schrumpft, häufig umrühren.
- Saft und Schale der Zitrone zufügen, noch 1 Min. kochen, dann den gekochten Reis unterrühren und durcherhitzen.

Das passt dazu Brot und Salat.

Tipp Wenn Sie Mangold mit roten Stielen verwenden, färbt sich der Reis leicht rosa.

Mit orientalischer Note

Mangold-Kichererbsen-Topf

Für 6 Portionen
⏲ 45 Min.

1 große rote Zwiebel • 1 Prise oder 2 Fäden Safran • 1 EL gehackter Knoblauch • 1 Tasse Koriander, gehackt • ½ Tasse Petersilie, gehackt • ½ TL Kreuzkümmel • 1 Dose Tomatenpüree (170 g) • 2 große Mangold • 2 Dosen Kichererbsen (je 425 g) • 1 Tasse Gemüsebrühe oder Wasser • ½ Zitrone, Saft und Schale • Pfeffer

- Zwiebel, Knoblauch und Kräuter hacken, Mangoldgrün hacken und Mittelrippen würfeln. Zwiebel und Safran in einer beschichteten Pfanne bei Mittelhitze mit etwas Brühe, Wasser oder Wein etwa 10 Min. dünsten, bis die Zwiebeln weich werden.

- Knoblauch, Koriander, Petersilie und Kreuzkümmel in einem Schälchen vermischen und mit dem Tomatenpüree zu den Zwiebeln geben. Durchrühren und bei schwacher Hitze wenige Min. ziehen lassen.

- Die Mangoldblätter in ein paar Tassen Wasser etwa 5 Min. kochen, bis sie zusammenfallen. Durch ein Sieb schütten. In demselben Kochwasser nun die weißen Rippenstücke etwa 10 Min. sieden, bis sie gar sind.

- Kichererbsen, Brühe oder Wasser und Mangoldblätter mit dem Zwiebel-Tomaten-Püree verrühren, 10 Min. köcheln lassen, dann die weißen Rippenstücke zufügen und alles nach Geschmack pfeffern. Etwas frisch gepresster Zitronensaft und Zitronenschale geben den letzten Pfiff.

Leckere Gemüsefüllung

Gefüllte Paprika

Für 4–8 Portionen
⏲ 25 Min. (+ 25 Min. Ofenzeit)

4 Paprika • 2 mittelgroße Zwiebeln • 3 große Knoblauchzehen • 1 EL gehackter Ingwer • Brühe, Wasser oder Wein (optional) • 2 Tassen Mais • 2 Tassen gekochter Naturreis • 2 mittelgroße Tomaten • 1 EL Zitronensaft und -schale • 1 EL Balsamessig • Pfeffer

- Ofen auf 200 °C vorheizen. Zwiebel, Knoblauch, Ingwer und Tomaten klein schneiden, Paprika längs halbieren und entkernen.

- Zwiebeln in einer beschichteten Pfanne bei mittlerer Hitze unter Rühren dünsten, bis sie sich braun färben.

- Knoblauch und Ingwer zufügen und weitere 2–3 Min. garen. Falls nötig, etwas Brühe, Wasser oder Wein angießen.

- Mais zufügen und weitere 2 Min. garen. Reis, Tomaten, Zitronensaft und -schale, Essig und Pfeffer einrühren.

- Die Gemüsemischung großzügig in die Paprikahälften füllen. Mit Alufolie abdecken und 25 Min. backen.

Tipp Mit dieser Mischung können Sie auch Kürbisschiffchen und ausgehöhlten Kohl – alles, was hohl ist – füllen. Wenn das gefüllte Gemüse wie mit Käse überbacken wirken soll, geben Sie vorm Backen Hummus ohne Tahini darauf.

Das essen Kinder gern

Konfetti-Kartoffel-Schiffchen

Für 6 Portionen

⏲ 25 Min. (+ 1½ Std. Ofenzeit)

12 mittelgroße Kartoffeln (Yukon Gold) • 2 Tassen (oder mehr) Hafermilch oder fettfreie Sojamilch • 1 Packung TK-Mais (450 g) • 2 Tassen Frühlingszwiebeln, gehackt • 2 große rote Paprika • 1 TL Knoblauchgranulat (oder frischer Knoblauch, gehackt) • Pfeffer

- Ofen auf 230 °C vorheizen. Kartoffeln bürsten, mit einem Messer einstechen und 1 Stunde backen. Frühlingszwiebeln und Paprika klein schneiden.

- Kartoffeln aus dem Ofen nehmen, exakt halbieren, das Innere ausschaben und in eine große Schüssel geben; die leeren Schalen auf ein Backblech setzen.

- Die heißen Kartoffeln zerstampfen, dabei langsam den Milchersatz einrühren, bis ein glattes Püree entsteht.

- Mais, Frühlingszwiebeln, Paprika, Knoblauch und Pfeffer gründlich mit dem Püree vermischen und in die halben Kartoffelschalen füllen.

- Ofentemperatur auf 180 °C reduzieren und die gefüllten Kartoffelschiffchen 30 Min. backen.

Tipp Unsere Enkelkinder mochten dieses Essen vor allem mit Hafermilch und sie aßen sogar die Kartoffelschalen.

Vielseitige Beilage

Kartoffelpüree

Für 4 Portionen

⏲ 35 Min.

4 große mehlig kochende Kartoffeln • ½ Tasse Hafermilch, fettfreie Sojamilch oder Kartoffelwasser • 1 TL Zwiebelgranulat • ½–1 TL Knoblauchgranulat • ⅛ TL schwarzer Pfeffer

- Kartoffeln in 6–8 Stücke schneiden. Schälen ist nicht unbedingt erforderlich. Ich verzichte praktisch immer aufs Schälen.

- Kartoffeln in einen Topf geben und mit Wasser bedecken. Bei mittlerer Hitze zum Kochen bringen. (Statt zu kochen können Sie die Kartoffeln backen; sie schmecken dann aromatischer.)

- Die Kartoffeln 20–25 Min. köcheln, bis sie gar, aber nicht zu weich sind.

- Kartoffeln abgießen, Kochwasser aufheben, falls noch benötigt. Die Kartoffeln im Topf ein bisschen schütteln und bei Mittelhitze noch 2–3 Min. trocknen lassen. Entweder im Mixer oder mit elektrischem Handrührgerät 1 Min. lang auf hoher Stufe pürieren. (Je heißer die Kartoffeln sind, desto geringer ist die Gefahr, dass Klümpchen entstehen.)

- Nach und nach Milchersatz oder Kochwasser einarbeiten. Mit einem Spatel die Topfränder abschaben.

- Gewürze zugeben und noch 1 Min. auf hoher Stufe vermischen.

Das passt dazu Pilz-Gravy.

Vorsicht Suchtgefahr!

Kartoffel-Chips

2 Portionen

10 Min. (+ mind. 30 Ofenzeit)

4–6 mittelgroße Kartoffeln (normale oder rote) • salzarme Tamari oder Bragg Liquid Aminos

- Backofen auf 180 °C vorheizen. Kartoffeln gründlich waschen und abbürsten und mit der Schale in dünne Scheiben schneiden.

- Kartoffelscheiben auf einem Backblech auslegen, mit Tamari oder Bragg Liquid Aminos einsprühen und 30 Min. backen – oder länger, wenn Sie's knusprig mögen.

Kalt und warm einfach köstlich

Pikant gefüllte Kartöffelchen

Für 6 Portionen

30 Min

12 kleine rote Kartoffeln • 10 EL Hummus ohne Tahini • ½ Tasse gehackte Frühlingszwiebel • 2 TL Dijonsenf • Petersilie oder Koriander

- Kartoffeln etwa 20 Min. dämpfen und in eine Schüssel mit kaltem Wasser legen. Abkühlen lassen.

- Jede Kartoffel halbieren und in der Mitte mit der kleinen Seite eines Melonenausstechers oder einem Löffelchen aushöhlen.

- Für die Creme sämtliche Zutaten sehr gründlich miteinander vermischen und jede Kartoffelhälfte damit füllen. Zum Servieren mit gehackter Petersilie oder Koriander bestreuen.

Variante Als Füllung ist auch Zuckermaissoße, Walnuss-Soße, Senf oder eine beliebige andere Soße möglich.

Der Aufwand lohnt sich!

Gebackenes Schichtpüree aus Kartoffeln

Für 10 Portionen
30 Min. (+ 30 Min. Backzeit)

6 mittelgroße Kartoffeln • ¼–1 Tasse Hafermilch oder fettfreie Sojamilch • 2 mittelgroße Süßkartoffeln • 1 große Zwiebel • 4–5 Tassen Blattkohl (collard greens) • ½ Chinakohl • ¼ Tasse gehackter Fenchel • Koriander, gehackt

- Kartoffeln geschält oder ungeschält in Stücke schneiden, gar kochen und mit dem Milchersatz zu glattem Püree verarbeiten.

- Süßkartoffeln schälen, klein schneiden und dämpfen oder kochen, bis sie gar sind. Zwiebel und Fenchel zerkleinern, Blattkohl fein hacken und dämpfen. Chinakohl ebenfalls hacken und dämpfen.

- Zwiebeln in einer beschichteten Pfanne bei mittlerer Hitze bräunen, bei Bedarf etwas Wasser oder Brühe zufügen. Zwiebeln mit dem gedämpften Blattkohl zu den pürierten Kartoffeln geben und gut durchmischen.

- Chinakohl und Fenchel mit den Süßkartoffeln vermischen. Ofen auf 180 °C vorheizen. In eine Kastenform (23 × 28 cm) abwechselnd eine Schicht Kartoffelpüree geben, darauf eine Schicht Süßkartoffeln und zum Schluss nochmal eine Schicht Kartoffelpüree.

- Das Schichtpüree 30 Min. backen. Mit gehacktem Koriander bestreut auftischen und genießen.

Pfiffig: mit gegrillten Zwiebeln

Pasta mit Tomatenwürfeln

Für 6 Portionen
30 Min.

4 große süße Zwiebeln • 1 Packung sehr dünne Weizenvollkornnudeln (450 g) • 4 Dosen Tomaten, in Würfeln (je 400 g) • ¼–½ Tasse gehacktes Basilikum

- Ofen auf Grill schalten. Zwiebeln in dünne Scheiben schneiden, auf einem Backblech verteilen und im Ofen grillen. Alle paar Min. kontrollieren und wenden, bis die Zwiebeln gebräunt sind.

- Nudeln nach Anleitung kochen. Die Tomatenwürfel in einem Topf erhitzen, bis sie brodeln; die Nudeln hineingeben, umrühren und nochmals erhitzen.

- Die gerösteten Zwiebeln über der Pasta verteilen (nicht mit der Pasta vermischen), frisches Basilikum darüberstreuen.

Das passt dazu Vollkornbrot und ein Gemüsesalat.

Variante Knoblauch mit den Zwiebeln grillen oder zum Schluss gedämpfte Brokkoliröschen untermischen.

Je mehr Grünzeug, desto besser

Kohlnudeln mit Tomatensoße

Für 4–6 Portionen

40 Min.

1 große Zwiebel • 3–4 Knoblauchzehen • 1 Dose Tomaten in Würfeln (425 g) • 1 Dose fettfreie Tomatensoße (425 g) • 425–500 g Cannellini-Bohnen aus der Dose • 1 TL Oregano, getrocknet • reichlich frisches Basilikum oder 1 TL getrocknet • Pfeffer • 340 g Nudeln aus Vollkornweizen, Dinkel oder Quinoa • 1 Grünkohl, Blattkohl oder Mangold • Koriander

- Zwiebel und Knoblauch hacken, Kohlblätter klein schneiden (Stiele nicht mitverwenden). Großen Topf mit Wasser zum Kochen bringen.

- Zwiebel bei mittlerer Hitze in einer beschichteten Pfanne andünsten und leicht bräunen; falls nötig, etwas Wasser zufügen. Mit dem Knoblauch noch wenige Min. pfannenrühren.

- Die gewürfelten Tomaten, Tomatensoße, Bohnen, Oregano und Basilikum zufügen und ohne Deckel 10–15 Min. köcheln lassen. Die Soße mit Pfeffer abschmecken.

- Die Nudeln in das kochende Wasser geben, ein paar Min. kochen, dann den Kohl einrühren und mit den Nudeln garen. Abgießen, in eine Terrine füllen und mit der Soße vermischen. Gehackten Koriander darüberstreuen.

Würziger Eintopf

Linsen-Chili

Für 8–10 Portionen

15 Min. (+ 55 Min. Kochzeit)

3⅓ Tassen Wasser • 1 große Zwiebel • 1 Paprika • 1 EL Chilipulver • 1½ Tassen getrocknete Linsen, rot oder braun • 1 Dose stückige Tomaten (425 g) • 1 EL salzarme Tamari oder Bragg Liquid Aminos • 2 EL Senf • 1 EL Rohrzucker (optional) • 1 EL Reisessig • 1 TL vegetarische Worcestersoße • 1 Bund Koriander, gehackt • Pfeffer

- Zwiebel und Paprika klein schneiden und mit ⅓ Tasse Wasser garen. Chilipulver unterrühren.

- Das übrige Wasser und die restlichen Zutaten untermischen. Aufkochen und zugedeckt bei schwacher Hitze 55 Min. köcheln; gelegentlich umrühren.

Das passt dazu Gedünsteter Spinat oder Grünkohl, ein üppiger Salat, Vollkornbrötchen oder Reis.

Besonderes »Fleisch«-Gericht

Süß-saurer Seitan mit Gemüse

Für 6 Portionen

45 Min.

- 225 g Seitan
- 2 Tassen Brokkoliröschen
- 1 große süße Zwiebel
- 1 Tasse geraspelte Karotten
- 1 große rote Paprika
- 3–4 Knoblauchzehen
- 2 TL geriebener Ingwer
- 2 Frühlingszwiebeln
- 2 EL plus 2 TL salzarme Tamari oder Bragg Liquid Aminos
- 1 Dose Ananasstückchen im eigenen Saft (450 g)
- 1/4 Tasse Apfelessig
- 1 EL Süßungsmittel nach Wahl (optional)
- 1 EL Maisstärke
- gekochter Naturreis

- Seitan würfeln, Brokkoli zerkleinern, Zwiebel halbieren und in Scheiben schneiden, Karotten raspeln, Paprika in Streifen schneiden, Knoblauch pressen, Ingwer reiben, Frühlingszwiebeln in dünne Scheiben schneiden.

- 2 TL Tamari oder Bragg Liquid Amino in einer großen beschichteten Pfanne erhitzen und die Seitanwürfel darin von allen Seiten gut anbraten. Falls nötig, noch ein wenig Tamari oder Wasser zufügen. Die gebratenen Seitanwürfel in eine separate Schüssel geben.

- In derselben Pfanne die Brokkoliröschen unter Rühren garen, eventuell noch etwas Wasser zugeben. Brokkoli in separate Schüssel geben.

- Zwiebeln in der Pfanne bräunen, eventuell noch ganz wenig Brühe oder Wasser zufügen.

- Karotten, Paprika, Knoblauch und Ingwer zufügen und pfannenrühren, bis die Paprika gar sind. Eventuell noch etwas Wasser zugeben.

- Ananas in ein Sieb schütten. Den Saft mit Essig, Süßungsmittel (optional), Maisstärke und 2 EL Tamari oder Bragg Liquid Aminos gründlich miteinander verrühren.

- Seitan und Brokkoli zu den anderen Gemüsen geben. Die angerührte Flüssigkeit über den Seitan und die Gemüse verteilen, dann die Ananasstückchen untermischen. Unter gleichmäßigem Rühren etwa 2 Min. erhitzen, bis die Soße gerade bindet.

- Mit Frühlingszwiebeln bestreuen und zu Naturreis servieren.

Variante Mit Pilzen, Zucchinischeiben oder Spinat.

Auch gut mit Veggie-Burgern

Seitan bourguignon

Für 6–8 Portionen

40 Min.

8 mittelgroße Zwiebeln • 340 g Champignons • 2 Tassen Seitanwürfel • 1 Tasse Rotwein • 1½ Tassen Gemüsebrühe • ⅓ Tasse salzarme Tamari oder Bragg Liquid Aminos • ¼ TL getrockneter Majoran • ¼ TL getrockneter Thymian • ⅛ TL gemahlener schwarzer Pfeffer • 2½ EL Maisstärke • ¼ Tasse Wasser • Koriander oder Petersilie

- Zwiebel hacken, Champignons in Scheiben schneiden, Seitan würfeln. Frische Kräuter hacken.
- In einer beschichteten Pfanne Zwiebeln und Pilze in ½ Tasse Wasser etwa 15 Min. pfannenrühren oder bis die Zwiebeln weich werden.
- Restliche Zutaten zufügen und 5 Min. köcheln lassen. Die mit Wasser angerührte Maisstärke hinzufügen und unter Rühren erhitzen, bis die Flüssigkeit angedickt ist.

Das passt dazu Reis, Kartoffeln, Hirse oder Vollkornweizentoast

Tipp Wenn Sie mögen, können Sie die doppelte oder dreifache Menge an Pilzen verwenden, desgleichen mehr Seitan. Falls Sie fettfreie Veggie-Burger bekommen können, zerkrümeln Sie ein paar davon anstatt oder zusätzlich zum Seitan.

Rezept von Antonia Demas

Marokkanisches Gemüse-Couscous

Für 8 Portionen

40 Min.

2 Tassen Couscous aus Vollkornweizen • 1 große Zwiebel • 1 große grüne Paprika • 2 Tassen Karotten • 2 EL gemahlener Kreuzkümmel • 2 EL Paprikapulver • 1 EL gemahlener Zimt • 2 mittelgroße Tomaten • 2 Tassen grüne Bohnen (frisch oder TK) • 2 kleine gebackene Süßkartoffeln • 1 Dose Kichererbsen (425 g) • 2 Tassen frische oder TK-Erbsen • 1–2 Tassen Rosinen • Tabasco

- Zwiebel, Paprika und Karotten hacken, Tomaten und gebackene Süßkartoffeln würfeln.
- Couscous mit 2 Tassen kochendem Wasser aufgießen und mindestens 5 Min. zugedeckt quellen lassen.
- In einem beschichteten Topf die Zwiebel und Paprika pfannenrühren, falls nötig, etwas Wasser zugeben.
- Karotten, Kreuzkümmel, Paprikapulver und Zimt zufügen. Wenige Min. pfannenrühren, dann zusammen mit den Tomaten, Bohnen, Süßkartoffeln und Kichererbsen bei mittlerer Hitze etwa 15 Min. kochen.
- Erbsen und Rosinen hinzufügen und kurz erhitzen, danach eventuell mit Tabasco abschmecken. Zu dem Couscous servieren.

Tipp Das Gericht lässt sich gut einfrieren, und mit Mais und Tomaten können Sie aus Resten eine neue Mahlzeit zaubern.

Veganer Sonntagsbraten

Linsenbraten

Für 6 Portionen

30 Min. (+ 45–60 Min. Backzeit)

1½ Tassen rote Linsen • 2½ Tassen Wasser • 2 mittelgroße Zwiebeln • 6 Champignons • 2 Tassen frischer Spinat • 1 Dose Tomatenwürfel (425 g) • 2 Tassen Naturreis, gekocht • 1 TL Knoblauchpulver • 1 TL getrockneter Salbei • 1 TL Mrs. Dash Knoblauch und Kräutermischung • ½ TL getrockneter Majoran • ¼–½ Tasse Ketchup oder Barbecuesoße

- Ofen auf 180 °C vorheizen. Die Linsen in 2½ Tassen Wasser weichkochen und teilweise im Kochwasser zerdrücken. Zwiebel, Champignons und Spinat klein schneiden.

- In einer beschichteten Pfanne die Zwiebeln und die Pilze mit etwas Brühe oder Wasser pfannenrühren. Spinat zufügen und zugedeckt köcheln, bis der Spinat zusammenfällt.

- Zwiebeln und Pilze, Tomaten, Reis, Knoblauch, Salbei, Mrs. Dash und Majoran zu den Linsen geben und alles gut vermengen.

- Die Masse in eine Kastenform (23 × 13 cm) geben, etwas festdrücken und mit Ketchup oder Barbecuesoße bedecken. In der offenen Form 45–60 Min. backen.

Das passt dazu Kartoffelpüree, Pilz-Gravy und Salat

Tipp Achten Sie darauf, Barbecuesoße oder Ketchup mit möglichst wenig Glucosesirup zu kaufen. Reste des Linsenbratens schmecken gut auf einem Sandwich.

Exquisite Beilage

Quinoa mit gerösteter Senfsaat

Für 6–8 Portionen

30 Min.

1 EL schwarze Senfsaat • 2 Tassen Quinoa • 3 ½ Tassen Wasser • 2 große Zwiebeln • 1 EL salzarme Tamari oder Bragg Liquid Aminos • ¼–1 Tasse Koriander oder Petersilie, gehackt • 1 Prise Cayennepfeffer

- Senfsaat in einer kleinen Pfanne rösten. Sobald die Samen zu springen beginnen, Hitze abstellen und Pfännchen vom Herd nehmen.

- In einem mittelgroßen Topf Wasser aufkochen, Quinoa hinzufügen und zugedeckt bei geringer Hitze 15 Min. garen.

- Während das Quinoa köchelt, den Backofengrill anschalten. Zwiebeln halbieren, in Scheiben schneiden, auf ein Backblech verteilen und grillen. Die Zwiebelscheiben wenden, sobald sie braun werden.

- Sobald das Quinoa gar ist, Senfsaat, salzarme Tamari oder Bragg Liquid Amino, Koriander und Cayennepfeffer zufügen und gut vermengen.

- Die Masse in eine Schale füllen und die gebräunten Zwiebeln obendrauf gleichmäßig verteilen.

Besonders gut mit Mangochutney

Kichererbsencurry

Für 3–4 Portionen
15 Min.

1 Dose Kichererbsen (425 g) • 3 mittelgroße Tomaten (oder 2 Dosen Tomatenwürfel, je 400 g) • 2 TL Currypulver • 225–250 g Mangochutney oder 1 frische Mango • 2 Tassen gekochter Rundkornnaturreis oder 1¼ Tasse gekochter Bulgur • 1 Bund Koriander

- Kichererbsen, gewürfelte Tomaten und Currypulver in einem Topf bei mittlerer Hitze ankochen und 3–4 Min. kochen. Bis zum Verwenden Deckel auf den Topf legen.

- Chutney oder gehackte Mango in den gekochten Reis oder Bulgur einrühren.

- Kurz vor dem Servieren den gehackten Koriander unter den Reis/Bulgur rühren. Reis oder Bulgur gemeinsam mit dem Kichererbsencurry auf Tellern anrichten.

Tipp Mangochutney können Sie auch einfach selbst herstellen aus einer reifen gehackten Mango, Rosinen, ein wenig Essig und einem guten zuckerfreien Apfelgelee.

Eines meiner Lieblingsessen!

Blumenkohl-Kartoffel-Curry

Für 6 Portionen
45 Min.

1 große Zwiebel • 3 TL Ingwer, fein gewiegt • 2–3 EL Gemüsebrühe oder Wein • 1 EL Currypulver • 3 Knoblauchzehen • 4 Tassen Blumenkohlröschen • 4 mittelgroße rote Kartoffeln • 1 Dose Tomaten in Würfeln (800 g) • 1 Packung TK-Erbsen • ½ Tasse Koriander, gehackt

- Zwiebel in dünne Scheiben schneiden, Ingwer und Knoblauch fein hacken, Blumenkohl zerteilen, Kartoffeln würfeln.

- Zwiebel, Ingwer und Gemüsebrühe oder Wein in einem Schmortopf auf mittlere Hitze erwärmen. Zugedeckt etwa 4 Min. kochen.

- Hitze verringern. Currypulver und Knoblauch zufügen und etwa 1 Min. unter ständigem Rühren kochen.

- Blumenkohl und Kartoffeln zufügen und unter Rühren 5 Min. garen oder bis das Gemüse weich wird.

- Tomaten zugeben, Hitze reduzieren und zugedeckt 15 Min. kochen oder bis die Gemüse gar sind.

- Erbsen einrühren und zugedeckt etwa 2 Min. kochen, bis die Erbsen warm sind. Zum Schluss gehackten Koriander zugeben, umrühren und servieren.

Das passt dazu Vollkornbrot und Salat.

Süßlich, würzig und fruchtig!

Curry-Reis mit Rosinen

Für 3–4 Portionen

15 Min. (+ 40 Min. Kochzeit)

1 Tasse Naturreis • 1½ Tassen Gemüsebrühe • ½ Tasse Orangensaft • 2 EL Orangenschale • 1½ TL Currypulver • 1½ TL gemahlener Kreuzkümmel • 1 große Paprika • 1 mittelgroße Zwiebel • ¼ Tasse Rosinen • Petersilie oder Koriander • 1 Mango oder 1 Pfirsich

- Paprika, Zwiebel und frische Kräuter hacken; Mango oder Pfirsich schälen, Fruchtfleisch vom Kern lösen und klein schneiden.
- Reis, Brühe, Orangensaft und -schale, Currypulver, Kreuzkümmel, Paprika und Zwiebel im Reiskocher oder zugedeckt in einem Topf etwa 40 Min. kochen, bis der Reis gar ist.
- Wenn der Reis knapp gar ist, die Rosinen zufügen. Umrühren und ein paar Min. stehen lassen, damit die Rosinen quellen.
- Gehackte frische Kräuter zufügen. Mit Mango oder Pfirsich essen.

Das passt dazu Gedämpfter Brokkoli oder grünes Blattgemüse.

Tipp Wenn Sie keine frischen Mangos oder Pfirsiche bekommen, nehmen Sie Mangochutney.

Am besten im Dampfkochtopf

Kichererbsencurry mit Spinat

Für 4–6 Portionen

25 Min. (+ Einweichzeit über Nacht)

450 g getrocknete Kichererbsen • 2 große rote Zwiebeln • 2 Tassen Gemüsebrühe oder Wasser • 1 Tasse Hafer-, Mandel- oder fettfreie Sojamilch • 2 EL mildes Currypulver • 2 Packungen TK-Spinat, gehackt (je 280 g) • 1 Dose Tomatenwürfel (mit oder ohne Chilis, 425 g) • 1 Bund Koriander

- Kichererbsen über Nacht in Wasser einweichen. Zwiebeln achteln.
- Brühe, Milchersatz und Currypulver in einem Dampfkochtopf mischen und die abgeseihten Kichererbsen zufügen.
- Die gefrorenen Spinatblöcke und die Zwiebeln auf die Kichererbsen legen. Tomaten über dem Spinat und den Zwiebeln verteilen. Alles auf höchster Stufe 18 Min. lang garen.
- Dampfkochtopf vorschriftsmäßig öffnen und den Inhalt umrühren. Wenn es noch eingedickter werden soll, einige Kichererbsen zerdrücken und alles gut verrühren.
- Die Tellerportionen mit gehacktem Koriander bestreuen.

Das passt dazu Reis, Mangochutney oder gehackte frische Mango als Beilage.

Angelehnt an das indische Original

Gemüse-Dal

Für 4 Portionen

30 Min.

4 Knoblauchzehen • 1 Zwiebel • 1 Tomate • 2 Karotten • 1 rote Paprika • 1 Zucchini • 2½ Tassen gelbe oder rote Linsen • 5 Tassen Wasser • 4 dünne grüne Pfefferschoten (z. B. 1 Jalapeño und 3 milde grüne Chilis) • 1 TL gemahlener Kurkuma • Koriander

- Knoblauch, Zwiebel, Tomate und Pfefferschoten hacken, Karotten raspeln, Paprika und Zucchini klein schneiden.

- Linsen mit Wasser zum Kochen bringen, Hitze verringern und 10 Min. köcheln, bis die Linsen gar sind.

- Knoblauch, Zwiebel, Tomate, Chilis und Kurkuma zu den Linsen geben und alles im offenen Topf köcheln, bis das Ganze gar und die Zwiebel weich ist.

- Zum Schluss die restlichen Zutaten unterrühren.

Das passt dazu Naturreis, gedämpfter Spinat und grüner Salat.

Tipp Gerichte mit Hülsenfrüchten (Dal) lernte ich durch einen erfahrenen Koch in Bombay kennen. Ich verzichte hier auf das Salz. Die Gemüsezutaten (Karotten, Paprika und Zucchini) gehören ebenfalls nicht in das Originalrezept. Ein EL gehackter frischer Ingwer in Schritt 2 ist meines Erachtens eine weitere gute Ergänzung.

Im Schongarer zubereiten

Gelbe-Erbsen-Dal

Für 6 Portionen

15 Min. (+ 6–10 Std. Garzeit)

2 große gelbe Zwiebeln • 9 Knoblauchzehen • 7 EL gehackter Ingwer • 7 Tassen Brühe oder Wasser • 1 Paket gelbe Erbsen (450 g)

- Zwiebeln, Knoblauch und Ingwer hacken. Zwiebeln in beschichteter Pfanne unter Rühren glasig braten, mit so viel Brühe oder Wasser wie nötig. Knoblauch und Ingwer zufügen und rühren, bis die Zwiebeln zu bräunen beginnt.

- Gelbe Erbsen mit Wasser oder Brühe und der Zwiebelmischung für 6–10 Stunden im Schongarer kochen, bis die Erbsen gar sind.

Das passt dazu Naturreis mit gedämpftem Spinat oder Grünkohl.

Tipp Unsere Tochter Jane kam vom Abendessen bei einem Freund zurück und erzählte begeistert, sie habe das beste Dal gegessen. Ich erkundigte mich bei Peter, dem Koch: Es gehören nur wenige Zutaten dazu, darunter Ingwer, und das Ganze wird im Schongarer (slow-cooker) zubereitet. Natürlich können Sie es auch bei geringer Temperatur im normalen Topf garen.

Indisches Festessen

Kitchari

Für 10 Portionen

30 Min. (+ 45 Min. Kochzeit)

1 große Süßkartoffel • 1 kleiner Blumenkohl • 1 Bund Koriander • 2 Jalapeños • 1 Tasse Schälerbsen • 2 Tassen Naturreis • 1½ TL Kurkuma, gemahlen • 1 EL Kreuzkümmel • 1 TL Asafoetida (Asant) • 4 TL geriebener Ingwer • 1 gehäufter EL weißes Miso (optional) • Pfeffer • Spinat

- Süßkartoffel würfeln, Blumenkohl klein schneiden, Koriander und Jalapeños hacken.

- Erbsen in 12 Tassen Wasser etwa 10 Min. kochen, bis sie weich sind, aber nicht zerfallen. Reis, Süßkartoffel, Blumenkohl und Kurkuma zufügen und weichkochen.

- In einem erhitzten Pfännchen Kreuzkümmel leicht bräunen, dabei das Pfännchen ständig schütteln und aufpassen, dass die Samen nicht verbrennen.

- Jalapeños und geriebenen Ingwer zufügen und wenige Sekunden pfannenrühren, eventuell unter Zugabe von ein wenig Wasser.

- Gewürze und Asafoetida zu den Erbsen geben und bei geringer Hitze etwa 45 Min. köcheln. Eventuell Miso und Pfeffer unterrühren.

- Zum Servieren in jede Schüssel eine Handvoll Spinat geben, eine Portion heißes Kitchari darauffüllen, gehackten Koriander darüberstreuen und auftischen. Soll es schärfer sein, noch mit Tabasco würzen.

Eine echte Leckerei

Grilltomaten mit Brotkruste

Für 5–10 Portionen

10 Min. (+ 3 Std. 45 Min. Ofenzeit)

20 Tomaten • 3–4 Scheiben Vollkornbrot • 4 Knoblauchzehen • ¼–⅓Tasse gehackter Schnittlauch, Frühlingszwiebeln oder Schalotten

- Ofen auf 150 °C vorheizen. Tomaten halbieren, etwas Saft ausdrücken und auffangen; Tomatenhälften 2 Stunden im Ofen grillen.

- Ofen ausstellen und 1 Stunde abkühlen lassen. (Falls die Zeit knapp ist, garen Sie die Tomaten weitere 30 Min.) Aus dem Ofen holen.

- Brot toasten, zerkrümeln und mit gehacktem Knoblauch und gehacktem Schnittlauch vermischen. Mit dem aufgehobenen Tomatensaft gründlich zu einem Brei vermischen, der feucht, aber nicht flüssig sein soll. Die Brotmischung auf den Tomatenhälften verteilen und 45 Min. backen.

Tipp Die getoasteten Tomaten als Hors d'œuvre auf ein Stück Toast oder einen Cracker setzen oder zu Pasta, Reis oder gebackenen Kartoffeln reichen.

Noch eine 1-a-Pastasoße

Tomaten-Knoblauch-Soße

Für 2–4 Portionen

10 Min. (+ 1 Std. Ofenzeit)

6–7 Tomaten • 2 Knoblauchknollen • 2–3 EL Rotweinessig • Pfeffer • viel frisches Basilikum

- Ofen auf 190 °C vorheizen. Tomaten halbieren, von den Knoblauchknollen nur die Spitzen kappen.

- Tomaten und Knoblauch auf einem Backblech auslegen und 30 Min. backen.

- Den Saft von den Tomaten in einer Schüssel sammeln und beiseite stellen. Tomatenblech erneut in den Ofen schieben und weitere 30 Min. backen.

- Aus dem Ofen nehmen und abkühlen lassen. Die Häute von den Tomaten und dem Knoblauch entfernen. Tomaten und Knoblauch im Mixer pürieren.

- Mit dem Essig, dem Pfeffer und dem Basilikum verrühren. Soll die Soße dünner sein, restlichen Saft unterrühren.

Tomaten – sonst nichts

Pastasoße aus gegrillten Kirschtomaten

Für 2–4 Portionen

5 Min. (+ 1–2 Std. Ofenzeit)

20–30 Kirschtomaten

- Ofen auf 180 °C vorheizen. Kirschtomaten halbieren und mit der Schnittfläche nach oben auf einem Backblech ausbreiten.

- 1–2 Stunden backen – je länger, desto süßer werden sie. Die verschrumpelten Tomaten in den Mixer geben und zu einer glatten Masse pürieren. Fertig ist eine leckere Tomatensoße.

DESSERTS UND KUCHEN

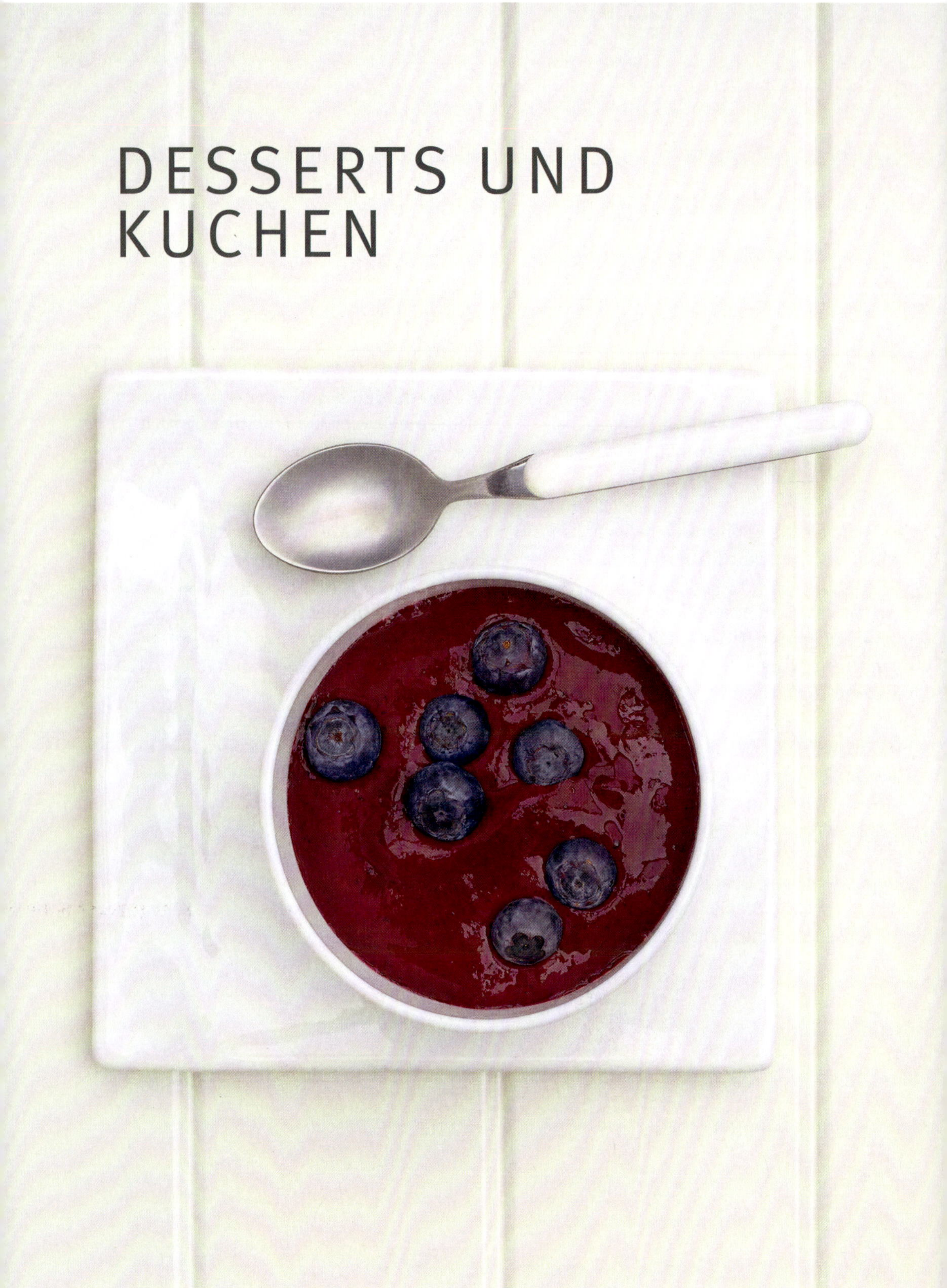

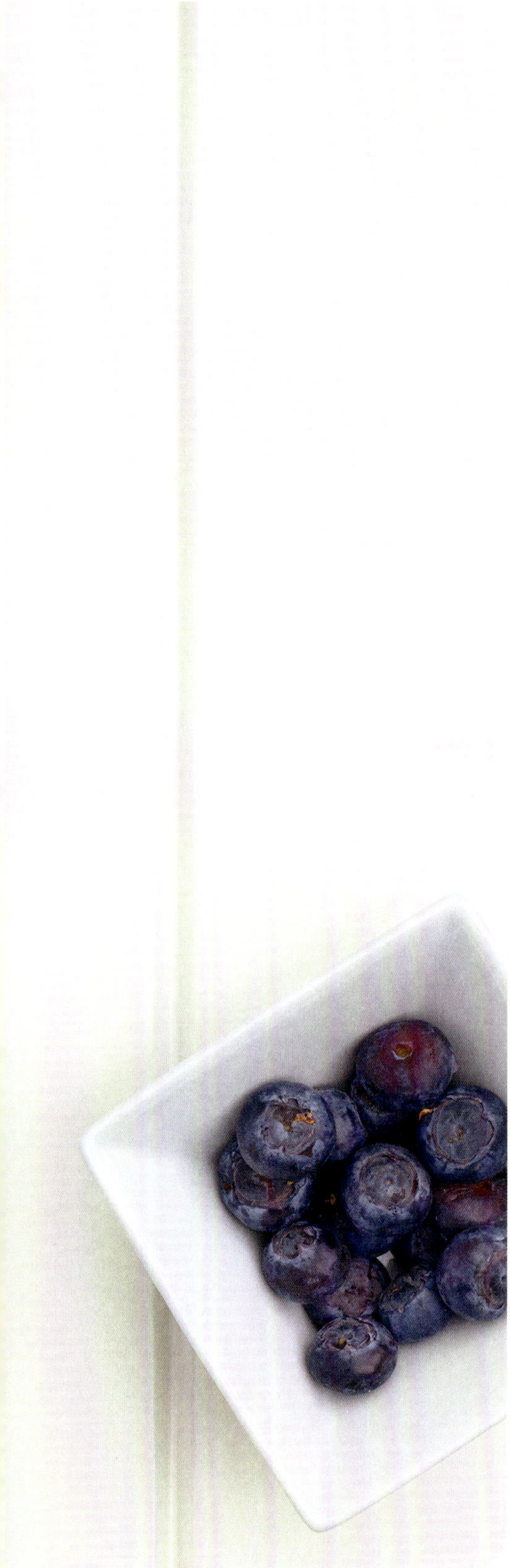

Ein Dessert sollten Sie nicht täglich essen. Es sollte ein Highlight in Gesellschaft vieler Gäste sein – jedoch keine Versuchung, zu viel zu essen. Frieren Sie Trauben, Ananas oder Bananenscheiben ein, damit Sie gegebenenfalls eine kühle Süßigkeit zum Naschen haben. Falls Sie etwas backen möchten, sollten Sie Ihre eigenen Rezepte wie folgt abwandeln:

- Reduzieren Sie die Zuckermenge so weit wie möglich. Und überlegen Sie, wo Sie Zucker durch Agavendicksaft ersetzen können.
- Verwenden Sie Vollkornmehl (Weizen, Gerste oder Dinkel) anstelle von Weißmehl.
- Ersetzen Sie Kuhmilch durch Hafermilch, Mandelmilch oder fettfreie Sojamilch.
- Verwenden Sie statt Öl gleiche Mengen Apfelmus oder Pflaumenmus. (Babykost ist hier ideal.)
- Als Ei-Ersatz können Sie je Ei 1 EL Leinsamenschrot mit 3 EL Wasser verrühren.

Da Sie ohne Fett backen, sind beschichtete Formen eine große Erleichterung. Sie können aber durchaus Ihre alten Kuchenformen und Bleche verwenden. Hierzu brauchen Sie diese nur leicht mit Antihaftspray einzusprühen, den Überschuss mit einem Stück Küchenkrepp abzureiben und dann die Form vor dem Befüllen leicht mit Mehl zu bestäuben.

Purer Fruchtgenuss

Geeistes Bananendessert

Für 2 Portionen

10 Min. (+ Einfrierzeit)

2 reife Bananen • 1 Prise Zimt oder gemahlene Muskatnuss • 1 TL Vanilleextrakt • etwas Ahornsirup oder Beeren

- Bananen schälen, in Scheiben schneiden, auf Silikonbackmatte ausbreiten und einfrieren.

- Die tiefgefrorenen Bananen aus dem Gefrierfach nehmen und leicht antauen, sodass sie sich gut von der Unterlage lösen lassen.

- Die gefrorenen Bananenscheiben in einen starken Mixer oder Entsafter geben. Wir benutzen einen professionellen Mixer nur für dieses Dessert. Falls Sie einen Standardmixer verwenden, sollten Sie die Bananenstücke etwas länger antauen, um Ihr Gerät nicht zu überfordern.

- Weitere Zutaten einrühren und genießen.

Tipp Als Krönung können Sie das Dessert mit Schokoladensoße verzieren (siehe das folgende Rezept). Das Dessert lässt sich auch gut mit TK-Mangos, TK-Beeren oder TK-Obstmischung zubereiten. Probieren Sie aus, was Sie am liebsten mögen.

Für Naschkatzen

Schokoladensoße

Ergibt ½ Tasse

10 Min.

3 EL Ahornsirup, Honig, Agavendicksaft oder Zucker • 2 EL schwach entöltes ungezuckertes Kakaopulver • ½ Tasse Wasser • 1 TL Maisstärke oder Arrowroot • 1 TL Vanilleextrakt

- Die Zutaten in einem kleinen Topf vermischen und das Ganze unter beständigem Rühren erhitzen, bis sich eine glatte, dickliche Soße gebildet hat.

Tipp Passt als Dip für Erdbeeren, als Verzierung für anderes Beerenobst oder zu gebackenen Bananen.

Dekoratives Dessert

Früchtespieße mit Limettensoße

Für 6–8 Portionen
25 Min.

Für die Spieße:
1 Ananas • 2 Kiwis • 250 g Erdbeeren • 1 kleine Melone (z. B. Cantaloupe)
Für die Soße:
345 g fester Tofu, light • 3 EL Ahornsirup (oder anderes Süßungsmittel) • 3 EL Limettensaft • 1 Limette, Schale

- Fruchtfleisch der Ananas, der Melone und der Kiwis in Stücke schneiden, Erdbeeren entstielen, große Früchte halbieren.

- Fruchtstücke in bunter Folge auf Spieße stecken und auf einer Platte arrangieren.

- Tofu, Ahornsirup, frisch gepressten Limettensaft und Limettenschale pürieren und zum Dippen der Obstspieße in eine Schüssel füllen.

Mit Limettensaft und Minze

Sommerliche Obstschale

Für 6–8 Portionen
10 Min.

1 Melone (Cantaloupe, Honig- oder Zuckermelone – oder gemischt) • 3/4 Tasse frische Himbeeren • 3/4 Tasse frische Heidelbeeren • 1 TL geriebene Limettenschale • 1 Limette, Saft • 6–8 Minzeblätter

- Melone in 1,5 cm große Stücke schneiden (oder Bällchenausstecher benutzen) und in eine Schüssel geben.

- Himbeeren und Heidelbeeren über die Melonenstücke streuen.

- Limettenschale über das Obst streuen, alles mit Limettensaft beträufeln, Minzeblätter zerzupfen und über dem Obstsalat verteilen.

Säuerlich, erfrischend

Zitrusfruchtsalat

Für 6 Portionen

15 Min.

4 Grapefruits, am besten 2 weiße und 2 rosafarbene • 4 Orangen • 1 Mango • 6 Minzeblättchen, gehackt • 1 Limetten, Schale

- Grapefruits und Orangen schälen, in Spalte zerteilen und mit dem Saft in eine Glasschüssel geben.

- Reife Mango schälen, das Fruchtfleisch würfeln und dazugeben. Minzeblätter hacken und darüberstreuen. Mit abgeriebener Limettenschale bestreuen und servieren.

Variante Statt Mango Heidelbeeren, Erdbeeren oder Kiwis verwenden.

Tipp Statine vertragen sich nicht mit Grapefruits. Falls Sie Statine einnehmen, ersetzen Sie die Grapefruits durch Orangen oder anderes Obst.

Mit geriebenem Ingwer

Früchte-Potpourri

Für 8 Portionen

20 Min.

2 Nashi-Birnen • 1 Ananas • 1 Mango • 1 Schale Himbeeren • 1 Orange • 1 Limette, Saft und Schale • 2 EL geriebener Ingwer

- Nashi-Birnen schälen und in Stücke schneiden, Fruchtfleisch von Ananas und Mango würfeln.

- Die Schale der Orange abreiben, dann die Orange schälen und Filets zerkleinern.

- Obst mit Limettensaft und -schale, abgeriebener Organgenschale und geriebenem Ingwer vermischen und das köstliche Dessert genießen.

Mit Knuspermüsli-Häubchen

Gebackene Birnen

Für 4 Portionen

10 Min. (+ 50 Min. Backzeit)

2 Birnen • 2 TL Ahornsirup • ¼ Tasse Grape-Nuts

- Ofen auf 220 °C vorheizen. Birnen längs halbieren und Gehäuse entfernen. Ahornsirup in die Höhlung der Birnen geben.
- In eine Ofenform wenig Wasser füllen, die Birnenhälften hineinsetzen und 45 Min. backen.
- Auf jede Birnenhälfte Grape-Nuts füllen, mit ein wenig Ahornsirup beträufeln und noch ein paar Min. backen.

Tipp Wenn Sie nicht herzkrank sind, können Sie statt der Grape-Nuts gehackte geröstete Walnüsse verwenden.

Mit karamellisiertem Ingwersirup

Gebackene Pfirsiche

Für 4 Portionen

15 Min. (+ 15–20 Min. Backzeit)

⅓ Tasse Zucker • ¼ Tasse Zitronensaft, frisch gepresst • 1 TL geriebener Ingwer • 2 EL Wasser • 4 reife Pfirsiche • 1 EL Grape-Nuts

- Ofen auf 220 °C vorheizen. In einem kleinen Topf Zucker, Zitronensaft, Ingwer und Wasser aufkochen.
- Pfirsiche halbieren, Kern entfernen und in eine flache 1-Liter-Auflaufform setzen. Den Ingwersirup in die Kernhöhlen gießen und über den Früchten verteilen.
- 15–20 Min. backen oder bis die Früchte gar sind (wenn der Sirup dickflüssig geworden ist).
- Auflaufform aus dem Ofen nehmen, Grape-Nuts über die Pfirsichhälften streuen, etwas abkühlen lassen und lauwarm servieren.

Tipp Herzgesunde dürfen die Grape-Nuts durch ein paar geröstete Walnüsse ersetzen. Wenn es besonders edel sein soll, können Sie noch ein Kügelchen Sorbet dazu reichen.

Extrem lecker!

Mousse au Chocolat

Für 3–4 Portionen

10 Min. (+ 2 Std. Kühlzeit)

350 g fester Seidentofu, light • 1/3 Tasse Ahornsirup, Honig oder Zucker • 2 EL ungesüßtes Kakaopulver • 1 TL Vanilleextrakt

- Sämtliche Zutaten im Mixer zu einer glatten Masse pürieren.

- Vor dem Servieren 2 Stunden in den Kühlschrank oder Gefrierschrank stellen. In kleinen Dessertschalen mit kleinen Löffeln servieren – für extra langen Genuss.

Variante Mixen Sie ¼ TL Pfefferminzextrakt in die Mousse und verzieren Sie die einzelnen Portionen mit einem Minzeblättchen. Oder ersetzen Sie den Ahornsirup durch 2 EL Himbeersirup, 1 EL Honig und ¼ Tasse TK-Himbeeren.

Als Eis oder Pudding

Heidelbeerdessert

Für 2–3 Portionen

10 Min.

1/2 Tasse Seidentofu light • 225–300 g TK-Heidelbeeren • 2 EL Ahornsirup, Honig, Agavendicksaft oder Zucker • 1 TL Vanilleextrakt

- Alle Zutaten im Mixer zu einer weichen Masse pürieren. Das kann ein paar Min. dauern.

- Dessert entweder sofort als Halbgefrorenes servieren oder auftauen lassen und mit frischen Beeren als Pudding servieren.

Tipp Mit der dreifachen Zutatenmenge können Sie das Rezept in 2 Varianten auftischen: eine Hälfte als Halbgefrorenes und bei einer anderen Gelegenheit die zweite Hälfte als Pudding (vor dem Servieren als Pudding gut umrühren). Zur Abwechslung können Sie auch ein paar Tropfen Pfefferminzextrakt untermischen.

Verführerische Nascherei

Leichte Ananascreme

Für 4 Portionen

10 Min.

350 g sehr fester Tofu, light • 1 Dose Ananasstückchen (450 g) • 1 EL Vanilleextrakt

- Ananasstückchen abtropfen lassen und mit dem Tofu und dem Vanilleextrakt zu einem glattem Püree verarbeiten.

- In kleinen Dessertschalen und mit kleinen Löffeln servieren. Auf Wunsch noch mit getrockneten Ananasstückchen, Kirschen, Bananen oder Himbeeren garnieren. Herzgesunde können auch geröstete Walnüsse dazugeben.

Als Süßspeise oder Tortenbelag

Zitronendessert

Für 8 Portionen

20 Min. (+ Kühlzeit)

2 Tassen Ananassaft • 1/4 Tasse Ahornsirup, Agavendicksaft oder Honig • 1/4 Tasse Zitronensaft, frisch gepresst • 7 EL Maisstärke oder Arrowroot • 1 Tasse Orangensaft • 1 EL abgeriebene Zitronenschale

Für den Zitronenschaum:

350 g fester Seidentofu, light • 2 EL Ahornsirup • 1 TL Vanilleextrakt • 3 EL Zitronensaft, frisch gepresst • 1/8 TL Zitronenextrakt • frische Himbeeren oder Heidelbeeren

- Ananassaft, Ahornsirup und Zitronensaft in einem Topf zum Kochen bringen.

- Die Maisstärke mit dem Orangensaft glatt verrühren und zum Ananassaft geben, sobald er kocht. Beständig rühren, während die Flüssigkeit eindickt. Topf vom Herd nehmen und die Zitronenschale einrühren. Fertig.

- Für den Zitronenschaum sämtliche Zutaten im Mixer fein pürieren. Kühl stellen.

- Für ein »Parfait« schichten Sie abwechselnd Dessert und Zitronenschaum in Weingläsern oder Dessertschalen übereinander und krönen das Ganze mit frischen Beeren.

Tipp Für eine Zitronen-Pie geben Sie das Zitronendessert auf einen Grape-Nuts-Tortenboden, streichen den Zitronenschaum darüber und kühlen die Torte.

Als gefüllte Torte oder Kastenkuchen

Geburtstagskuchen

Für 8 Portionen

20 Min. (+ 35–40 Min. Backzeit + Kühlzeit)

2 Tassen Weizen- oder Gerstenvollkornmehl • 1 Tasse Zucker • 2 TL Backpulver • 1 TL Natron • 1 Tasse Vanille-Hafermilch oder fettfreie Sojamilch • 1 Tasse ungesüßtes Apfelmus • 1 EL Vanilleextrakt • 2 EL Leinsamenschrot • 6 EL Wasser

- Ofen auf 180 °C vorheizen. Die ersten 4 Zutaten in einer mittelgroßen Schüssel mischen.

- Als Ersatz für 2 Eier Leinsamenschrot mit Wasser verrühren (oder entsprechendes Fertigprodukt verwenden).

- Milchersatz, Apfelmus und Vanilleextrakt in einer großen Schüssel verrühren, trockne Zutaten einarbeiten und die Masse von Hand durchkneten, bis ein glatter Teig entstanden ist.

- Den Teig gleichmäßig auf 2 runde Springformen (Durchmesser 23 cm) verteilen und 35–40 Min. backen. Der Teig ist durchgebacken, wenn an einem hineingestochenen Holzstäbchen keine flüssigen Teigreste kleben bleiben.

- Tortenböden abkühlen lassen, aus den Formen lösen und zwischen Unter- und Oberteil beispielsweise Zitronendessert und/oder Zitronenschaum streichen. Vor dem Servieren gut kühlen.

Mit oder ohne Ananasglasur

Karottenkuchen

Für 6–8 Portionen

20 Min. (+ 40 Min. Backzeit + Kühlzeit)

1½ Tassen Vollkornweizenmehl • ½ Tasse Grape-Nuts • 1 TL Backpulver • ¾ TL Natron • 2 EL Leinsamenschrot • 6 EL Wasser • 1 TL Zimt • ½ Tasse Ahornsirup, Honig, Agavendicksaft oder Rohrzucker • 1 Tasse geraspelte Karotten • 1 Dose stückige Ananas (225 g), abgetropft • ¼ Tasse Rosinen (optional) • Ananasglasur (siehe nächstes Rezept) • getrocknete Ananasstücke

- Ofen auf 180 °C vorheizen. Die ersten 4 Zutaten in mittelgroßer Schüssel gut mischen. Ei-Ersatz aus Leinsamenschrot und Wasser anrühren und mit den übrigen Zutaten vermischen.

- Bei Herzgesundheit kann noch ¼ Tasse gehackte Walnüsse eingearbeitet werden.

- Den Teig auf 2 runde Formen mit 23 cm Durchmesser oder auf eine Kastenform von 20 × 33 cm verteilen und 40 Min. backen oder bis der Teig gar ist (Holzstäbchen-Test). Kuchen völlig auskühlen lassen.

- Den fertigen Kuchen mit Ananasglasur (nächstes Rezept) bestreichen und mit getrockneten Ananasstückchen oder frischen Beeren verzieren.

Tipp Der Kuchen ist sehr flach – wenn Sie aber zwischen 2 Schichten und obendrauf Ananasglasur streichen, sieht er tortenähnlich aus.

Nicht süß, aber schmackhaft

Ananasglasur

Für 2 Kuchen

30 Min.

350 g sehr fester Tofu, light • 1 Dose Ananasstücke (450 g) • ¼ Tasse Ahornsirup, Honig, Agavendicksaft oder Rohrzucker • ¼ Tasse Ananassaft • 2 EL Arrowroot • 1 EL Vanilleextrakt • ⅓ Tasse getrocknete Ananasstückchen

- Tofu in der Küchenmaschine sehr fein zerkleinern. Ananasstücke abtropfen lassen und Saft auffangen.
- Ananasstückchen, Ahornsirup und Ananassaft zum Tofu geben und alles fein pürieren. Arrowroot und Vanille mitpürieren.
- Das Püree in einen Topf umfüllen und bei Mittelhitze 5 Min. unter ständigem Rühren erwärmen. Danach abkühlen lassen.
- Kuchen (z. B. Karottenkuchen oder Schokoladenkuchen) mit der Glasur bestreichen und mit getrockneten Ananasstückchen verzieren.

Wenn es »schokoladig« sein soll

Red Devil Schokokuchen

Für 8–10 Portionen

20 Min. (+ 35–40 Min. Backzeit + mind. 30 Min. Abkühlzeit)

2 Tassen Vollkornkuchenmehl aus Weizen oder Gerste • 1 Tasse Zucker • ½ Tasse ungesüßtes Kakaopulver • 2 TL 2-Phasen-Backpulver (Na-Al-Sulfat) • 2 TL Natron • 2 EL Leinsamenschrot • ⅓ Tasse Wasser • 1 große Rote Bete, gekocht • 1 Tasse Wasser • ⅓ Tasse Babykost-Pflaumen • 2 TL Apfelessig • 2 TL Vanilleextrakt

- Ofen auf 180 °C vorheizen. Entweder eine 20 × 20 cm große Backform oder, falls es ein runder Schichtkuchen mit Glasur dazwischen werden soll, 2 runde Springformen mit 20 cm Durchmesser nehmen.
- In einer großen Schüssel Mehl, Zucker, Kakaopulver, Backpulver und Natron gründlich vermischen.
- Den Leinsamenschrot in einen trockenen Mixer geben, ⅓ Tasse Wasser hinzufügen und etwa 30 Sekunden bis zu einer gummiartigen Konsistenz mixen. Die Rote Bete würfeln und mit 1 Tasse Wasser, Pflaumen, Essig und Vanille zufügen und 1–2 Min. zu einer locker-cremigen Masse mixen.
- Die flüssigen sorgfältig mit den trockenen Zutaten vermengen und den Teig in die Form(en) füllen.
- 35–40 Min. backen. Auf den abgekühlten Kuchen die Ananasglasur streichen.

Wie verputzen ihn halb warm

Saftiger Zitronenkuchen

Für 6–8 Portionen

20 Min. (+ 40 Min. Backzeit)

2 EL Leinsamenschrot • 6 EL Wasser • ¾ Tasse Rohrzucker • 2 EL Zitronensaft, frisch gepresst • Schale von 1 Zitrone • ¾ Tasse Hafer-, Mandel- oder fettfreie Sojamilch • ½ Tasse Apfelmus • 2 TL Vanilleextrakt • 1½ Tassen Weizenvollkornmehl • 1 TL Natron • ½ Zitrone, Saft • Kristallzucker

- Ofen auf 180 °C vorheizen. Leinsamenschrot mit 6 EL Wasser als Ersatz für 2 Eier in einer großen Schüssel gut verrühren.
- Rohrzucker, 2 EL Zitronensaft, Milchersatz, Apfelmus und Vanilleextrakt zufügen und sorgfältig vermengen.
- Mehl und Natron in einer kleinen Schale vermischen, zu dem vorbereiteten Teig geben und gut unterrühren.
- In eine Kastenform (20 × 20 cm) geben und 40 Min. backen, bis ein Holzstäbchen, in der Mitte eingestochen, sauber herausgezogen wird.
- Ein wenig abkühlen lassen. Den Saft einer halben Zitrone (nach Belieben auch mehr) über dem Kuchen auspressen und mit Kristallzucker bestreuen.

Tipp Der Kuchen ist sehr saftig und unglaublich lecker! Wir haben keine Ahnung, wie er abgekühlt schmeckt, weil wir ihn regelmäßig noch halb warm aufessen.

Nicht nur für Kinder ein Vergnügen

Gefrorene Zitronen-Sorbetbecher

Für 6 Portionen

10 Min. (+ Gefrierzeit)

6 Zitronen • selbst gemachtes Sorbet

- Die oberen 2½ cm von 6 Zitronen abschneiden und das Innere ausschaben. Das Unterteil gerade schneiden, sodass der Zitronenbecher festen Stand bekommen.
- Zitronenbecher und -käppchen einfrieren. In die gefrorenen Zitronenhüllen Sorbets einfüllen, Käppchen draufsetzen und wieder gefrieren bis zum Verzehr.

Tipp Bei unserer Schwiegertochter Anne Bingham lernten wir diese originelle Art, Sorbet zu servieren, kennen. Wenn Sie obenauf unterschiedliche Sorbetarten einfüllen, z. B. Himbeere, Mango und Heidelbeeren, sieht es besonders spaßig aus. Kinder helfen gern bei der Zubereitung und tüfteln ihre Lieblingskombinationen aus.

Vor dem Verzehr antauen lassen

Himbeersorbet mit Erdbeersoße

Für 4 Portionen

10 Min. (+ Antauzeiten + Gefrierzeiten)

½ l Himbeersorbet • 1 Packung TK-Erdbeeren

• Himbeersorbet etwas auftauen und in eine schöne Form löffeln. Die gefüllte Form ins Gefrierfach stellen.

• Wenn die Sorbetmasse durchgefroren ist, die Form in heißes Wasser tauchen oder stehen lassen, bis das Sorbet auf eine Platte gestürzt werden kann. Sorbet mit der Platte erneut einfrieren.

• Eine Packung leicht gezuckerte TK-Erdbeersoße antauen lassen und glatt pürieren. Bis zum Gebrauch in den Kühlschrank stellen.

• 30 Min.vor dem Verzehr das Sorbet aus dem Gefrierfach nehmen. Den größten Teil der Erdbeersoße über dem Sorbet verteilen. Etwaigen Soßenrest in einem Glaskrug bereitstellen.

• Die Schüssel mit dem Sorbet an einen warmen Ort stellen, sodass Soße und Sorbet sich zu vermischen beginnen.

• Servieren und den Krug herumreichen, falls jemand noch etwas zusätzliche Soße haben möchte.

Schnell gemacht

Grape-Nuts-Tortenboden

Für 1 Tortenboden

10 Min. (+ 10 Min. Backzeit)

1–1¼ Tasse Grape-Nuts • 2–3 EL TK-Apfelsaftkonzentrat (ist leicht mit einem Löffel zu entnehmen)

• Ofen auf 180 °C vorheizen. Grape-Nuts in eine Springform (23 cm) streuen, Apfelsaftkonzentrat dazugeben und gut durchmischen, sodass die Grape-Nuts feucht, aber nicht nass werden.

• Grape-Nuts auf dem Boden andrücken und 10 Min. backen, bis die Kruste schön gebräunt ist. Aufpassen, dass nichts verbrennt.

• Abgekühlten Tortenboden bis zum Weiterverwenden in den Kühlschrank oder ins Gefrierfach stellen.

Tipp Erst kurz vor dem Verzehr belegen, damit der Tortenboden schön kross bleibt.

Ruck zuck gemacht

Beerenbelag für Obstkuchen

Für 1 Tortenboden

15 Min.

1 l frische Beeren (oder 450 g TK-Beeren) • $\frac{1}{3}$ Tasse TK-Apfelsaftkonzentrat • 2 EL Maisstärke • 1 Banane (optional)

- Beeren, Apfelsaftkonzentrat und Maisstärke in einem Topf bei Mittelhitze unter vorsichtigem Rühren aufkochen, bis das Ganze eindickt.

- Grape-Nuts-Tortenboden mit Bananenscheiben belegen (optional). Beerenmischung etwas abkühlen lassen und auf dem Tortenboden verteilen.

- Sofort servieren. (Der Tortenboden wird matschig, wenn man ihn nicht gleich isst – obwohl er auch dann noch schmeckt.)

Lecker mit etwas Sorbet

Heidelbeerküchlein

Für 4–6 Portionen

15 Min. (45 Min. Backzeit)

$\frac{2}{3}$ Tasse Vollkornweizenmehl • $1\frac{1}{2}$ TL Backpulver • $\frac{2}{3}$ Tasse Hafermilch oder fettfreie Sojamilch • 3 EL Ahornsirup, Zucker oder Honig • 1 EL Vanilleextrakt • 2 Tassen Heidelbeeren

- Ofen auf 180 °C vorheizen. Mehl und Backpulver in einer Schüssel vermischen.

- Milch, Ahornsirup und Vanilleextrakt in einem Messbecher vermischen, zu dem Mehl geben und glattrühren. (Der Teig wird ziemlich dünnflüssig.)

- Den Teig in eine beschichtete Kastenform (20 × 20 cm) gießen und die Beeren darauf verteilen.

- Für 45 Min. backen, bis der Kuchen leicht gebräunt ist. Schmeckt sehr gut mit ein paar Löffeln Sorbet.

Mit Brombeeren oder Himbeeren

Beeren-Crumble

Für 9 Portionen
20 Min. (+ 25–30 Min. Backzeit)

Beerenmischung:
6 Tassen frische oder TK-Beeren • 3 EL Vollkornweizenmehl oder -gerstenmehl • 1/4 Tasse Zucker, Ahornsirup, Agavendicksaft oder Honig
Belag:
1 Tasse Vollkornweizenmehl oder -gerstenmehl • 2 EL Zucker oder Ahornsirup • 1 1/2 TL Backpulver • 2/3 Tasse Hafer- oder Mandelmilch oder fettfreie Sojamilch • 2 TL Vanilleextrakt

- Ofen auf 190 °C vorheizen. Beeren in einer 23 × 23 cm großen beschichteten Auflaufform verteilen und das Mehl und den Zucker darüberstreuen. 15 Min. im Ofen erhitzen.

- Für den Teig Mehl, Zucker und Backpulver vermischen. (Falls Sie Ahornsirup verwenden, arbeiten Sie diesen erst beim nächsten Schritt ein.)

- Milchersatz und Vanilleextrakt vermischen und unter den Teig rühren, bis dieser glatt ist.

- Den Teig über den heißen Beeren verteilen (es macht nichts, wenn diese nicht ganz bedeckt sind), dann in 25–30 Min. goldbraun backen. Ein Klecks eines beliebigen Sorbets schmeckt wunderbar dazu.

Knusprige Köstlichkeit

Haferflockenkeks

Ergibt 12 Keks
20 Min. (+ 25 Min. Backzeit)

1 Tasse Haferflocken • 2/3 Tasse Haferkleie • 2 EL Leinsamenschrot • 1/2 Tasse Rosinen • 1/3 Tasse Ahornsirup, Rohrzucker, Agavendicksaft oder Honig • 1/2 Tasse Hafermilch oder Wasser • 1 EL Vanilleextrakt

- Ofen auf 180 °C vorheizen. Haferflocken zart goldbraun rösten. Gut aufpassen, dass sie nicht verbrennen.

- Während der Hafer geröstet wird, der Reihe nach (wie oben angegeben) die übrigen Zutaten in einer mittelgroßen Schüssel mischen. Die gerösteten Haferflocken zufügen und alles gründlich vermischen.

- Zwölf Löffel Teig auf einem beschichteten Backblech verteilen und jeweils mit dem Rücken einer Gabel flachdrücken.

- Zirka 25 Min. backen oder bis die Ränder der Keks goldgelb werden.

Rezept von Martha Stewart

Weiche Ingwerplätzchen

Ergibt 24 kleine Kekse

30 Min. (+ 30 Min. Kühlzeit Teig + 20 Min. Backzeit)

- 1½ Tassen Vollkornweizenmehl oder -gerstenmehl zum Backen
- 2 EL ungesüßtes Kakaopulver
- 1¼ TL gemahlener Ingwer
- 1 TL Zimt
- ¼ TL gemahlene Nelken
- 1 TL gemahlener Muskat
- ½ Tasse Pflaumen oder Apfelmus, Babykost
- 1 EL fein gehackter frischer Ingwer
- ½ Tasse Rohrzucker
- ¼ Tasse Melasse, ungeschwefelt
- 1 TL Natron
- ¼ Tasse Kristallzucker

● Ofen auf 160 °C vorheizen. Mehl, Kakaopulver und Gewürze in einer mittelgroßen Schüssel mischen und beiseite stellen.

● Pflaumen und frischen Ingwer im elektrischen Mixer bei mittlerer Geschwindigkeit gründlich vermischen. Rohrzucker und dann Melasse zufügen und gut untermixen.

● Natron in 1¼ TL kochendem Wasser auflösen. Mehlgemisch abwechselnd mit Natronlösung in die Pflaumen-Mischung einarbeiten.

● Den Teig zwischen Frischhaltefolie 2½ cm dick ausrollen und (eingewickelt) im Kühlschrank ruhen lassen (sonst wird er klebrig!).

● Aus dem Teig Bällchen formen (Größe etwa 4 cm) und in Kristallzucker rollen. Bällchen in 5 cm Abstand auf die mit Backpapier bedeckten Backbleche setzen, denn sie zerlaufen beim Erhitzen.

● 20 Min. backen oder bis die Plätzchen leicht knusprig werden. Noch 5 Min. auf dem Backblech, danach auf einem Drahtgitter abkühlen lassen.

Tipp Dies ist, leicht abgewandelt, eines von Martha Stewarts populärsten Plätzchenrezepten. Mit Weizenvollkornmehl, ohne leicht gezuckerte Schokolade und ohne Butter ist es dennoch lecker. Um Becherkuchen zu backen, verdoppeln Sie den Apfelmus- oder Pflaumen-Anteil, füllen den Teig in Muffinförmchen und backen wie oben angegeben.

Danksagung

Ohne die Unterstützung der vielen engagierten Helfer in meinem Umfeld wäre dieses Buchprojekt mit seinem Umfang und seiner Thematik nie verwirklicht worden. Ihnen möchte ich meinen Dank aussprechen.

Besonderer Dank gilt meinem verstorbenen Schwager George Crile III und seiner Frau Susan Lyne. George, der außerordentlich begabte Journalist, TV-Produzent und Autor, begeisterte sich von Anfang an für mein Forschungsprojekt und war fasziniert von der menschlichen Dimension bei der Genesung meiner Patienten. Zwar weigerte er sich, unter die überzeugende Einführung zu diesem Buch seinen Namen zu setzen, aber tatsächlich stammt sie aus seiner Feder.

Auch meine Sekretärin Irene Greenberg unterstützte das Projekt begeistert von Anfang an. Nach Irenes frühem Tod 1988 übernahm Sandy Gobozy das Sekretariat und tippte geduldig immer neue Versionen des Manuskripts, während sie zugleich unsere Patienten betreute.

Die folgenden Kardiologen der Cleveland Klinik überwiesen mir Patienten für mein Forschungsprojekt: Doctores Stephan Ellis, Irving Franco, Jay Holman, Frederick Pashkow, Russ Raymond, Ernest Salcedo, William Sheldon, Earl Shirey und Donald Underwood. Besonders danke ich dem Kardiologen James Hodgman für seine Durchsicht des Manuskripts und Bernadine Healy, die mir 1985 beim Beginn meiner Untersuchungen ihren Beistand und ihren Rat zusagte.

Gleichgesinnten Mitstreitern für eine gesündere Lebensweise bin ich dankbar für alles, was mich ihre Arbeit gelehrt hat. Zu ihnen zählen vor allem Neal Barnard, Colin Campbell, Antonia Demas, Hans Diehl, Joel Fuhrman, Mladen Galubic, Alan Goldhammer, William Harris, Michael Jacobson, Michael Klaper, Robert Kradjian, Doug Lisle, Howard Lyman, John McDougall, Jeff Nelson, Dean Ornish und John Robbins.

Tim Crowe, ein brillanter Techniker für bildgebende Verfahren am angiografischen Hauptlabor der Cleveland Klinik war verantwortlich für die akkuraten und aussagefähigen Angiogramme, die in diesem Buch besprochen und abgebildet sind. Und die Untersuchung zur Reperfusion wäre ohne die Hilfe meiner Kollegen Richard Brunken, Raymondo Go und Kandice Marchant nicht zustande gekommen.

Die geschäftsführenden Direktoren der Cleveland Klinik, William Kaiser und Floyd Loop, und mein Abteilungsleiter, Robert Hermann, stellten mich liebenswürdigerweise einen halben Tag in der Woche von meinen Pflichten als Chirurg frei, damit ich mich meinem Forschungsprojekt widmen konnte.

Abraham Brickner – Kollege, Freund und Patient – half mir mit seiner Kritik und seinem unerschütterlichen Glauben an meinen ernährungswissenschaftlichen Ansatz bei der Vorbeugung und Remission von Herzkrankheiten.

Julia Brandi war mir eine unschätzbare Hilfe, als wir die First National Conference on the Prevention and Elimination of Coronary Artery Disease vorbereiteten, bei der meine Forschung erstmals ein Zeichen setzte.

Besonderen Dank schulde ich Dr. Joe Crowe und seiner Frau Mary Lind, die sich 100% auf mein Ernährungsprogramm einließen und einen der überzeugendsten Beweise dafür lieferten, dass Herzleiden rückgängig gemacht werden können. Die erstaunlichen Angiogramme, die Dr. Crowes Weg zur Heilung belegen, haben viele andere Patienten motiviert, sich auf den gleichen Weg zu begeben.

Meine verstorbene Schwester Dr. Sally Esselstyn Howell, ihr Mann Dr. Rodney Howell und mein Bruder Erik Esselstyn haben mich in all den Jahren beharrlich in meiner Arbeit bestärkt.

Dr. Caldwell B. Esselstyn, mein verstorbener Vater, war mir stets Inspiration. Er lehrte mich, niemals aufzugeben, wenn man von einer Sache überzeugt ist. Und lange bevor es in Mode kam, behauptete er, dass sich die untragbaren Ausgaben für das amerikanische Gesundheitswesen nur senken ließen, indem man den Menschen beibrachte, gesünder zu leben.

Meine Kinder Rip, Ted, Jane und Zeb, ihre Ehepartner Anne Bingham, Brian Hart und Jill Kolasinski, meine Enkelkinder Flinn Esselstyn, Gus Esselstyn, Rose Esselstyn, Crile Hart, Zeb Hart und Bainon Hart – sie sind sämtlich überzeugte Vegetarier geworden. Ihnen allen bin ich dankbar und genieße unsere fröhlichen gemeinsamen Mahlzeiten. Meinem Sohn Ted danke ich besonders für seine Zeichnung des Gefäßendothels und für die wunderbaren Zeichnungen der Gemüsepflanzen im Rezeptteil (nur in der amerikanischen Originalausgabe).

Sehr herzlich danke ich der Avery-Gruppe im Penguin Verlag – meiner Verlegerin Megan Newman und ihren Mitarbeiterinnen Lucia Watson, Kate Stark und Lissa Brown – ihre Kompetenz, ihr Wissen und ihre Erfahrung haben maßgeblich zum Gelingen dieses Buchs beigetragen.

Mein Agent Peter Bernstein war eine Quelle des Wissens, ein guter Ratgeber und Freund. Besonders dankbar bin ich ihm für die tüchtige Helferin, die er mir an die Seite gestellt hat: Merrill McLoughlin. Mimi half mir, meine biologische Forschung in eine gut lesbare, verständliche Form zu bringen, und bereicherte die harten wissenschaftlichen Fakten um die sehr menschlichen Geschichten meiner ersten Patienten. Ich denke, das Ergebnis ist ein Buch, das aufklärt und vielen Menschen Hoffnung bringt.

Zu guter Letzt danke ich meiner Frau Ann: für ihre unbeirrbare Loyalität, als meine Vorstellungen boykottiert wurden und die Hürden der Forschung unüberwindbar schienen. Sie ermutigte mich, half beim Überarbeiten meiner Manuskripte und bestärkte unermüdlich meinen Glauben an mich und meine leidenschaftliche Hingabe an mein Arbeit. In mehr als 22 Jahren hat sie eine Fülle pflanzenbasierter Rezepte erarbeitet, bedürfnisgerecht abgewandelt und selbstverständlich getestet. Eine Auswahl enthält der zweite Teil dieses Buchs, das ich Ann widme.

Service

Glossar

Angina pectoris: Brustschmerzen, Brustenge, Herzenge. Aufgrund einer koronaren Herzkrankheit wird der Herzmuskel nicht ausreichend mit Sauerstoff versorgt, was vor allem unter Belastung durch Schmerzen im Brustbereich, die auch ausstrahlen können, spürbar wird.

Angiogramm: Ein Koronarangiogramm ist eine spezielle Röntgenaufnahme der Herzkranzgefäße.

Angioplastie: Aufweiten verengter oder verstopfter Blutgefäße, z. B. mittels Ballondilatation.

Arteriosklerose: Diese Gefäßerkrankung wird auch als Arterienverkalkung bezeichnet, da die Gefäße nach der Einlagerung von Fetten verkalken.

Ballondilatation: Mit einem Katheter wird ein zusammengefalteter Ballon an der Engstelle positioniert und aufgeblasen.

Bypass: Ein verschlossenes Blutgefäß (hier: verstopfte Herzkranzarterie) wird mit einem Blutgefäß, das aus einem anderen Körperteil entnommen wird, operativ umgangen.

Cholesterinwert: In Deutschland gilt ein Wert von 200 mg/dl als normal; Dr. Esselstyn empfiehlt einen Wert unter 150 mg/dl.

Endothel: Einzellige Innenauskleidung der Blutgefäße mit wichtigen Funktionen im Herz-Kreislauf-System. Das Endothel kann u. a. Stickstoffmonoxid produzieren, das die Gefäße weitet, und die Fließfähigkeit des Blutes beeinflussen.

Erythrozyten: Rote Blutkörperchen, die für den Sauerstofftransport im Blut verantwortlich sind.

HDL: Lipoprotein hoher Dichte, nach der englischen Bezeichnung »high density lipoprotein« (»gutes Cholesterin«), der Wert sollte möglichst über 40 mg/dl liegen.

Herzinfarkt: Sind Herzkranzgefäße so verstopft, dass kein Blut mehr durch diese Arterien strömt, stirbt der über sie versorgte Abschnitt des Herzmuskelgewebes ab. Dieses Ereignis wird als Herzinfarkt oder Myokardinfarkt bezeichnet. Wenn der Betroffene den Infarkt überlebt, vernarbt der abgestorbene Bereich.

Herzinsuffizienz, dekompensierte: Mehrfache Herzinfarkte und ausgedehntes Narbengewebe schwächen das Herz und können zu Herzversagen führen. Dieser Zustand wird als dekompensierte Herzinsuffizienz bezeichnet.

Herzkatheterisierung: Der Arzt schiebt über eine Bein- oder Armarterie einen Katheter unter Röntgenkontrolle zur Untersuchung zum Herzen hin.

KHK: Koronare Herzkrankheit; sind die Koronararterien, also die Herzkranzgefäße, verengt oder verschlossen, werden die entsprechenden Bereiche des Herzmuskels nicht mehr ausreichend mit Blut versorgt.

Koronararterien: Die auch als Herzkranzgefäße bezeichneten Arterien, die den Herzmuskel mit Blut versorgen.

LDL: Lipoprotein geringer Dichte nach der englischen Bezeichnung »low density lipoprotein« (»schlechtes Cholesterin«), der Wert sollte möglichst unter 80 mg/dl liegen.

Lipoprotein: Partikel aus Lipiden (Fetten) und Proteinen (Eiweiß), die zum Transport des Fettes im Blut dienen.

Leukozyten: Die weißen Blutkörperchen machen Krankheitserreger unschädlich, spielen jedoch auch bei der Plaquebildung eine Rolle: Bei zu hohen Bluttfetten heftet sich zunächst ein Leukozyt an die Gefäßwand und dringt durch das Endothel ein, um sich die steigende Anzahl von LDL-Molekülen einzuverleiben, die aus dem fetten Essen zerlegt wurden. Dieser Leukozyt ruft weitere weiße Blutkörperchen zu Hilfe. Immer mehr von ihnen versammeln sich an der Stelle, schlucken das schlechte Cholesterin und bilden schließlich eine Blase fettigen Eiters.

Plaque: In diesem Zusammenhang sind damit Anlagerungen von Fettpartikeln in den Blutgefäßen gemeint.

Statine: Medikamente, die den Cholesterinspiegel senken.

Stent: Das ist ein röhrenförmiges Gitter, das im Rahmen einer Angioplastie eingesetzt wird. Während der Ballon aufgeblasen wird, dehnt sich der Stent und wird in die Arterie implantiert, die er offenhält, nachdem der Ballon und der Katheter herausgezogen wurden.

Stickoxid: Kurzbezeichnung für Stickstoffmonoxid (NO), das von den Endothelzellen produziert wird.

Triglyceride: Neutralfette im Blut, die aus der Nahrung stammen.

Thrombozyten: Blutplättchen, die dafür verantwortlich sind, dass Verletzungen in Blutgefäßen durch Blutgerinnung rasch wieder verschlossen werden.

Publikationen des Autors zu Herzerkrankungen

»Beyond Surgery,« Presidential Address presented at the Twelfth Annual Meeting of the American Association of Endocrine Surgeons, San Jose, CA, April 14 – 16, 1991. Surgery, December 1991; 110(6):923–27.

with S. G. Ellis, S. V. Medendorp and T. D. Crowe. »A Strategy to Arrest and Reverse Coronary Artery Disease: A Five-Year Longitudinal Study of a Single Physician's Practice.« The Journal of Family Practice, December 1995; 41(6):560–68

(as guest editor) »A Symposium: Summit on Cholesterol and Coronary Disease. 2nd National Conference on Lipids in the Elimination and Prevention of Coronary Disease.« Supplement based on a symposium held on September 4–5, 1997, in Lake Buena Vista, FL. The American Journal of Cardiology, November 26, 1998; 82(10B):IT-94T.

»Foreword: Changing the Treatment Paradigm for Coronary Artery Disease.« The American Journal of Cardiology, November 26, 1998; 82(10B):IT-4T.

»Introduction: More Than Coronary Artery Disease.« The American Journal of Cardiology, November 26, 1998; 82(10B):5T-9T.

»Updating a Twelve-Year Experience with Arrest and Reversal Therapy for Coronary Heart Disease.« The American Journal of Cardiology, August 1, 1999; 84:339–41.

»In Cholesterol Lowering, Moderation Kills.« Cleveland Clinic Journal of Medicine, August 2000; 67(8):560–64.

»Resolving the Coronary Artery Disease Epidemic Through Plant-based Nutrition.« Preventive Cardiology, 2001; 4:171–77.

Quellenangaben

1 Government Accountability Office.
2 L. H. Kuller, et al., Archives of Internal Medicine, January 9, 2006: »10-year Follow-up of Subclinical Cardiovascular Disease and Risk of Coronary Heart Disease in the Cardiovascular Health Study.«
3 B. Pitt, D. Waters, et al., New England Journal of Medicine, July 8. 1999: »Aggressive Lipid-lowering Therapy Compared with Angioplasty in Stable Coronary Artery Disease.«
4 G. Bjerregarrd and A. Jung'u, East African Medical Journal, January 1991: »Breast Cancer in Kenya: A Histopathologic and Epidemiologic Study.«
5 K. M. Dalessandri and C. H. Organ, Jr. American Journal of Surgery, April 1995: »Surgery, Drugs, Lifestyle and Hyperlipidemia.«
6 T. Colin Campbell with Thomas M. Campbell II, The China Study, BenBella Books, 2005.
7 National Heart, Lung and Blood Institute, National Institutes of Health.
8 R. W. Wissler, D. Vesselinovitch, Advanced Veterinary Science Comp Med, 1997: »Atherosclerosis in Nonhuman Primates.«
9 Campbell with Campbell
10 The most frequent dosage was 4 grams, twice a day, of cholestyramine, and 40 to 60 milligrams daily of lovastatin.
11 K. M. Dalessandri and C. H. Organ, Jr. American Journal of Surgery, April 1995: »Surgery, Drugs, Lifestyle, and Hyperlipidemia.«
12 Campbell with Campbell.
13 W. Castelli, J. Doyle, T. Gordon, et al., Circulation, May 1977: »HDL Cholesterol and Other Lipids in Coronary Heart Disease.«
14 N. B. Oldridge, G. H. Guyatt, M. E. Fischer and A. A. Rimm, Journal of the American Medical Association, August 19, 1988: »Cardiac Rehabilitation After Myocardial Infarction; Combined Experience of Randomized Clinical Trials.«
15 Various authors, Journal of the American Medical Association, February 8, 2006: »Low-Fat Dietary Pattern and Risk of Invasive Breast Cancer;« »Low-Fat Dietary Pattern and Risk of Colorectal Cancer and Low-Fat Dietary Pattern and Risk of Cardiovascular Disease: The Women's Health Initiative Randomized Controlled Dietary Modification Trial.«
16 W. C. Roberts, American Journal of Cardiology, September 1, 1989: »Atherosclerotic Risk Factors – Are there Ten or Is There Only One?«
17 R. Luyken, F. Luyken-Louing and N. Pikaar, American Journal of Clinical Nutrition, 1964: »Nutrition Studies in New Guinea; Epidemiological Studies in a Highland Population of New Guinea: Environment, Culture, and Health Status.«
18 N. Werner, et al., New England Journal of Medicine, September 8, 2005: »Circulating Endothelial Progenitor Cells and Cardiovascular Outcomes.«
19 R. A. Vogel, Clinical Cardiology, June 1999: »Brachial Artery Ultrasound: a Noninvasive Tool in the Assessment of Triglyceride-rich Lipoproteins.«
20 Ch. P. Cannon, et al., New England Journal of Medicine, April 8, 2004: »Intensive versus Moderate Lipid Lowering with Statins After Acute Coronary Syndromes.«
21 The Nobel laureates: Drs. Robert F. Furchgott, Ferid Murad and Louis J. Ignarro.

22 E. A. Brinton, S. Eisenberg and J. L. Breslow, Journal of Clinical Investigation, January 1990: »A Low-Fat Diet Decreases High-Density Lipoprotein (HDL) Cholesterol Levels by Decreasing DHL Apolipoprotein Transport Rates.«
23 K. L. Gould, Circulation, September 1994: »Reversal of Coronary Atherosclerosis: Clinical Promise as the Basis for Noninvasive Management of Coronary Artery Disease.«
24 J. Stamler, D. Wentworth and J. D. Neaton for MRFIT Research Group, Journal of the American Medical Association, November 28, 1986: »Is Relationship Between Serum Cholesterol and Risk of Premature Death from Coronary Heart Disease Continuous and Graded?«
25 W. Castelli, Prevention, November 1996: »Take This Letter To Your Doctor.«
26 Nutrition Action, September 2004, Volume 31.
27 Campbell with Campbell.
28 T. C. Campbell, from an address to the First National Conference for the Elimination of Coronary Artery Disease, October 1991, Tucson, AZ; quoted by Charles Attwood, M. D., in an interview with the author.
29 Increasing interest in coronary disease prevention led to the 2nd National Conference on Lipids in the Elimination and Prevention of Coronary Artery Disease, held in association with The Disney Company in Orlando, Florida, in September 1997. The theme: shifting the paradigm of treatment from invasive symptomatic treatments toward arrest and reversal of disease through nutritional changes. The proceedings were published as a supplement to the American Journal of Cardiology, November 26, 1998.
30 D. J. Jenkins, et al., New England Journal of Medicine, October 5, 1989: »Nibbling versus Gorging: Metabolic Advantages of Increased Meal Frequency.«
31 R. D. Mattes, American Journal of Clinical Nutrition, March 1993: »Fat Preference and Adherence to a Reduced-Fat Diet.«
32 M. H. Frick, et al., New England Journal of Medicine, November 12, 1987: »Helsinki Heart Study: Primary-Prevention Trial with Gemfibrozil in Middle-aged Men with Dyslipidemia. Safety of Treatment, Changes in Risk Factors and Incidence of Coronary Heart Disease.«
33 G. Weidner, S. L. Connor, J. F. Hollis and W. E. Connor, Annals of Internal Medicine, 1992: »Improvements in Hostility and Depression in Relation to Dietary Change and Cholesterol Lowering. The Family Heart Study.«
34 The Lancet, November 19, 1994, Scandinavian Simvastatin Survival Study Group: »Randomized Trial of Cholesterol Lowering in 4.444 Patients with Coronary Heart Disease.«
35 M. de Lorgeril, et al., Circulation, February 16, 1999: »Mediterranean Diet, Traditional Risk Factors, and the Rate of Cardiovascular Complications After Myocardial Infarction; Final Report of the Lyon Diet Heart Study.«
36 D. H. Blankenhorn, R. Johnson, et al., Journal of the American Medical Association, March 23, 1990: »The Influence of Diet on the Appearance of New Lesions in Human Coronary Arteries.«
37 Lawrence L. Rudel, John S. Praks and Janet K. Sawyer, Arteriosclerosis, Thrombosis and Vascular Biology, December 1995: »Compared with Dietary Monounsaturated and Saturated Fat, Polyunsaturated Fat Protects African Green Monkeys from Coronary Artery Arteriosclerosis.«
38 R. Vogel, M. Corretti and G. Plotnick, Journal of the American College of Cardiology, 2000: »The Postprandial Effect of Components of the Mediterranean Diet on Endothelial Function.«
39 N. Tsunoda, S. Ikemoto, M. Takahashi, et al., Metabolism, June 1998: »High Monounsaturated Fat Diet-induced Obesity and Diabetes.«
40 J. D. Hubbard, S. Inkeles and R. J. Barnard, New England Journal of Medicine, July 4, 1985: »Nathan Pritikin's Heart.«
41 S. Aldana, R. Greenlaw, H. Diehl, A. Salberg, R. Merrill, S. Ohime and C. Thomas, Journal of the American Dietetic Association 105 (2005): »Effects of an Intensive Diet and Physical Activity Modification Program on the Health Risks of Adults.« H. Englert, H. Diehl and R. Greenlaw, Preventive Medicine 38 (2004): »Rationale and Design of the Rockford CHIP, a Community-based Coronary Risk Reduction Program: Results of a Pilot Phase.«
42 Viking, 352 pages.
43 National Center for Health Statistics, Centers for Disease Control and Prevention.
44 P. Aramenco et al., New England Journal of Medicine, December 1, 1994: »Atherosclerotic Disease of the Aortic Arch and the Risk of Ischemic Stroke.«
45 M. F. Newmann et al., New England Journal of Medicine, February 8, 2001: »Longitudinal Assessment of Neurocognitive Function after Coronary Artery Bypass Surgery.«
46 S. E. Vermeer et al., New England Journal of Medicine, March 27, 2003: »Silent Brain Infarcts and the Risk of Dementia and Cognitive Decline.«
47 I. Skoog et al., New England Journal of Medicine, January 21, 1993: »A Population Study of Dementia in 85-year-olds.«
48 M. Breteler et al., British Medical Journal, June 18, 1994: »Cardiovascular Disease and Distribution of Cognitive Function in Elderly People – The Rotterdam Study.«
49 I. M. Thompson et al., Journal of the American Medical Association, December 21, 2005: »Erectile Dysfunction and Subsequent Cardiovascular Disease.«

50 J. Fries and L. Crapo, Vitality and Aging, W. H. Freeman & Co., 1981.
51 R. G. Favaloro, Journal of the American College of Cardiology, March 15, 1998: »Critical Analysis of Coronary Artery Bypass Graft Surgery: a 30-Year Journey.«
52 J. P. Cook and J. Zimmer, The Cardiovascular Cure: How to Strengthen Your Self-Defense Against Heart Attack and Stroke, Broadway 2002.
53 J. S. Forrester and P. K. Shah, Circulation, August 19, 1997: »Lipid Lowering Versus Revascularization: An Idea Whose Time (for Testing) Has Come.«
54 D. D. Katritsis and J. Ionnidis, Circulation, June 7, 2005: »Percutaneous Coronary Intervention Versus Conservative Therapy in Nonacute Coronary Artery Disease.«
55 The Cleveland Clinic Heart Advisor, June 2006: »What to Do About Chest Pain: Your Knowledgeable Response to Discomfort Could Save Your Life.«
56 R. D. Mattes, American Journal of Clinical Nutrition, March 1993: »Fat Preference and Adherence to a Reduced-Fat Diet.«

Rezeptregister

Stichwortverzeichnis

Bibliografische Information der Deutschen Nationalbibliothek
Die Deutsche Nationalbibliothek verzeichnet diese Publikation in der Deutschen Nationalbibliografie; detaillierte bibliografische Daten sind im Internet über http://dnb.d-nb.de abrufbar.

Programmplanung: Uta Spieldiener
Übersetzung: Ulla Schuler
Redaktion: Anne Bleick, Stuttgart
Bildredaktion: Christoph Frick

Covergestaltung: © Thieme
Layout: CYCLUS · Visuelle Kommunikation, Stuttgart

Bildnachweis
Cover und Bild S. 3: © Fisher Photostudio/stock.adobe.com
Bebilderung: Meike Bergmann, Berlin; aus der amerikanischen Originalausgabe übernommen: S. 16, 23, 24, 39, 48, 49, 51, 54, 58, 92, 93

Die amerikanische Originalausgabe erschien 2008 unter dem Titel *Prevent and Reverse Heart Disease* by Avery Trade, einem Imprint von Penguin Random House. Copyright ® 2008 by Caldwell B. Esselstyn

3. Auflage 2022

TRIAS Verlag in Georg Thieme Verlag KG,
Rüdigerstraße 14, 70469 Stuttgart, Germany
www.trias-verlag.de

© 2. Auflage 2018 TRIAS Verlag in
Georg Thieme Verlag KG,
Rüdigerstraße 14, 70469 Stuttgart

© 1. Auflage 2015 TRIAS Verlag in MVS Medizinverlage Stuttgart GmbH & Co. KG, Oswald-Hesse-Straße 50, 70469 Stuttgart

Printed in Germany

Satz und Repro: Fotosatz Buck, Kumhausen
gesetzt in: Adobe InDesign CS6
Druck: Westermann Druck Zwickau GmbH, Zwickau

Gedruckt auf chlorfrei gebleichtem Papier

ISBN 978-3-432-11595-5 1 2 3 4 5 6

Auch erhältlich als E-Book:
eISBN (ePub) 978-3-432-11596-2

TRIAS, einer der führenden Ratgeberverlage im Bereich Gesundheit, gehört zur Thieme Gruppe, marktführender Anbieter medizinischer Fachinformationen und Services. Anspruch der Thieme Gruppe ist es, den im Gesundheitswesen tätigen Berufsgruppen sowie allen an Gesundheit Interessierten genau die Informationen und Angebote bereitzustellen, die sie in einer bestimmten Arbeitssituation oder Lebensphase benötigen. Durch die hohe Qualität und zielgruppenspezifische Relevanz der angebotenen Leistungen bereitet Thieme den Weg für eine bessere Medizin und mehr Gesundheit im Leben.

Thieme

Energiegeladen & **selbstbewusst**

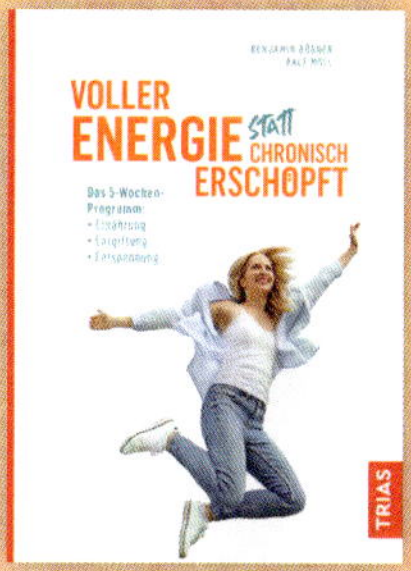

Benjamin Börner/Ralf Moll
Voller Energie statt chronisch erschöpft

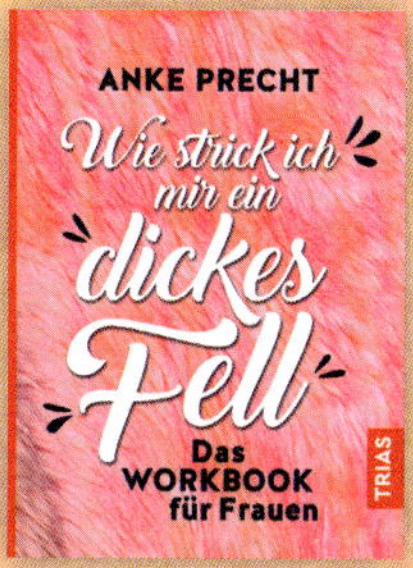

Anke Precht
Wie strick ich mir ein dickes Fell

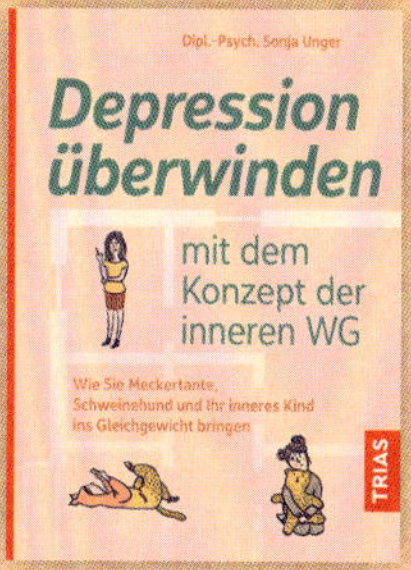

Sonja Unger
Depression überwinden mit dem Konzept der inneren WG

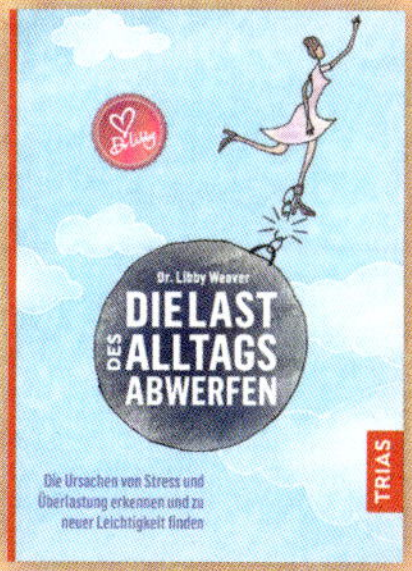

Libby Weaver
Die Last des Alltags abwerfen

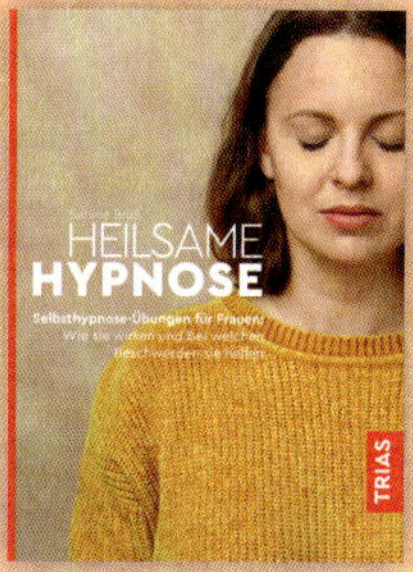

Sabine Brüß
Heilsame Hypnose

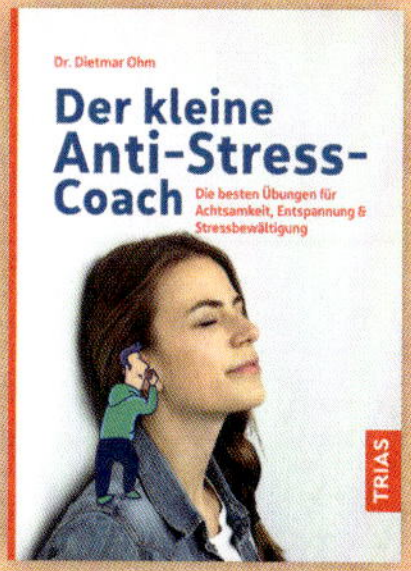

Dietmar Ohm
Der kleine Anti-Stress-Coach

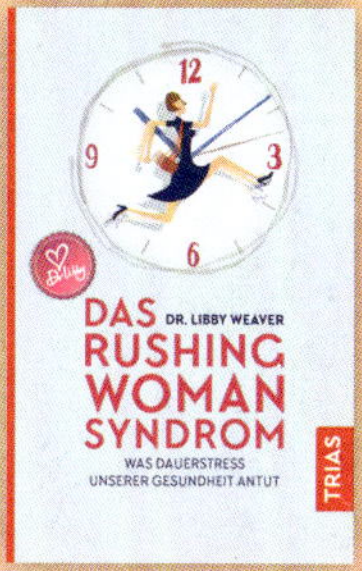

Libby Weaver
Das Rushing Woman Syndrom

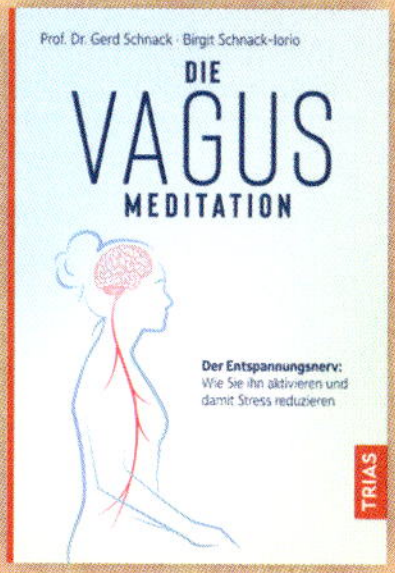

Gerd Schnack/
Birgit Schnack-Iorio
Die Vagus-Meditation

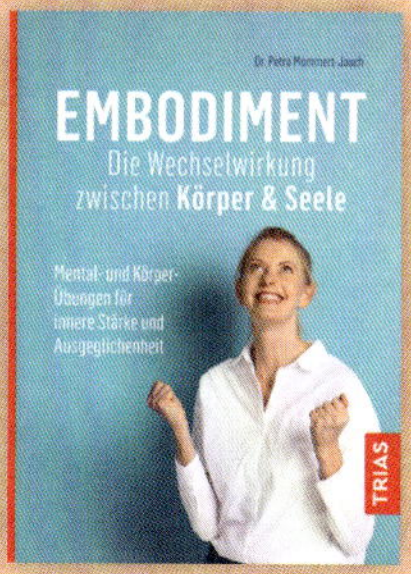

Petra Mommert-Jauch
Embodiment

Auch erhältlich als E-Book!

Mehr Bücher finden Sie hier:
www.trias-verlag.de

TRIAS

Schlank mit TRIAS

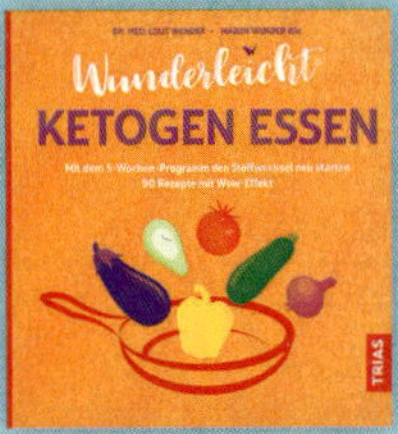

Lulit Wunder, Mabon Wunder
Wunderleicht® ketogen essen

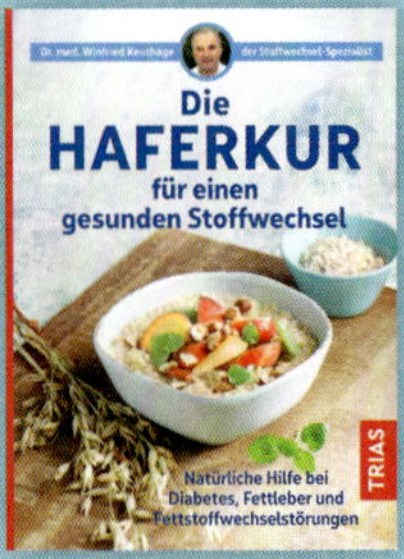

Winfried Keuthage
Die Haferkur für einen gesunden Stoffwechsel

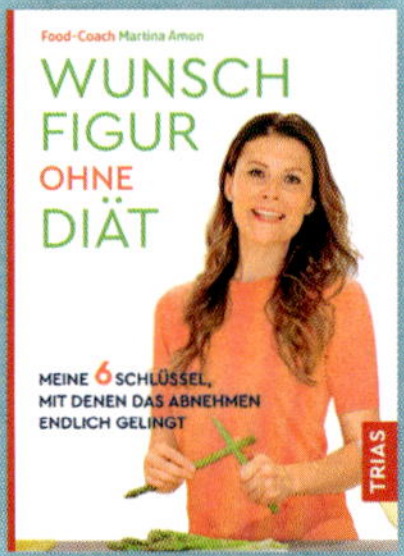

Martina Amon
Wunschfigur ohne Diät

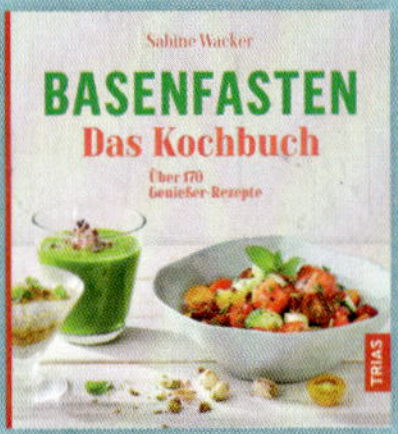

Sabine Wacker
Basenfasten – Das Kochbuch

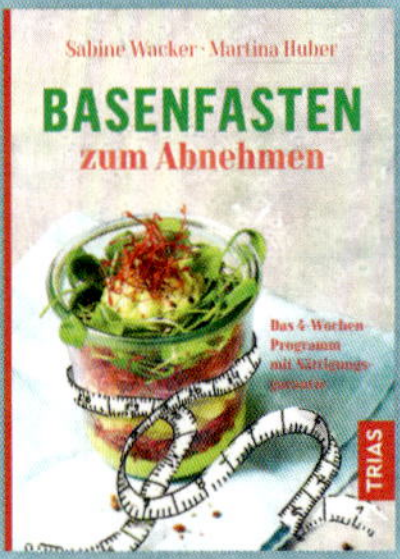

Sabine Wacker, Martina Huber
Basenfasten zum Abnehmen

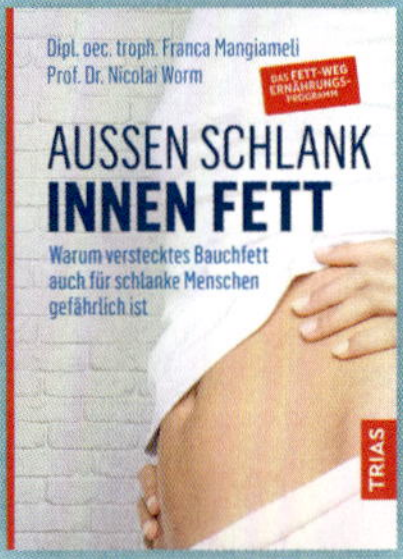

Franca Mangiameli,
Nicolai Worm
Außen schlank – innen fett

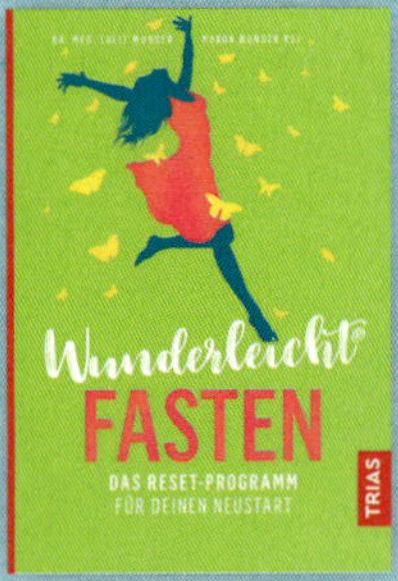

Lulit Wunder, Mabon Wunder
Wunderleicht® Fasten

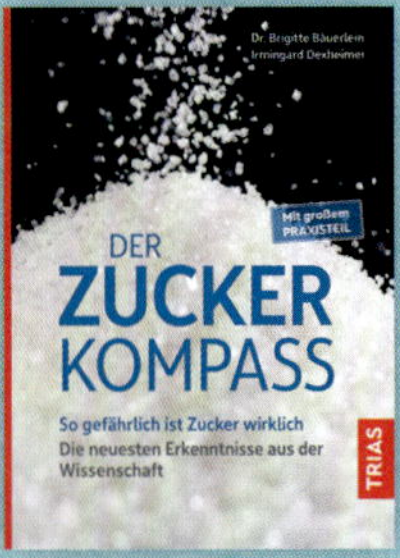

Brigitte Bäuerlein
Der Zucker-Kompass

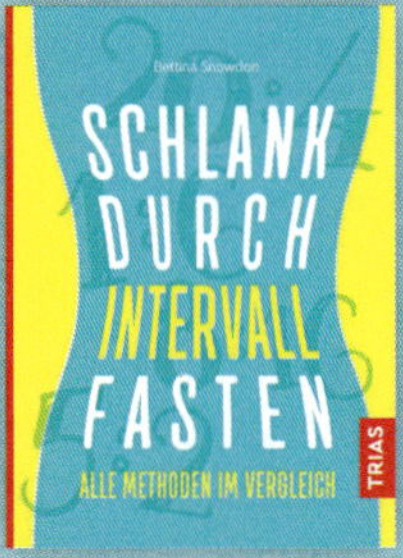

Bettina Snowdon
Schlank durch Intervallfasten

Auch erhältlich als E-Book!

Mehr Bücher finden Sie hier:
www.trias-verlag.de

TRIAS